全国名老中医传承系列丛书

杜武勋·主编

田芬兰 学术思想及临证经验辑要

田芬兰教授是全国较早从事中医心病研究的专家之一，全国第四、五批中医学术继承指导老师，全国名老中医，从事中西医结合临床工作五十余载。勤于临床，研究经典，善取各家之长，勇于创新，运用中医药治疗心血管、内分泌疾病及内科疑难杂症，疗效显著。

U0278566

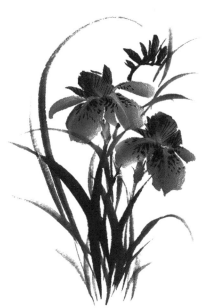

华夏出版社
HUAXIA PUBLISHING HOUSE

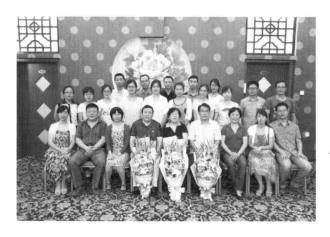

◀ 田芬兰教授和田芬兰国家级名老中医
工作室全体成员合影

全国名老中医于志强教授（前排左四）

本书作者杜武勋教授（前排右四）

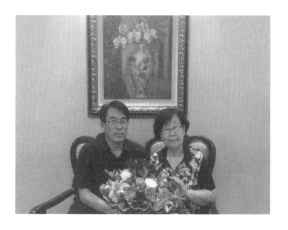

▲ 本书作者杜武勋教授与导师田芬兰教授合影

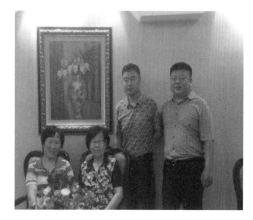

▲ 田芬兰教授与学术继承人刘梅主任（左
一）、宋和文主任（右二）、张建平主任
（右一）合影

▶ 田芬兰教授（前排左二）
指导的 85 级研究生顺利
答辩后合影

韩锡攒教授（前排左三），
中医内科学专家王云翮教
授（前排左四），全国名
老中医邵祖燕教授（前排
右一），全国名老中医董
国立教授（前排右三），
全国名老中医于志强教授
（后排右三），本书作者杜
武勋教授（后排左二）。

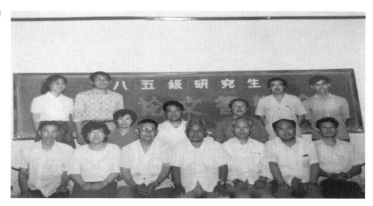

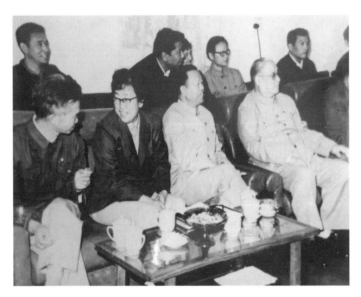

▲ 田芬兰教授陪同领导调研天津中医学院第二附属医院
时任天津市副市长姚俊（前排左三），时任天津市卫生局副局长兼天津中医学院院长哈荔田教授（前排左四）

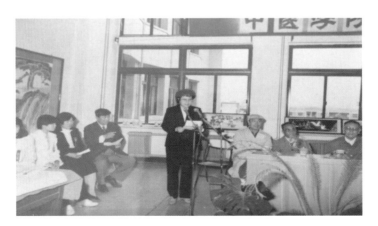

▲ 时任院长田芬兰教授为天津中医学院第二附属医院新门诊大楼落成致辞

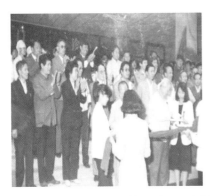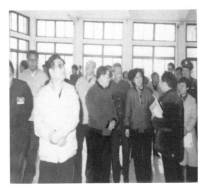

▲（左）天津中医学院第二附属医院新门诊大楼竣工，时任天津市领导毛昌武
先生剪彩

（右）天津中医学院第二附属医院新门诊大楼落成，时任院长田芬兰教授陪
同市人大代表视察门诊运行情况

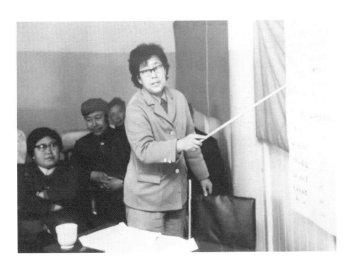

◄ 田芬兰教授为前来天津中医学
院第二附属医院参观、学习的
日本友人介绍医院的概况及中
医药的运用和发展情况。左起
第一位为时任天津中医学院院
长的戴锡孟教授。

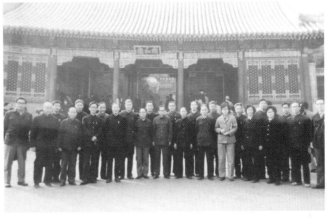

► 1980 年，田芬兰教授（前排
右五）参加由当时卫生部组
织的全国院长学习、交流班

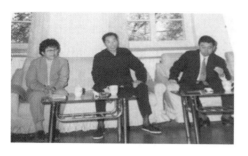

▶ 田芬兰教授陪同中医界专家调研天津中医学院第二附属医院

国医大师任继学教授（中间）

中国工程院院士王永炎教授（右一）

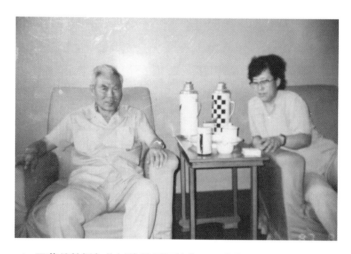

▲ 田芬兰教授与焦树德教授探讨中医心病的发展

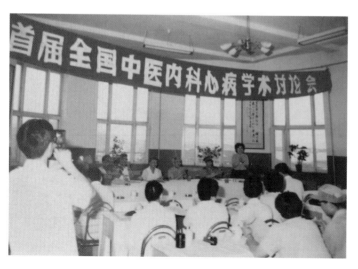

◀ 田芬兰教授（右一）主持首届"全国中医内科心病学术讨论会"

王永炎院士（左四）参会并在主席台就坐

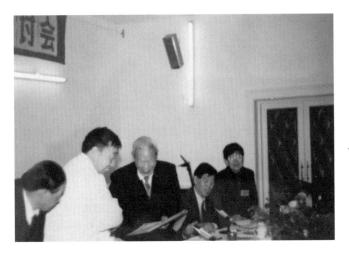

▶ 田芬兰教授参加第四次"全国中医内科心病学术讨论会"

会上，田教授与孙光荣教授、王永炎院士、焦树德教授、晁恩祥教授进行学术交流。

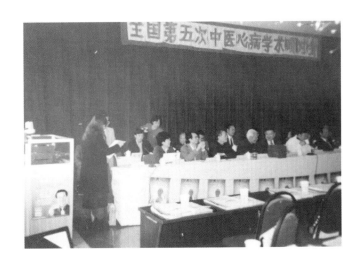

▲ 田芬兰教授在京参加国际心病学术会议

田芬兰教授任全国心病专业委员会副主任委员，连续参加并主持四届国内、国际心病学术会议，特别是1992年在北京召开的一次规模较大的国际会议，参会者有日本、韩国、加拿大等国家及中国香港地区专家代表。田教授作为大会主持之一并做了题为《从奇经八脉论治心病》的演讲，获得与会者的一致好评。前排右起第二位为王永炎院士，第四位为国医大师焦树德教授。

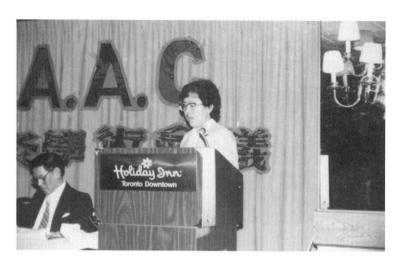

▲ 田芬兰教授在加拿大参加首届国际中医药针灸学会会议

　　1986 年 6 月 6~8 日，首届国际中医药针灸学会会议在加拿大的多伦多召开。到会的各国学者共 100 余人，大会收到论文 50 多篇，时任中医研究院副院长高德教授、天津中医学院第二附属医院田芬兰教授等 5 名代表应邀参加了会议。田芬兰教授做了《中医药治疗急性心肌梗死》的专题演讲。

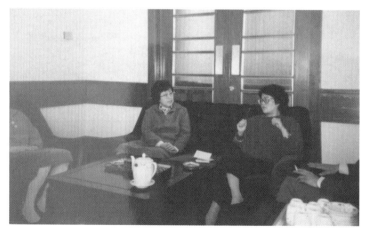

▲ 1986 年，田芬兰教授在英国领事馆与英方参赞交流中医的合作与发展

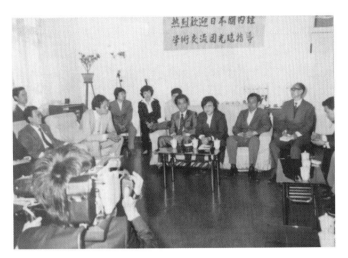

▲ 田芬兰教授与日本学者进行学术交流

　　田芬兰教授接待日本《黄帝内经》学术交流团，介绍国内《黄帝内经》的研究水平，并同与会者探讨"汉医"在日本的发展现状及存在的问题。

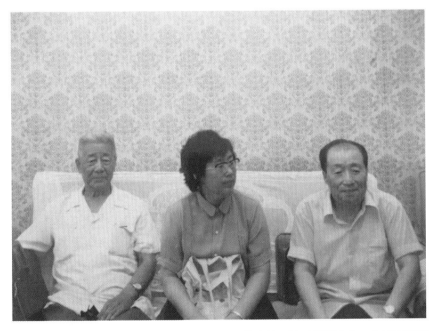

▲ 田芬兰教授与天津中医学院第二附属医院前院长王鸿烈教授（右一）讨论课题的立项及申报工作

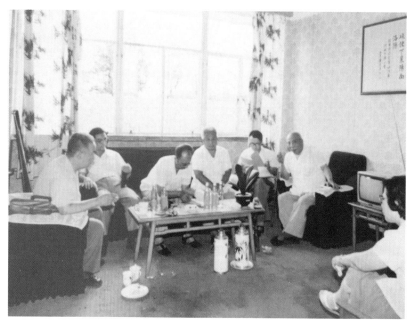

▲ 田芬兰教授主持有关"真心平"的市级课题专家论证会

　　左起第一位为中医科学院沈少功教授，第四位为时任天津中医学院内科教研室主任王云翮教授，右起第二位为近代中医名家何世英教授。

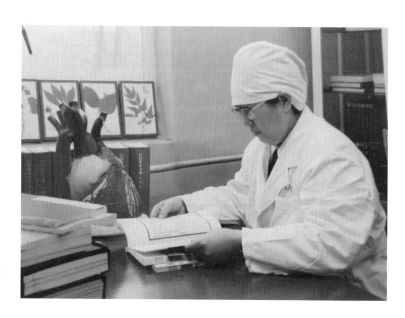

▶ 田芬兰教授在查阅资料

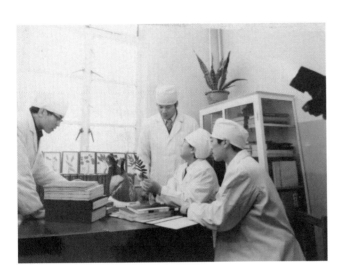

◀ 田芬兰教授经常组织院内专家
探讨疑难病例

▶ 田芬兰教授参加天津市第
十一届人民代表大会

田芬兰教授与部分代表合
影。后排左起第五位为时
任天津中医学院院长戴锡
孟教授。

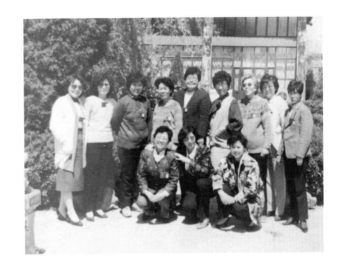

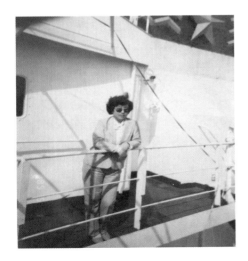

◀ 田芬兰教授去大连市中医院参观学习

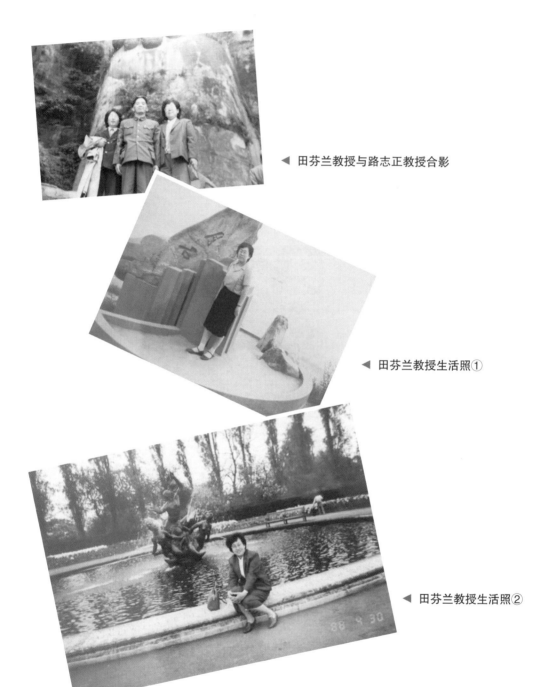

◀ 田芬兰教授与路志正教授合影

◀ 田芬兰教授生活照①

◀ 田芬兰教授生活照②

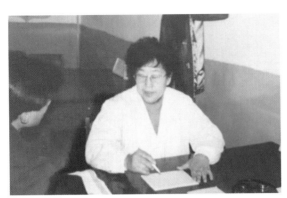

▲ 田芬兰教授接诊照

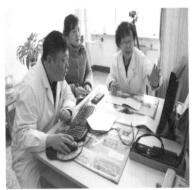

▲ 田芬兰教授接诊时为学术继承人
讲解典型病例

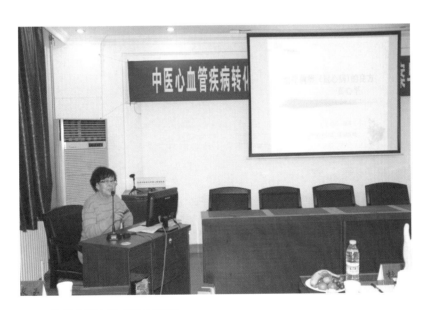

▲ 田芬兰教授在学术讲座授课

　　由天津中医药大学第二附属医院心内科承办的国家中医药管理局"心血
管疾病研究进展学习班"继续教育项目上，田芬兰教授应邀为此次学习
班作了《治疗胸痹良方——真心平》的学术讲座。

编委会名单

主　编　杜武勋

副主编　刘长玉　刘　岩　王智先

编　委（按姓氏笔画排序）

丛紫东　孙非非　宋和文　张少强

张红霞　胡　梅　袁宏伟　曹旭焱

目　录

第一章　田芬兰教授名家传略

第一节　医家小传 ··· 1

一、勤求古训，精研医理，圆机活法 ······················· 1

二、躬勤实践，博采众方，重视中土 ······················· 4

第二节　田芬兰教授主要贡献 ······························· 5

一、重视医院学科建设，开辟中医临床诊疗基地 ········· 7

二、提携后学，勇挑国粹传承之重任 ····················· 8

三、勇于创新，率先开展中医心病之研究 ················· 9

第二章　脾胃学说源流及其发展

第一节　脾胃学说理论基础 ································· 12

一、脾胃的功能与特性 ······································· 13

二、脾胃为气机枢纽 ··· 14

三、脾胃为后天之本 ··· 15

第二节　历代脾胃学说发展演变探析 ···················· 18

一、先秦时期 ··· 18

二、两汉时期 ··· 20

三、金元时期 ··· 21

四、明清时期 ……………………………………………………………… 23

五、新中国成立以后 ……………………………………………………… 25

第三节　津沽脾胃学术流派 ………………………………………… 26

第三章　学术思想概述

第一节　"心病从脾胃论治"学说 ……………………………………… 29

第二节　脾统四脏，以滋化源 …………………………………………… 29

第三节　"土枢四象，一气周流"学说 ………………………………… 30

第四节　"五脏相关，脾胃轴心"学说 ………………………………… 30

第五节　"心病从脾论治"学术思想基本构架 ………………………… 31

第六节　心病应以调理脾胃为先 ………………………………………… 33

第四章　临证思辨述要

第一节　冠心病治疗经验 ………………………………………………… 37

一、脾胃虚弱是冠心病的基本因素 ……………………………………… 38

二、痰瘀互结是冠心病的重要致病因素 ………………………………… 39

三、基本治法 ……………………………………………………………… 42

四、处方用药特点 ………………………………………………………… 43

五、继承创新 ……………………………………………………………… 47

第二节　慢性充血性心力衰竭治疗经验 ………………………………… 48

一、心衰病机为气虚阳衰，血瘀水停 …………………………………… 48

二、中焦脾胃与水液代谢的关系 ………………………………………… 49

第三节 心律失常治疗经验 ······················· 56

一、对心律失常病因病机的认识 ···················· 57

二、快慢分型，辨证论治 ························· 58

三、治疗上扶正祛邪，重视调理脾胃 ··················· 59

四、辨证与辨病结合 ·························· 59

五、善用安神药 ···························· 60

第四节 病毒性心肌炎治疗经验 ····················· 61

一、邪毒内盛，脾胃失调，气阴两虚是本病的主要病机 ············· 62

二、分期治疗，祛邪扶正为总的治则 ··················· 63

三、益气养阴要贯彻始终 ························ 64

第五节 高血压病治疗经验 ······················ 65

一、"从脾论治高血压"理论框架之确立 ················· 65

二、高血压病从脾论治 ························· 70

第六节 高脂血症治疗经验 ······················ 73

一、高脂血症病因病机 ························· 73

二、高脂血症的证治规律 ························ 73

第五章 用药精微深幽

一、升降搭配，以"和"为期 ······················ 75

二、七情和合，顾胃存液 ························ 77

三、甘补脾胃，佐以理气 ························ 79

四、湿邪困脾，重用风药 ························ 81

第六章 田芬兰教授医案精选

一、喘证医案 ····························· 86

二、水肿医案……………………………………………………………… 95

三、胸痹医案……………………………………………………………… 103

四、眩晕医案……………………………………………………………… 151

五、心悸医案……………………………………………………………… 174

六、心肌炎医案…………………………………………………………… 194

七、心肌病医案…………………………………………………………… 202

八、心脏瓣膜病医案……………………………………………………… 206

九、高脂血症医案………………………………………………………… 209

十、虚劳医案……………………………………………………………… 213

十一、咳喘医案…………………………………………………………… 216

十二、痞满医案…………………………………………………………… 224

十三、胃痛医案…………………………………………………………… 228

十四、呃逆、呕吐医案…………………………………………………… 233

十五、泄泻医案…………………………………………………………… 236

十六、胁痛医案…………………………………………………………… 236

十七、消渴医案…………………………………………………………… 238

十八、暴盲医案…………………………………………………………… 239

十九、绝经前后诸证医案………………………………………………… 240

二十、不寐医案…………………………………………………………… 243

二十一、头痛医案………………………………………………………… 248

二十二、颈痹医案………………………………………………………… 254

二十三、痤疮医案………………………………………………………… 255

二十四、肺胀医案………………………………………………………… 257

第七章　论文、著作

一、论文………………………………………………………………… 260

二、著作………………………………………………………………… 261

第一章　田芬兰教授名家传略

田芬兰教授是全国较早从事心病研究的中医专家之一，她治学严谨，融古贯今，撷采众长，勇于开拓，富于创新，从事中西医结合临床工作五十余载，擅长运用中医药治疗心血管疾病、内分泌疾病及中医内科疑难杂症，疗效显著。业医至今，田芬兰教授执守医道，心系病家，为患者诊治，竭心尽力，几十年如一日。现虽年事已高，退休多年，仍坚守临床一线。田教授将自己的一生都奉献给了挚爱的中医事业。

第一节　医家小传

田芬兰，女，汉族，1936 年出生于河北省海兴县。1958 年考入天津中医学院（现天津中医药大学），为该校首届毕业生。1963 年至今，田芬兰一直在天津中医药大学第二附属医院从事医疗、教学、科研工作。自 1970 年起，历任该医院内科副主任、主任、副院长、院长等职务。1971 年国家恢复技术职称评定，田芬兰被首批晋升为副主任医师；1987 年被晋升为主任医师、教授；1988 年获"国家卫生系统先进工作者"称号，并当选"天津市人大代表"；1992 年被批准享受国务院特殊津贴。

田教授曾任中华中医药学会心内科专业委员会副主任、天津市中医药学会常务理事、加拿大医药协会荣誉顾问、天津市高级技术职称评审组成员、市科技进步奖评审组成员等社会职务，现为国家中医药管理局重点学科心病学科学术带头人、全国名老中医传承工作室指导老师、天津中医药大学第二附属医院首席专家、国家中医药管理局第三及第五批全国老中医药专家学术经验继承工作指导老师、全国优秀中医临床人才研修项目专家指导老师等，是"全国名老中医"和"天津市名老中医"。时至今日，田教授 85 岁高龄仍坚持每周出诊 5 个半天，为慕名求治的广大患者服务。

一、勤求古训，精研医理，圆机活法

田芬兰教授少习岐黄，酷爱古籍，敏而好学，精勤不倦。学医之初，注重经典学习，孜孜不倦地研读中医经典医籍，视《黄帝内经》《难经》《神农本草经》《伤寒论》《金匮要略》《脾胃论》等著作为中医之根。经典是实践的升华，也承载了中医药

学的精髓，学好经典是做临床工作的前提。她结合自身的成长经验告诫学生，对中医经典理论，务求烂熟于心，融会贯通，只有抱怀"吃透"精神，方能信手拈来，指导实践。

田芬兰教授还十分重视师承教育。她认为师承教育是最传统的中医教育模式，是千百年来中医药人才培养的重要途径，是传承中医药学术思想、经验和技术专长的有效方式，在中医药学术的继承与创新过程中发挥着不可替代的作用。20 世纪 60 年代，田教授曾师从津门名医田乃庚教授、刘宝奇教授等，系统地学习中医经典著作，吸取各家所长，深化了对中医理论的认识，随师侍诊多年，袭承诸多精湛医术、医德医风，尽得真传，受益良多，为学术思想的形成奠定了良好的根基，为其个人学术发展奠定了良好的理论基础。

为了提高自己的业务水平，更好地服务于患者，1971 年，田芬兰主动申请到天津市第一中心医院重症医学科进修，得到津门名医、中国危重病急救医学事业的开拓者和奠基人王今达教授的悉心指导。天津市第一中心医院重症医学科的前身，"天津市第一中心医院急性三衰（心衰、肺衰、肾衰）抢救研究室"，是王今达教授于 1974年 8 月创建的我国第一个急救医学研究机构，也是我国第一个加强监护病房。在跟随王老学习期间，田芬兰的谦虚谨慎、勤奋好学给王老留下了深刻印象。

一次，一位重症肺心病患者在给予常规西药治疗后症状未见明显好转，王老让田芬兰开一些中药以配合治疗。她仔细查看患者，审其证，发现患者除气短而喘外，并见浮肿，尿少，发绀，胁下、胃脘胀满，舌质紫黯、舌苔黄白，面色黧黑，脉沉紧。田芬兰沉思良久，认为该患者临床见证与《金匮要略》所载"膈间支饮，其人喘满，心下痞坚，面色黧黑，其脉沉紧，得之数十日，医吐下之不愈，木防己汤主之。虚者即愈，实者三日复发，复与不愈者，宜木防己汤去石膏加茯苓芒硝汤主之"条文高度吻合，随即以木防己汤加减化裁。王老阅方后极为赞赏，令患者服之，而后患者状况一天比一天好。

还有一次，一位肺部感染、急性呼吸衰竭的患者，当时给予气管切开、插管，仍不能复苏，病人已便秘 10 天。院内组织会诊，田芬兰参与讨论，她说中医有"肺与大肠相表里"之说，问王老能否用通腹之法以安脏，王老深以为然。多数呼吸系统疾病患者涕泪俱无，上窍闭塞，肺热不得随涕而宣泄；体表无汗，外窍闭塞，肺热不得发越而解除；热移大肠，下窍闭塞，痰热不得下出而内闭，津液不能下达见大便秘结，终致肺失宣降，痰热闭肺，肺气不降而作喘。故在治疗上，重在宣肺开闭、化痰降逆、清热泻火。根据肺与大肠相表里、通大肠降肺气的理论，在痰热盛极之时，临床不必待大便全实闭结，应洞察疾病发展趋向，先证施药。用润肺化痰通便方法治疗效果很好，即"脏实者，泻其腑"，上病下取，使痰热从大便而出，达到"开下闭通腑降肺、涤痰浊清退肺热、痰热除咳喘自平"之目的。王老用凉膈散加减，并重用大黄，泻下后，患者呼吸功能明显好转，强化了"肺与大肠相表里"学说在临床中的应用。

田芬兰扎实的中医功底，获得王老的极大认可。王老后来组织面向全国学员的"急症班"培训时，许多讲稿是由田芬兰撰写而成的。为期两年的进修时间里，田芬兰结合中医理论，全面学习临床各科西医理论与诊疗技术，在掌握复杂而深厚医学知识的同时，也积累了大量的临床经验，为其个人成长和日后不断发展，以及提高诊疗水平奠定了坚实的基础。

田芬兰教授在其后的临床工作中，坚持中西医结合治疗疾病，强调精通医理，圆机活法，提出将西医辨病的优势引入中医，并主张中医实践经验与科学实验相结合，以期实现中医理论的突破。田芬兰教授对中医药及西医学博涉精研，有精湛的学术造诣和丰富的临床经验。她常以二者结合，以减轻或消除副作用，达到"减毒增效"的目的，如在运用血管紧张素转化酶抑制剂治疗高血压病时，针对血管紧张素转化酶抑制剂可导致咳嗽的副作用，选用中药桑叶、陈皮、蝉衣、桑白皮、百部、前胡、川贝等疏风宣肺止咳，取得了较好疗效。田教授临证中既坚持用中医的辨证论治，又善于吸收和利用现代医学理论和方法，特殊情况下还兼用西药，力求对疾病做出符合实际的全面诊断，为临床正确地立法组方、提高疗效，奠定了坚实的基础。

提及中西医结合这一话题，田教授认为中西医拥有两套不同的理论体系，但可互相渗透，互相交叉。中医缺乏辨病诊断，对疾病叙述不系统；西医缺乏辨证，过于机械化。临证时，她无门户之见，不讳中医之短，不嫉西医之长，认为医学以活人为宗旨，不存中西之界限，大力提倡革新中医。她倡导中医工作者应以中医理论为指导，参融西学，中医为体，西医为用，体用有序，取长补短。

在诊治疑难病时，田芬兰教授宗仲景心法，采各家之长，因而能对病机复杂、虚实并见、寒热错杂、真假难辨的疑难病做到识幽探微，去伪存真。特别是她纯熟的医理、灵活的辨证论治方法，使后学深受启发。她主张圆机活法，所谓"圆机活法"

就是要求医者在临证过程中，能运用自己的理论知识和经验，灵活把握疾病发生的变化，掌握主要矛盾与次要矛盾的转化，从中审察疾病的病机所在，即因人、因时、因地、因证不同，采取合适的方法。

二、躬勤实践，博采众方，重视中土

田芬兰教授人品清雅，非常重视医术、医德、医风，始终秉承"与人为善，救死扶伤"的医德宗旨，以"悬壶济世，乃医者一大乐事"为其座右铭，深研不辍，为祖国医学宝库添砖加瓦，造福人类。她常说："医生是一份神圣的职业，作为一名合格的医生，要有不断学习的上进心，更要有对病人的责任心和同情心。"退休至今，田芬兰教授始终坚守临床一线，每天上午半天门诊，日门诊量达 30 余人次。她对医患关系有很深的理解，"医生不仅救治病人躯体的疾病，也要像亲人一样抚慰病人的精神，让病人快乐就医。"不久前，一位患者因长时间不能安稳入睡，导致心慌乏力，终日恍恍惚惚，无心工作。田教授接诊后，仔细询问患者症状以及引起原因，发现患者主要是因为家庭矛盾导致情志不舒、心神不宁。田教授一面为患者按证用药，一面与患者进行心理沟通，并特地把患者丈夫请到诊室进行劝慰，最终患者夫妻破镜重圆，患者所苦诸症皆消。类似这样感人的诊疗案例不胜枚举。

田芬兰教授在教学中着眼于临床，认为各种经验来源于临床、来源于病人，病人是医生的"第一任老师"。她常说，要想使经验不断深化、完善，探索其规律之内涵，掌握治疗之技巧，离不开临床，所以要注意收集一味中药、一剂处方的效果，观察病人一丝一毫的病情变化，加以总结，从而补充和完善理论，使之得到升华。

自 20 世纪 70 年代中期开始，田芬兰教授在大量临床实践中逐步认识到，随着社会的进步、人类生活方式的变化和生活水平的提高，过去以感染性疾病为主的疾病谱正逐步向慢性非感染性疾病过渡，特别是心脏病，已成为危害人类健康的头号"杀手"。于是，她开始注重对心病及相关杂症的治疗探索，并在天津中医药大学第二附属医院建立心病病房和中医心病研究室，确立了中医治疗心病的研究方向。田教授多年潜心研究心系疾病，极为重视运用中医理论指导临床实践，在心系疾病的诊治方面，立足整体观念，强调治疗心系疾病要注重调整各脏腑功能，从五脏论治。田教授常说，人体是一个有机的整体，在辨证论治方面应注重各脏腑之间的联系，心痛与五脏六腑皆有关系，五脏六腑皆令人心痛，非独心也。在一定的条件下，疾病可以发生传变，并且在疾病的发展过程中，某脏腑的病变也会受其他脏腑的影响，心病这一点更为突出——"心动则五脏六腑皆摇"。在临床的辨证论治过程中，田教授注重整体，善于抓主要矛盾，她认为心病是个复杂的疾病，其病位在心，多为虚实夹杂，本虚标实的病机已经被同仁所公认，但辨证方法众所不一，辨证的着眼点不同。另外，脏腑功能失调的病理产物也是不容忽视的重要病理基础。在治疗方面，她不仅着眼于心，还根据不同的病情，从调整人体的整体功能入手，系统地结合辨证与辨病，细审病情，综合治疗。

田教授师承津沽医派，又博采众家之长，视野广阔，兼容并蓄，诊疗思路亦趋灵活，尊古而有阐发。她擅长治疗内科病证，尤在心系疾病领域颇有造诣，在辨证施治中重视调理脾胃，主张心病辨证论治应从脾胃着手。心系疾病的发生和加重多与饮食因素、脾胃不和有密切的关系，临床上很多心病患者伴有胃纳不佳、脘腹胀满、胃脘嘈杂、四肢无力、疲乏等症状。针对这种情况，田教授认为，从脾胃论治、调理脾胃功能对治疗心病有极其重要的作用。中医认为，脾胃与心关系密切，足太阴脾经之经脉，属脾络胃，其支者，复从胃，别上膈，注心中；胃之大络，名曰虚里，贯膈络肺，注于心前。脾胃居于中焦，为气机升降之枢纽，胃主受纳，脾主运化，脾胃虚弱，健运失司，湿浊中生，循经上逆胸中，胸阳痹阻，可发生胸闷胸痛。脾胃为后天之本，气血生化之源，脾胃失调，气血生化乏源，无以奉心化赤，心失荣养，不荣则痛；脾胃虚弱，宗气生化无源，胸中大气虚衰，不能贯心脉、行气血，影响心脉之血液运行，导致血脉凝涩不通，亦可发为心痹。因此，脾胃与心在生理上密切相关，病理上相互影响，临证时应审因论治。

第二节　田芬兰教授主要贡献

田芬兰教授从医50多年来，致力于中医内科疾病诊治和研究，在临床、科研、教学、管理等方面均做出了自己的贡献，取得了卓著成就。尤其在心病研究领域，田教授为完善中医心病学内容体系，推动中医心病学科形成，为中医心病学作为中医学科发展作出了重要贡献。她在学术上一贯倡导中西结合，兼收并蓄，与时俱进，治学甚多。

田芬兰教授在学术上勤于耕耘，不断探索，开拓创新，在中医内科疾病防治领域积累了丰富的经验，对应用中医药诊治心系疾病有诸多独特的论治方法。田教授熟谙经典，智圆行方，融汇各家，学验俱丰，经过长期研究《黄帝内经》《伤寒论》《金匮要略》等经典著作，深化对整体观念及辨证论治的认识，谨遵《黄帝内经》及仲景所论，崇尚李杲"脾胃学说"及其后新安汪机"固本培元说"，尤喜用伤寒、温病类经方，其在继承前贤思想基础上，学思相济，融会贯通，精辨善治，屡起沉疴。其在多年临床实践中溯本求源，在《黄帝内经》理论的指导下，提出心系疾病从脾论治的证治体系，即中医心病学发病的"脾胃轴心，痰瘀互结，五脏相关"学说，遵循"虚则补之，实则泻之"的原则，确立了"健脾益气，祛痰活血"大法，形成了个人学术思想的核心。

田芬兰教授是新中国成立后最早从事中医心病研究的学者之一。自20世纪80年代初确立中医心病学科研究的主攻方向，她便开始在天津中医药大学第二附属医院筹建心病研究室，并在该院开设心病专科门诊，创立、扩建心血管病房，对冠心病、急性心肌梗死、心力衰竭、心肌炎、风湿性心脏病等多种心病进行了系统研究。田芬兰教授十分注重中医药科学化、规范化研究。她常提到，中医现代化是中医药发展的必由之路，研究内容的重点之一，就是逐步对中医药理论及临床疗效的机理用现代医学知识加以诠释。她致力于推动中医药现代化建设和心血管疾病临床防治研究，对中医诊疗规范化起到了极大的推动作用，在国内中医药界具有很高的学术地位，尤其在中医心病的研究方面居领先水平。作为全国学术带头人，田教授积极开展中医心病学的研究，并在全国率先成立了"中医心病研究室"、心功能检查室、微循环与血液流变室、心脏超声心动室、心脏监护病房等，培养了一大批技术骨干，并曾与董建华教授、路志正教授、王永炎院士、沈绍功教授等联合进行中医心病学的研究，总结了心系疾病的病因病机、证候组合、辨证论治及预防、康复、保健等规律，在中医心病领域做出了许多开创性的工作。田教授还进行创新项目的临床转化，研制了一系列疗效颇著的中成药制剂，如冠心1号、冠心2号、冠心3号、真心平胶囊及冠心速效散等一系列院内制剂，在临床应用50余年，取得很好疗效。其研制的治疗心力衰竭的"强心冲剂"先后取得天津市高教局、天津市卫生局、天津市科学技术委员会、国家中医药管理局等单位的多项科研课题；1985～1986年作为主要研究单位之一，参与当时由国家卫生部组织的"心痛气雾剂临床应用与实验研究"，通过部级鉴定，获"卫生部科技进步二等奖"。

一、重视医院学科建设，开辟中医临床诊疗基地

田芬兰教授在 20 世纪 80 年代任天津中医药大学第二附属医院院长期间，锐意改革，制订了 5 年发展计划，促进了医院的发展。其中最重要的一项就是新建全市卫生系统最大的门诊楼，改善了医院原门诊楼面积小、接纳能力低的状况，有效缓解了天津东北部地区百姓看病难的问题。

田芬兰教授重视研究平台的搭建，组织和培养了一大批专业人员。与此同时，购置先进设备，组建了设备齐全、技术先进的中医心病研究室，并相继建立了与之配套的监护室、血液流变学及微循环实验室、临床制剂室等，逐步使之发展成拥有 90 余张病床、30 余名医教研骨干的中医心病临床研究基地，被当时的卫生部（即现在的"国家卫生健康委员会"）及中华医学会心病专业委员会确定为国家中医心病研究基地之一。1984 年 6 月，卫生部成立了全国胸痹心痛协作组，全国指定 16 个成员单位，天津中医药大学第二附属医院心病研究室是其中之一。

田芬兰教授立足中医临床，同时积极推动三级学科分化，健全医院学科门类，使得科室布局相对合理。她认为要实现医院可持续发展，必须建设一批高质量、有特色的优势学科，这些优势学科将成为医院科学研究中心和人才培养基地，并以此为龙头和依托，充分发挥其示范作用和技术辐射作用，带动全院其他学科的建设和发展，逐步形成一个学科齐全、技术配套、设备先进、环境舒适，集医疗、教学、科研为一体的综合性医院。在她的带领和学术思想影响下，医院不断加强中医专科建设工作，医院学科群建设已初具规模，增强医院科研实力和后劲，为医院的全面发展奠定坚实的基础。

天津中医药大学第二附属医院中医心病学科由第一代学科带头人田芬兰教授所创立，并确立了本学科在全国的优势地位，为心血管科的发展奠定了坚实的基础；在第二代学科带头人于志强教授的带领下，不断夯实基础，提升内涵；在第三代学科带头人杜武勋教授等人的带领下，学科取得了较快发展。经过五十余年的不懈努力，天津中医药大学第二附属医院心血管科稳步向前推进，现为国家中医药管理局重点学科建设单位，国家中医药管理局"十二五"重点专科，天津市重点学科和重点专科，教育部重点学科中医内科学的主要研究方向之一，天津中医药大学硕士、博士学位授权点。本学科具备博士后、博士生、硕士生、本科生不同层次不同类型人才的培养能

力，同时承担着中西医结合专业、中医专业等本科专业的教学任务。天津中医药大学第二附属医院心血管科培养方式主要以全日制培养为主，辅助以在职、研究生课程班等方式。天津中医药大学第二附属医院心血管科已发展成为集医疗、教学和科研为一体的极具规模和特色的中医心病学科。经过多年发展，目前心血管科形成了一支学缘结构、学历结构、专业结构和年龄层次等相对合理的、后备人才充足的老中青结合的三级专科人才梯队，形成了1支由国家中医药管理局全国名老中医指导老师3人、博士生导师4人、师承人员10人、全国优秀中医药人才4人、13名主任医师、8名副主任医师、11名主治医师、14名住院医师组成的技术力量雄厚的医疗队伍。作为中医心病学科的学术带头人，田芬兰教授领衔的团队一直致力于心血管系统疾病的临床及实验研究，以临床医疗为核心，以推动学术发展和继承创新为根本，以科研为导向，以人才梯队建设为学科持续发展支撑，围绕心血管重大疾病开展临床和应用基础的研究，强调医疗、教学、科研共同发展，经过几十年坚持不懈，中西医疗效优势互补，在临床医疗、基础研究、人才培养、信息建设及就医环境等方面均取得长足的进步。经过几代人的共同努力，现已形成一个设备齐全、结构布局合理、面向全国发挥示范和辐射作用的重点学科，以提高高层次中医药专门人才培养质量、加强中医药科学研究为目的，通过重点学科、专科建设，不断增强学科竞争力和中医药服务能力，形成集科学研究、人才培养、医疗服务、产业发展、学术交流为一体的综合平台，形成优秀的中医药人才团队和学术团队，引领中医临床重点优势学科中医心病学可持续发展，使本学科学术团队成为一支具有良好政治业务素质、结构合理、学术造诣较深，为保持和发挥中医学的优势与特色提供后备力量和智力储备，主动适应社会经济发展、科技进步及中医药现代化的需要，集医疗、预防、教学和科研为一体的极具规模和特色的中医心病学科。

二、提携后学，勇挑国粹传承之重任

田芬兰教授为天津中医药大学首届本科毕业生。多年来，在坚持临床工作的同时，田芬兰教授先后承担了天津中医药大学本科班、西学中提高班、外国留学生班等不同层次不同类型人才的培养任务，主讲《伤寒论》《黄帝内经》《中医内科学》《方剂学》等多门专业课程及冠心病专题讲座，毫无保留地将自己的知识和技能传授给研究生、进修生、中青年教师，在全国中医药院校率先开办中医心病本科生和研究生教育，为中医心病学科储备人才。田芬兰教授为人师表，品德闻尚，严于律己，宽厚待人，兴学重教，勤于授业，终身执着于中医心病的临证、教学工作，秉持"将毕生之所学授予好学求知之才"的理念及"学术自由、大鸣大放"的教学方式，因材施教，授业解惑，传承有道，倡导学术自由，尊重学生的研究兴趣及特长，鼓励学生创新开拓。她要求学生勤于思考勤于动手，能发现问题并解决问题；同时注重培养学生持之以恒的科学精神，告诫学生要谦虚谨慎、戒骄戒躁、求真务实。田教授先后指导十几名研究生毕业，他们逐渐在教学、临床及科研领域发挥着骨干作用。田芬兰教授现已年逾八旬，仍不离开临床，坚持查房和会诊，一直承担着临床带教任务。自2003年起，田教授在担任全国名老中医药专家学术经验继承工作指导老师期间，先后培养学术继承人4名，平时通过门诊诊疗、病房查房和小讲座等形式，毫无保留地将自己的临床实践经验及用药选方思路系统传授给学生，鼓励学生努力继承、勇于创新、积极发展。

中医自"神农尝百草"至今，有着悠久的历史，是中国的国粹。为了促进中医走出国门、走向世界，田芬兰教授多次赴英国、加拿大等国进行中医演示、讲学等活动，谈阴阳、论气血、讲伤寒、辨虚实、写著作，为外国医生讲解中国与中医学，在当地开办中医诊所，让他们全面、准确地了解中医药。田教授对中国医疗外交做出了突出贡献，有力拓展了中医学在世界上的传播范围。

三、勇于创新，率先开展中医心病之研究

很多人认为中医"治慢不治急"，田芬兰教授认为中医不是"慢郎中"。她不断汲取古人学术精华并加以创新发展，在临床治疗上突破了"中医治缓不治急"的误解，证实了只要中医辨证准确，中药配伍运用合理，完全可以治"急"。

20世纪60年代，冠心病心肌梗死的发病率呈上升趋势，限于当时的医疗水平，冠状动脉支架术或搭桥等治疗手段尚未在临床普及，药物治疗是主要治疗方式，病死率居高不下。田芬兰教授以急性心肌梗死作为主攻方向，采用古文献整理的研究方法，悉心学习和研讨中医理论和各家学术思想，精心于创新发展，将其发扬光大。她发现，《灵枢·厥病篇》曰："厥心痛，痛如以锥刺其心，心痛甚者……厥心痛，腹胀胸满，心痛尤甚。"尚有唐代医家孙思邈在《千金方》心脏篇中说："论曰：胸痹之病，令人心中坚满痞急痛，肌中若痹，绞急如刺，不得俯仰……时欲呕吐，烦闷，自汗出，或彻引背痛，不治之，数日杀人。"这些论述都与急性心肌梗死的临床表现极为吻合。

中医药治疗急性心肌梗死一病历史悠久，源远流长，保存下很多行之有效的方剂，如瓜蒌薤白白酒汤、小陷胸汤、血府逐瘀汤、失笑散、丹参饮、佛手散、炙甘草汤等。田芬兰教授认为近代各医家对此病的认识，不仅在理论上有所升华，在治疗上也探寻出一些规律，即不论从本虚着眼，还是从标实着眼，总离不开"宣痹豁痰、活血通脉"这一法则。综观近代医家对急性心肌梗死的证治，尽管有益气养阴、疏肝理脾、温阳通脉、填精益肾等法，但均以宣痹通阳、活血化瘀、行气豁痰为主。田教授详细阐述了古籍中对心肌梗死病因病机及治法的认识，并对心肌梗死现代中医病因病机、治法方药做了全面论述，认为本病病机为本虚标实，本虚是指阴阳气血亏损，标实为阴寒、痰浊、瘀血内阻；致病之因多为时邪外袭，七情所伤，互为因果，相互为病。在学术上，确立了心病"本虚标实，标实为急；急则通血脉，升清降浊，心阳复振，心血得通，痰浊得除"之中医论治观点，以及"宣痹通脉，清热活血，化瘀止痛"之治疗原则。

每次启用一个新方剂，田芬兰教授都会如神农一般自己尝药，了解药效，进行调整。田芬兰教授研制出"真心平胶囊"治疗急性心肌梗死，旨在宣痹豁痰、活血通脉，是针对冠心病心区作痛，本着急则治标、邪去正安的思路而设。本方由丹参、延胡索、黄连、瓜蒌、薤白、枳壳、茯苓等药物组成，有宣痹豁痰、活血通脉之功效。真心平胶囊主要是宗传统治"胸痹"的瓜蒌薤白白酒汤（《金匮要略》）和治疗痰热互结胸膈的小陷胸汤（《伤寒论》），加以活血化瘀、行气止痛、宁心安神的药味组成。在此基础上，田芬兰教授1983年申报市级课题《中医药治疗急性心肌梗死临床研究》，这是天津中医药大学第二附属医院建院以来第一次申报市级科研课题，也是天津市中医界第一个立项的市级重点课题，1986年再次被评为市级科技成果二等奖。该项成果被运用于临床，大大降低了急性心肌梗死患者的病死率，《人民日报》《健康报》及香港多家媒体以"勇闯中医禁区……中医药也能治疗急性心肌梗死"等为题进行了多篇报道。田芬兰教授还应邀赴加拿大中医药协会年会做学术交流，引起国内外强烈反响，全国许多知名中医专家都来医院参观考察，给予高度评价，大大提高了天津中医药大学第二附属医院的知名度和影响力。她作为主要研究人之一的"心痛气雾剂临床应用与实验研究"课题也获得当时卫生部科技进步二等奖。从此，田教授领导着天津中医药大学第二附属医院的科研工作进入一个全面发展的新时期，多次承担国家重点基础研究发展计划（"973计划"）课题、国家自然科学基金项目、国家科技支撑项目课题及天津市卫生局课题，总体水平在全国中医界名列前茅。

在多年临床科研实践中，田教授积累了大量的临床资料和实践经验，开发研制了一系列院内制剂，如冠心 1 ~ 3 号、冠心速效散、真心平胶囊、强心冲剂、降脂抗凝冲剂、宽胸降脂胶囊、复心糖浆、降压清心片、通脉降脂胶囊等，至今依然广泛应用于临床，造福广大患者。同时，田教授对冠心病、风心病、心肌病、心力衰竭等多种疾病的病因、病机及诊治标准、预防等进行了深入研究，制订了《胸痹心痛、真心痛诊治标准》，在天津市及全国推广应用。采用强心冲剂治疗心力衰竭，治疗有效和显效率达 90% 以上，为挽救危重患者的生命发挥了重要作用。该项研究成果，是田教授带领 4 届研究生耗费 10 年心血研制成功的，后被立项市级课题，于 1996 年获市级科技进步奖。1985 ~ 1986 年作为主要研究单位之一，参与国家卫生部组织的"心痛气雾剂临床应用与实验研究"，通过部级鉴定，获卫生部科技进步二等奖。1988 ~ 1993 年作为编委会委员参与全国中医界名医共同研编的《临床中医内科学》专著后获国家科技进步二等奖。

为继承整理老中医药专家学术经验和技术专长，培养造就高层次中医药人才，研究、继承与发展中医药学术，国家中医药管理局"十一五"期间继续开展全国老中医药专家学术经验继承工作。经国家中医药管理局批准，天津中医药大学第二附属医院成立"田芬兰名老中医传承工作室"。

田芬兰教授是心病领域内公认的学科带头人与知名专家，医德高尚，在群众中享有盛誉。1991 年由光明日报出版社出版，吴榴楠编著的《中国名医 400 家》一书，详细介绍了田教授及其心病治疗专长；2003 年 5 月，《中国中医药报》"名医风采"专栏介绍了田教授的主要学术成就及获奖情况；2008 年由中国中医药出版社出版的《薪火传承集》收录了由田教授学术继承人之一的宋和文主任所撰写的《田芬兰教授诊治心病临床经验》一文，全面介绍了田芬兰教授治疗心病的学术思想及临证经验；2008 年，恰逢天津中医药大学五十华诞，由校长张伯礼院士主编的《津沽中医名家学术要略》一书出版，该书共收录 26 位全国知名的天津市中医、中西医结合专家，这些专家具有丰富、独到的中医药学术经验和技术专长，在相关领域内被公认是学科带头人或知名专家，医德高尚，在群众中享有盛誉。该书的部分章节系统整理了田教授从事临床、科研、教学、管理工作 50 余年的学术思想与临证经验，全面展示了其才华成就，流传后世，造福患者。

第二章 脾胃学说源流及其发展

脾胃学说是祖国医学理论体系中的一个重要组成部分，是藏象学说落实到临床治病防病的具体体现，是中医学体系的精华之一。脾胃学说起源较早，历代皆有发展，是中医学中颇为重要的理论体系之一，在中医学临床实践中亦占有重要地位。有关脾胃学说的论述，最早可追溯到《黄帝内经》《难经》。《灵枢·五味》云：“胃者，五脏六腑之海也，水谷皆入于胃，五脏六腑皆禀气于胃。”《素问·玉机真脏论》云：“脾不足，令人九窍不通。”《类经》曰：“不足病在中，故令九窍不通，以脾气弱者四脏皆弱而气不行也。”《中藏经》也有类似提法“胃气壮，则五脏六腑皆壮也”。后世医家在此基础上进一步发挥，就有所谓“有胃气则生，无胃气则死”之说。医圣张仲景在《伤寒杂病论》中提到“四季脾旺不受邪”，认为脾气健旺是人体抗病的基础。金元四大家之一张元素宗仲景“当先实脾”之论，采撷《黄帝内经》之精华，取“先补脾胃之弱”“而后化其所伤”的组方意旨，全面反映其“养正积自除”的治疗思想。对于脾胃理论，李杲述之最详。其师承张元素，力倡脾胃内伤学说，其在《脾胃论》中提出“元气之充足，皆由脾胃之气无所伤”，“内伤脾胃百病由生”，认为脾胃虚弱者，他脏可以乘虚侵侮而发生各种证候，临证选方用药须时时照顾脾胃，强调“临病制之”“随时用药”，避免妄施攻伐及腻补之剂，影响后天生化之本。清代叶桂在《临证指南医案》中提出“太阴湿土，得阳始运，阳明燥土，得阴自安，以脾喜刚燥，胃喜柔润”，以及“脾宜升则健，胃宜降则和”的理论，指出了治脾与治胃的不同之处，正好补充了李杲学说的不足。脾胃学说肇始于《黄帝内经》，运用于仲景，形成于李杲，发展于景岳、薛己、叶桂等医家，完善于后世医家，千百年来，经久不衰，无时无刻不指导着临床，又不断在临床中得到验证、肯定、补充和发展，显示出其强大的生命力。

第一节 脾胃学说理论基础

脾胃学说源于《黄帝内经》。《黄帝内经》对脾胃的解剖、生理、诊断、治疗原则等方面，都做了较全面的论述，为脾胃学说发展奠定了理论基础。在《伤寒杂病论》

中，张仲景将《黄帝内经》确立的脾胃理论创造性地应用于临床实践，制订了一系列辨证纲要和治法方药，为脾胃学说在临床运用树立了规范。李杲创立了"脾胃论"，提出了"内伤脾胃，百病由生"的论点，阐述了脾胃病的病因病机，为脾胃学说的创立打下坚实基础。脾胃学说认为人赖天阳之气以生，而此阳气须化于脾胃；人赖地阴之气以长，而赖营气以充以养，营气也必统于脾胃。可见，脾胃乃气血生化之源，后天之本，为人体水谷供应与代谢活动的枢纽。且《难经》云："脾裹血，温五脏。"因而脾胃对人体脏腑经络、四肢百骸、妇女经孕产乳均起关键作用。

一、脾胃的功能与特性

脾胃二脏，位居中焦，为五脏六腑之枢纽，气血生化之源泉。《素问·六节脏象论》云："脾、胃、大肠、小肠、三焦、膀胱者，仓廪之本，营之居也，名曰器，能化糟粕，转味而入出者。"《素问·经脉别论》云："饮入于胃，游溢精气，上输于脾，脾气散精，上归于肺，通调水道，下输膀胱，水精四布，五经并行，合于四时五脏阴阳，揆度以为常也。"指出脾具有主运化、主升清、主统血的功能。脾主运化是指：①运化水谷：饮食的消化吸收是在胃、小肠内进行的，但是必须依赖于脾的运化功能，才能将水谷化为精微。同样，也只有依赖于脾的转输和散精功能，才能把水谷精微运散至全身，以营养全身之组织。②运化水液：是指脾对水液的吸收、转输和布散功能，是脾主运化的重要组成部分。脾气强健，运化水液功能正常，就能防止水液在体内发生不正常的停滞，防止湿、痰、饮等病理产物的产生。脾主升清的功能主要体现于以下两个方面：①将水谷精微上输心肺头目：脾主升清可将水谷精微上输于头目心肺，以滋养清窍，并通过心肺的作用化生气血，以营养周身。若脾不升清，则清窍失于水谷精微的滋养，可见倦怠乏力，头目眩晕；清阳不升，水谷并走大肠，则可见腹胀、泄泻等症，故《素问》说："清气在下，则生飧泄。"②维持内脏位置的相对恒定：人体脏器能保持其位置的相对恒定，有赖于脾气主升的作用。若脾气虚损，不能升清反而下陷，则可导致脏器下垂，如胃下垂、子宫脱垂、久病脱肛等。《灵枢·本神》云"脾藏营"，《灵枢·营卫生会》云"营出于中焦，卫出于上焦"，《灵枢·决气》云"中焦受气取汁，变化而赤，是谓血"，《灵枢·五味》云"胃者，五脏六腑之海也，水谷皆入于胃，五脏六腑皆禀气于胃"，《灵枢·玉版》云"胃者，水谷气血之海"，《难经》说"脾裹血，温五脏"，皆指出人体营、卫、气、血及津液的化生，均有赖于脾胃运化水谷精微来完成，说明了脾胃具有气血生化之源的生理功能。脾主统血是指脾具有统摄血液在经脉内运行，防止逸出脉外的功能，脾主统血与脾为气血生化之源密切相关，若脾的运化功能减退，则气血生化无源，气血亏虚，气的固摄功能减退，则可导致出血。

胃的主要生理功能是主受纳和腐熟水谷。胃主受纳水谷，是指胃具有接受和容纳饮食水谷的作用。饮食入口，经过食管（咽）进入胃中，由胃接受和容纳，故胃有"太仓"之称。机体精气血津液的化生，都依赖于饮食物中的营养物质，故胃又有"水谷气血之海"之称。胃的生理特性是主通降，喜润恶燥。胃主通降，是指胃气宜保持畅通、下降的运动趋势。胃气的通降作用，主要体现于饮食物的消化和糟粕的排泄过程中。胃喜润恶燥，是指胃当保持充足的津液以利饮食物的受纳和腐熟。胃的受纳腐熟，不仅依赖胃气的推动和蒸化，亦需胃中津液的濡润。胃中津液充足，则能维持其受纳腐熟的功能和通降下行的特性。胃为阳土，喜润而恶燥，故其病易成燥热之害，胃中津液每多受损。

二、脾胃为气机枢纽

《素问·六微旨大论》说："出入废则神机化灭，升降息则气立孤危。"脾胃同居中州，以膜相连，二者一脏一腑，一阴一阳，一升一降，一运一纳，升降相因，燥湿相济，通上连下，相反相成，为人身气血生化之源，故被称为"仓廪之官""后天之本"。胃主受纳，脾主运化，共同完成饮食物的消化、吸收以及水谷精气的输布。《黄帝内经》云："上者右行，下者左行，左右周天，余而复会也。"又云："天以阳生阴长，地以阳杀阴藏。"清阳上升，浊阴下降，上下相召，动静相替，升降相因，阴阳相合，天地交泰，化生万物。人与天地之气相参，周身阴阳气血的循行与输布也是升降出入的矛盾运动过程，各脏腑组织器官的功能活动都离不开气机的升降出入，但其中脾胃的升清降浊作用对整体气机的升降出入至关重要。胃气主降，脾气主升。胃降，糟粕得以下行；脾升，精气才能上输。胃为阳腑，喜润恶燥；脾为阴脏，喜燥恶湿。脾胃脏腑阴阳相合，升降相因，燥湿相济，才能维持人体饮食物的消化吸收功能。脾胃居于中焦，为全身气机升降的枢纽。脾主升，升清阳之气以滋心肺；胃主降，降浊阴之气以泽肝肾，为气机升降之枢，金木升降之轴，和济水火之机，二者相互配合，斡旋气机，共同维持着气血的正常循行，正如《医学求是》所言："中气为升降之源，脾胃为升降之枢轴。"脾气升发，则肝气随之升发，肾水得以升腾。胃气下降，则肺气得以肃降，心火因而能下交。脾胃居中，通达上下，升清降浊，以调节全身的气机升降。黄元御《四圣心源·劳伤解·中气》说："脾升则肾肝亦升，故水木不郁，胃降则心肺亦降，金火不滞。火降则水不下寒，水升则火不上热。平人下温而上清者，以中气之善运也。"黄元御之学术核心为"中气学说"，其对"中气"有着独特的见解。他提出"清浊之间，是为中气。中气者，阴阳升降之枢轴，所谓土也"，又"脾为己土，以太阴而主升；胃为戊土，以阳明而主降，升降之权，则在阴阳之交，是谓中气"。他认为"中气"乃居中正之位，象如枢轴，不偏不倚，阴阳匀平，升降相衡，燥湿调平，职司燮理阴阳，枢转升降，调理燥湿之气，而不仅指脾气、胃气、脾胃之气、肝胆之气。黄元御认为，中土为四象之母，心肝肺肾之气运行亦必以中气升降为本，中气健运则胃降而善纳，脾升而善磨，水谷腐熟、精气滋生而无病；中气衰败、升降逆行则诸病丛生，黄元御以"中气升降"为中心，阐释脏腑气机的圆运动，在临床治疗中重视人体中气，调畅脏腑气机，复其升降枢转之常。黄氏第五代弟子麻瑞亭将"中气升降"理论进一步完善，认为脏腑气机升降紊乱所致之病，均当复其升降之常，而复其升降之常的关键，重在调理脾胃中气升降，并将黄氏气滞之主方"下气汤"加减完善为治疗脏腑功能失调、气机升降紊乱之"内伤杂病方"，可用以指导临床脏腑气机失调类疾病的治疗。

三、脾胃为后天之本

脾与胃互为表里，二者生理上相互配合，胃主受纳腐熟，脾主运化，共同完成饮食物的消化、吸收及其精微的输布，从而滋养全身。在病理上脾胃也互相影响，如脾失健运则胃失和降，则出现临床所见各证。机体生命活动的延续和气血津液的生化，都有赖于脾胃运化的水谷精微，故称脾胃为"后天之本""气血生化之源"。《黄帝内经》将脾胃归属于五行中的"土"，认为土为万物之母，为万物生发之根本。《素问·平人气象论》说："平人之常气禀于胃。胃者，平人之常气也。人无胃气曰逆，逆者死。"《医宗必读·肾为先天本脾为后天本论》说："盖婴儿既生，一日不再食则饥。七日不食则肠胃涸绝而死。"所以说脾胃为后天之本，气血生化之源。人体生命活动及疾病的发生与否取决于正气的盛衰。正气以气血津液为物质基础，而气血津液依靠脾胃消化、吸收水谷精微以化生，五脏六腑皆有赖于脾胃化生气血的滋润濡养，脾胃健旺，则正气旺盛，不为外邪所侮；若脾胃虚弱，水谷运化失常，痰浊滋生，积聚阻滞，则"百病由生"。脾为中土，不主时，旺于四季，《金匮要略·脏腑经络先后病脉证第一》说："四季脾旺不受邪。"脾胃为后天之本，气血营卫化生之源。脾胃脏腑阴阳相合，升降相因，燥湿相济，则本脏腑不受邪。脾健则四脏气旺，正气存内，邪不可干，不为外邪所侮，故不会造成外感性疾病。而脾胃功能旺盛，升降运化如常，也不受内邪的侵袭。脾胃一病，生化源泉衰少，脏腑气血衰弱，内伤诸恙由生。脾胃虚弱，升降失调，清阳不升则下陷，浊阴不降则气逆，全身气机失调，因而化生诸种病证。李杲由此提出了"内伤脾胃，百病由生"的重要学术思想，又提出"若饮食不节，损其胃气，不能克化，散于肝，归于心，溢于肺，藏于肾"，从而阐发了"有胃气则生，无胃气则死"的道理。张景岳认为"夫胃气之关于人者，无所不至，即脏腑，声色，脉候，形体，无不皆有胃气，若失，便是凶候"，此番论述是对"有胃气则生，无胃气则死"的很好诠释。《中藏经·论胃虚实寒热生死逆顺脉证之法》曰："胃者，人之根本也，胃气壮，五脏六腑皆壮也。"李杲认为"胃气一虚无所禀受，则四脏经络皆病，况脾全借胃土平和，则有所受而生荣，周身四脏皆旺，十二神守职，皮毛固密……外邪不能侮也"，强调"人以胃气为本"，精辟地阐明了胃气在人体生命活动中的重要作用。故李中梓在《医宗必读》中说："一有此身，必资谷气，谷入于胃，洒陈于六腑而气至，和调于五脏而血生，而人资之以为生者故曰后天之本在脾。"这说明了脾胃对整个人体生命活动至关重要。

脾胃健运，气血化生充足，则脏腑器官营养充分，从而发挥正常功能；反之，脾胃虚弱，气血化生乏源，则会导致脏腑功能失调。脾主运化，胃主受纳，二者将水谷之精气灌溉四脏，滋养周身，且使脏腑精气上下流行，循环化生，精神乃健，故李杲在《脾胃论·脾胃盛衰论》中说"百病皆由脾胃衰而生也"，指出脾胃在防病和养生方面也有着重要意义。若脾胃运化水液功能失职，就可产生湿、痰、饮等病理产物，或发为水肿。脾主升，胃主降；脾喜燥恶湿，胃喜湿恶燥，二者相反相成。脾气升，则水谷之精微得以输布；胃气降，则水谷及其糟粕得以下降。脾胃升降失常可导致纳呆、恶心、呕吐、腹胀、泄泻等。因此，脾胃乃人体气机升降之枢纽，受纳运化水谷精微，达于五脏六腑、四肢百骸，一旦发病，恢复脾胃正常功能，使气机调畅，升降得度，是治疗疾病、促进机体康复的关键环节。

心病的发生正是因脾胃亏虚为本，致痰、湿、饮邪内停，由此气血运行失常，或气滞或血瘀终致痰瘀互结，上及心肺，下及肝肾，或停于心肺、阻于心脉，或损及肾阳、耗及阴津而发病，故临床治疗心病应抓住脾胃这个轴心。胃为水谷之海，后天之本，是人体营卫气血之源。《灵枢·五味》说："水谷皆入于胃，皆禀气于胃。"《类经·脉色类》说："胃气强则五脏俱胜，胃气弱则五脏俱衰。"《医宗必读·肾为先天本脾为后天本论》说："有胃气则生，无胃气则死。"事实上确实如此。机体气血津液的化生，都需依靠饮食物的营养，在《灵枢·玉版》云："人之所受气者，谷也。谷之所注者，胃也。胃者，水谷气血之海也。"其化生气血津液，供养全身。脾胃强健，生化有源，升降相得，五脏安养，百病不生；若脾胃虚弱，纳运失健，升降无序，五脏失养，百病由生。

田芬兰教授指出，预防为主是祖国医学的重要理论之一。《素问·四时调神大论》中指出："不治已病治未病，不治已乱治未乱。"《金匮要略》中也记载："夫治未病者，见肝之病，知肝传脾，当先实脾，四季脾旺不受邪，即勿补之。中工不晓相传，见肝之病，不解实脾，惟治肝也。"仲景提出了"四季脾旺不受邪"的理论，并称此类医生为上工。这些是预防为主的理论基础。这里包括了两个方面的内容：一是未病先防，即使人体阴阳平和，气机调顺，身体健康，不被疾病困扰；二是得病之后，早期鉴别、诊断、治疗，应防其传变，影响其他脏腑，预防并发症的出现。脾胃的盛衰直接影响疾病的发生、发展、转归和预后，"脾胃健旺，五脏可安"，故在脾胃病的治疗方面，《黄帝内经》提出"脾恶湿，急食苦以燥之""脾欲缓，急食甘以缓之"的治脾大法，为历代调治脾胃病的立法用药奠定了理论基础。后世医家也对此观点多有阐述。李中梓在《医宗必读》中说："一有此身，必资谷气，谷入于胃，洒陈于六腑而气至，和调于五脏而生血，而人资之以为生者也。故曰后天之本在脾。"张景岳于其《景岳全书》中云："脾为土脏，灌溉四傍，是以五脏中皆有脾气，而脾胃中亦有五脏之气，此其互为相使……故善治脾者，能调五脏，即所以治脾胃也。"强调胃气之盛衰有无，直接关系到人体的生命活动及生死存亡，而且胃气的强弱与人体的正气盛衰有密切联系，所以中医临床诊治疾病，十分重视胃气，常把"顾护胃气"作为重要的治疗原则。选方用药时，也当遵吴鞠通"中焦如衡，非平不安"之训，以及"胃宜降则和""脾宜升则健""胃喜润恶燥，脾喜燥恶湿"，处处维护脾胃生理特性，以调整其正常功能为度，务求其平，寒热温凉，勿过偏执。陈良夫认为"人之气阴，以胃为养，气足则神完，阴充则形盛"，强调"四时百病以胃气为本"。坚持"薄味调养"，扶养胃阴为主，取甘寒凉润、气味和平者，以使胃津充沛、胃气得养，使"水精四布，五经并行"。用药不刚不燥，不滋不腻。如选用太子参、白术、扁豆等平和健脾药调养，以恢复脾胃之气，或选用南北沙参、石斛、百合、麦冬等甘凉柔润之品，或取白芍、乌梅、甘草等酸甘化阴之味，并配伍制半夏、陈皮、炒麦芽、鸡内金、炒神曲等和胃导食之品以助流通，刚柔相济，动静结合，使之补而不滞，滋而不腻，以利于脾胃的消化、吸收。故临床当注意顾护脾胃，如李杲所言"善治者，唯有调和脾胃"，常能事半功倍。

第二节　历代脾胃学说发展演变探析

脾胃学说在中医学中起源较早，是中医学的重要组成部分，也是中医理论体系最具生命力的学说之一，历代均有发展，大致经历了从奠基、发展到完善的过程，并在临床实践中对其进行深入研究与探讨，使脾胃理论渐臻完善。《难经》充实与发挥了《黄帝内经》中的脾、胃、大肠、小肠经脉和脏腑理论，如《难经·五十七难》把常见的胃肠疾病泄泻分为胃泄、脾泄、大肠泄、小肠泄、大瘕泄五种，并各具名状，张仲景的《伤寒杂病论》则系统地论述了脾胃病的病变及治疗。除《黄帝内经》奠定了脾胃学说的理论基础外，历代医家对脾胃学说均有研究和发挥，进一步充实其理论，使之发扬光大。

一、先秦时期

脾胃学说最早可追溯至《黄帝内经》时代，古代先贤对脾胃的生理和病理状态进行了系统观察，为机体的生理功能、病理机制和临床辨证论治规律提供了重要的理论和实践依据。《黄帝内经》中有很多关于脾胃功能的记载。《素问·太阴阳明论》云"脾者土也，治中央……脾藏者，常著胃土之精也，土者，生万物而法天地，故上下至头足，不得主时也"，对脾的重要地位给予了充分重视；"脾藏者，常著胃土之精也"，说明脾常储藏胃的精气，为胃行其津液。《黄帝内经》将脾胃归属于五行中的"土"，认为土为万物生长的根本，具有贮藏、化生万物之功能，《素问·阴阳应象大论》云："天地者，万物之上下也……中央生湿，湿生土，土生甘，甘生脾……其在天为湿，在地为土。"《素问·六节脏象论》又云："脾、胃、大肠、小肠、三焦、膀胱者，仓廪之本……此至阴之类，通于土气。"种种论述皆指出，脾胃在五行属土，位置居于中焦，其功能主转输，上可达上焦，下可达下焦。故《素问·太阴阳明论》得出："脾者土也，治中央，常以四时长四脏，各十八日寄治，不得独主于时也。脾脏者常着胃土之精也，土者，生万物而法天地，故上下至头足，不得主时也。"《灵枢·决气》说："中焦受气取汁，变化而赤，是谓血。"《灵枢·营卫生会》曰："中焦亦并胃中，出上焦之后。此所受气者，泌糟粕，蒸津液，化其精微，上注于肺脉，乃化而为血。"血液是由水谷入胃，经胃下送于小肠，再经小肠受盛化物，泌别清浊，清者由脾转输心肺气化而成，说明了脾胃具有气血生化之源的生理功能。

脾为五脏之一，其经脉络胃，与胃相为表里，在体合肉，在窍于口。脾胃为气血生化之源，《黄帝内经》最先指出了脾胃系统是参与运化、传导过程的器官，概述了水谷入于胃后化生精微及其输布的全过程，而以"脾胃为气血生化之源"的学术观点概括了脾胃的重要生理功能。脾胃功能正常，气血津液得以敷布周身，则人体"阴平阳秘"，诸脏得以行使正常功能。"得谷者昌，失谷者亡""五脏者，皆禀气于胃"，形象地描述了脾为五脏之本的功能特性，《素问·灵兰秘典论》云："脾胃者，仓廪之官，五味出焉。"王冰注"仓廪，谓脾胃""饮入于胃，游溢精气，上输于脾，脾气散精，上归于肺，通调水道，下输膀胱，水精四布，五经并行""胃者，水谷气血之海也"，并有"五脏六腑皆禀气于胃"、以"胃气为本"之论述，为后世医家提出的"脾胃为后天之本"奠定了理论基础。

在病机上，《素问·太阴阳明论》："太阴阳明为表里，脾胃脉也，生病而异者何也……阳道实，阴道虚。故犯贼风虚邪者，阳受之；食饮不节，起居不时者，阴受之。阳受之则入六腑，阴受之则入五脏。入六腑，则身热，不时卧，上为喘呼入五脏，则䐜满闭塞，下为飧泄，久为肠澼。"其中"阳"指阳明胃腑，"阴"指太阴脾脏，指出"阳道实，阴道虚"，说明脾病多虚，胃病多实的病理特点，为脾胃病的辨证做了纲领性的指导。

在脾胃病的治疗上，《黄帝内经》中也提出了一些治疗原则。《素问·藏气法时论》云"脾苦湿，急食苦以燥之""脾欲缓，急食甘以缓之，用苦泻之，甘补之"，《素问·至真要大论》云"土位之主，其泻以苦，其补以甘"，《素问·至真要大论》云"诸湿肿满，皆属于脾"，说明了太阴湿气行令，每多伤脾，《素问·阴阳应象大论》云"中满者，泻之于内"，等等，为后世调治脾胃疾病提出了基本立法用药原则，为后世脾胃学说的兴起及发展起了很大的推动作用。

二、两汉时期

张仲景把《黄帝内经》的脾胃理论运用到了临床的辨证治疗之中，提出"见肝之病，知肝传脾，当先实脾，四季脾旺不受邪"的理论，是对经旨的传承和发扬光大。仲景创立六经辨证，六经病发展变化以胃气强弱为关键，因此在六经辨治中，始终贯穿着顾护脾胃的思想，把保胃气作为治疗六经病的基本法则。在阳明病篇三承气汤条文中，仲景惟恐误下，一再告诫，用下法，要慎之又慎，因过下会伤害脾胃。例如，在未明燥热盛与未盛，燥屎坚与未坚之际，仲景言："少与小承气汤，汤入腹中，转矢气者，此有燥屎也，乃可攻之，若不转矢气者，此但初头硬，后必溏，不可攻之，攻之必胀满不能食也。""胀满不能食"将转变为太阴病之"腹满而吐，食不下，自利益甚"。太阴病是脾胃成寒的病证，在这短短的几句条文中，仲景告诫我们：阳明病，可用三个承气汤，但要慎之又慎，如误下，或下的条件未具备，下之过早，则阳明病就可转变为脾胃受伤的太阴病。此外，如"得下，余勿服""微和胃气，勿令至大泄下""阳明病，面合色赤，不可攻之""伤寒呕多，虽有阳明征，不可攻之""阳明病，心下硬满者，不可攻之"，等等，都说明仲景谆谆告诫，对应用下法，要慎之又慎，都是旨在护脾胃。在少阳病篇，仲景明文提出"少阳不可发汗""不可吐下""此属胃，胃和则愈"。在少阴病篇，仲景也指出"少阴病，脉微，不可发汗，亡阳故也；阳已虚，尺脉弱涩者，复不可下之"。

《素问·经脉别论》言："食气入胃，散精于肝，淫气于筋。食气入胃，浊气归心，淫精于脉。脉气流经，经气归于肺，肺朝百脉，输精于皮毛。"《素问·六微旨大论》言："出入废则神机化灭，升降息则气立孤危。故非出入，则无以生长壮老已；非升降，则无以生长化收藏。"故胃气必须时时顾护，"有胃气则生，无胃气则死"。仲景继承了《黄帝内经》的学术思想，着眼于"治病必求于本"的理念，调和阴阳、抗病祛邪，将保胃气的思想贯穿《伤寒论》始终。仲景在其学术思想上秉承《黄帝内经》，认为脾胃为后天之本，脾胃由衰而盛则正气复，病可向愈；脾胃由衰而败则正气随之衰败，预后多危，在临床治疗上应当以健脾扶正为主，认为只有脾气健运，才能五脏之气俱旺，若脾气不旺，则百病丛生。治疗时立法、组方、用药、服法处处顾护脾胃，用药峻烈祛邪时注意护脾胃，病后调养时注意养脾胃，系统地反映了重视脾胃的学术思想。

仲景指出了脾胃在发病学中所占的重要位置，在立法处方、服药将息诸方面，对脾胃的顾护步步为营，缜密备至，务使脾胃立于不倒之地，这对后世医学的发展，尤其是补土派的形成和发展产生了巨大的影响。仲景的脾胃学术思想对后世产生了积极的影响，为脾胃学说的发展起到了承前启后的重要作用，为后世脾胃学说的发展奠定了基础。

三、金元时期

金元时期，人民饱经战乱，生活极端痛苦，疫病广泛流行，过去对病因、病机的解释和当时盛行的经方、《太平惠民和剂局方》等，已不能适应临床需要，当时一些医家产生了"古方不能治今病"的思想。刘完素、张元素、张从正、李杲、王好古、朱震亨等医家相继兴起，他们从实践中对医学理论做出新的探讨，阐发了各自不同认识，创立各具特色的理论学说，形成以刘完素为代表的河间学派和以张元素为代表的易水学派，展开了学术争鸣。各学派在短短一百多年间，从诞生、成长到发展，始终贯穿着"开拓""创新""争鸣"这样一种新的医学风尚，他们在医学理论和医术方面，勇于创新，各成一家，风之所被，延续至明清两代，对金元医学的繁荣和后世中医学的发展都产生重要影响和积极的促进作用。金元时期也是中医脾胃学说形成和完善的承前启后的发展阶段，其代表人物是张元素、李杲、王好古。

张元素受当时运气学说影响，认为古今运气不同，在不同运气影响下所发病种也有不同，故古方不能治今病。同时，他把运气学说与对脏腑疾病的认识做了联系，并深入研究药物的阴阳、升降、浮沉、补泻等各种性能，发明药理，注重创新方剂，在治疗思想上强调"扶护元气（胃气）"的意义，他认为"四时以胃气为本"，故"安谷则昌，绝谷则亡，水去则荣散，谷消则卫亡，荣散卫亡，神无所居"，由此可见他重视扶养胃气的思想，故他曾告诫后世临证"养正积自除"。

李杲师承著名医家张元素。彼时金元交战，他屡经战乱，目睹 1232 年京师被困，人们惊恐之余，起居不时，劳役频仍，寒温失所，朝饥暮饱，以致胃气亏虚，脾胃内伤病多发，死人无数。李杲深感妄辨内伤为外感之害，经潜心摸索与研究而建立脾胃学说，指出"人以水谷为本"，人的"元气充足"皆由脾胃之气无所伤，而后能滋养元气，若断绝水谷则胃气不生，五脏无由通利。

李氏深得《黄帝内经》之要旨，对《黄帝内经》中有关脾胃的论述推崇备至。他把《黄帝内经》的理论与临证密切地结合起来，在张氏学说的基础上，创建了脾胃内伤证治体系，形成了一种具有独创性的较为完整的系统理论——脾胃学说，为充实和发展祖国医学作出了卓越的贡献，而成为补土派的创始人。李杲强调"夫饮食不节，则胃病，胃病则气短精少，而生大热""胃既病，则脾无所禀受……故亦从而病焉"，反言之，如"形体劳役则脾病，病脾则怠惰嗜卧，四肢不收，大便泄泻，脾既病，则其胃不能独行津液，故亦从而病焉"。因此脾胃之作用非常重要，脾胃虚弱，会影响人体阳气升发，阳气不足，阴气则有余，人之百病，皆由脾胃虚弱所生，故治疗必须重在脾胃。在临床中发微《黄帝内经》"土者生万物"的理论，认为脾胃之病多由于虚损造成，发扬扶护元气和温养脾胃，主张应根据四时节气的变化，探讨疾病的发生、发展和转变，在理论和临床上逐步摆脱古人医学思想的束缚，立论创新，发明了"内伤"一证，论证了《黄帝内经》"四时皆以胃气为本"理论的重要性，观点重在脾胃。

李杲上承《黄帝内经》《难经》等有关脏腑辨证的经旨，师承易水学派开山鼻祖张元素，全面继承了以寒热虚实为纲的脏腑辨证思想，效法仲景，重视脾胃脏腑辨证，精于遣药制方，结合其丰富的临床经验，提出了脾胃内伤学说，阐发了"内伤脾胃，百病由生"的精辟论点，对脾胃病的病因病机进行了很多开拓性的阐述，总结出比较完整的中医脾胃学说理法方药体系，创立了脾胃学说，确立了脾胃病的治法方略，并创制了一系列脾胃病的有效方剂，至今依然广泛应用于临床。

李杲是中医脾胃学说的集大成者，易水学派的中坚。其对脾胃学说的阐述集中于《脾胃论》中，指出"脾胃为气血阴阳之根蒂"，在生理上，强调脾主升清，为人体气机升降之枢纽，在病因方面，多责之于"阳气不足"，提出"内伤脾胃，百病由生"的"内伤学说"，认为内伤病的形成乃是气不足的结果，而气之所以不足，实由脾胃损伤所致。还指出"真气又名元气，乃先天生身之精气也，非胃气不能滋养之。胃气也，谷气也，荣气也……卫气也……分而言之则异，其实一也""元气之充足，皆由脾胃之气无所伤，而后能滋养元气"。李杲强调脾胃为元气之源，人体气机升降之枢纽，认为"脾胃内伤，百病由生"，注重脾升胃降的论述，其治脾胃，在调理脾升胃降的基础上，详于脾，重脾阳的升发，治疗多从温补脾胃，升举阳气立论。立温补脾胃、升举阳气之治法，喜升阳温燥之剂，创补中益气汤等著名方剂，对后世医家，尤其是温补学派影响很大。《脾胃论》的问世标志着脾胃学说的创立，从而提升了中医学理论和临床诊断方法的指导思想，开辟了中医学认识、预防、治疗疾病的新途径与方法。

王好古初师从张元素，后从李杲学习，得张、李二家之传。王好古在学术上虽然受到张元素和李杲的影响，但他认为张元素只是泛泛地以脏腑证候病机和治疗作为其研究课题，而未突出重点；李杲研究脾胃学说，其重点在阐发"饮食失节、劳倦伤脾"所造成的"阴火炽盛"的热中病变，而对内伤冷物遂成"阴证"的病变，论述还不够全面。因此，他重视脏腑内伤阳气虚损的一面，发挥为"阴证论"，在补脾阳的启示下论治阴证，所著《阴证略例》为阐发阴证病因病机和辨证治疗的专著，对阴证的病因、诊断、辨证治疗等，都做了详细的分析。其从脾肾阳气虚损的角度探讨阴证，论治脾胃病，在其师探讨脾胃气虚的基础上而成一家之言，发展了脾胃学说。

四、明清时期

明清脾胃学说得到进一步发展和完善，体现在充实了脾胃之阴及分证治疗的内容，如明《名医杂著》提出治脾胃当分阴阳气血，提出"脾阴说"。脾阴是水谷所化生之精微物质，是脾脏功能活动的物质基础，具体表现在助运化、濡养、制约阳热和宁静功能四方面。脾阴学说奠基于先秦，发展于汉代，完善于明清，代表医家是张景岳、缪希雍和叶桂等医家。张仲景对脾阴论治较多，《伤寒论》指出胃热不仅伤胃肠之津，还能制约于脾，使脾不能正常为胃行其津液，传输他脏，致脾不得其养，是为"脾约证"。麻子仁丸就是张仲景在补脾阴理论指导下拟制的一个方剂，该方有"起脾阴化燥气"的作用，开脾阴论治之先河。

张景岳对脾胃的认识较为全面，他在《景岳全书》中指出"人之始生，本于精血之源，人之既生，由于水谷之养，非精血无以立形体之基，非水谷无以成形体之状，精血之司在命门，水谷之司在脾胃""凡胃气关乎人者。无所不至，即脏腑声色，脉候形体，无不皆由胃气"，在治疗上重视脾胃之阴与脾胃、五脏的关系，认为调五脏即治脾，治脾胃能安五脏。

明代医家缪希雍对脾胃的重要性有很深刻的认识，较景岳更重视脾胃之阴，他指出："胃气者，即后天元气也，以谷气为本，是故经曰：脉有胃气则生，无胃气则死。又曰：安谷则昌，绝谷则亡。可见先天之气，纵犹来尽，而他脏亦不致速伤，独胃气偶有伤败，以至于绝，则速死矣。"缪氏明确指出，脾胃为后天元气的根本，先天元气虽然重要，但若有所损伤并不会导致身体急速伤败，但后天元气若有所折损，则可快速导致身体败亡。他不无感慨地说道："世人徒知香燥温补为治脾虚之法，而不知甘寒滋润益阴之有益于脾也。"

叶桂在推崇李杲脾胃理论的同时，认识到"盖胃腑为阳土，阳土喜柔，偏恶刚燥，若四君、异功之类，竟是治脾之药，腑宜通即是补"，认为胃与脾功能不同，治疗有异，二者应加以区别，并力倡胃阴之说，对脾胃之阴研究颇深，主张脾胃应分而治之。叶桂对《脾胃论》深入研究，认为"脾胃为病，最详东垣""内伤必取法乎东垣"，针对李杲详于治脾、略于治胃，详于升脾、略于降胃，详于温补、略于清滋之偏颇，主张脾胃分治，"太阴湿土，得阳始运，阳明燥土，得阴自安"，创立了胃阴学说，立甘凉濡润养胃法，补充和发展了李杲脾胃理论，使脾胃学说趋于完善。叶桂继承李杲补脾升阳，创立"胃阴辨治说"，弥补了李杲略于治胃，重在温补，不及养阴的不足，纠正了举世皆以治脾之药笼统治胃，甚则阴阳不辨的弊病，对脾胃学说的发展作出了重要贡献。

李中梓研究和吸取了自《黄帝内经》以来对脾、肾问题的论述，进一步发挥和概括，认为"先天之本在肾，肾应北方之水，水为天一之原；后天之本在脾，脾为中宫之土，土为万物之母"，提出"肾为先天本，脾为后天本"之脾、肾并重的观点。他认为"人之有脾胃，犹兵家之有饷道，饷道一绝，万众立散，脾胃一败，百药难施""有胃气则生，无胃气则死"。清代吴鞠通对脾阴也有一定认识，在论述湿传中焦时指出"有伤脾阳，有伤脾阴"，提出了外邪侵入人体，不但可以伤及脾阳，也能伤及脾阴，在治疗时一定要注意。薛生白也曾提出"心阴虚则易汗，肺阴虚则多咳，肝阴虚则火升，肾阴虚则发热，脾阴虚则便秘"，明确指出了各脏阴虚的辨证要点。

温补学派充实和发展了脾胃学说，主张批判寒凉、崇尚温补、研究肾命、注重阳气等。该派的出现，客观上是由于补偏救弊的需要，纠正元末以来偏重寒凉降火之风。《薛氏医案》治疗脾胃病强调补火生土，即肾命门对脾胃的温煦作用，李中梓创立"先天后天根本论"，主张脾肾兼补，王纶对李杲的脾胃学说极为推崇并有所阐发，他在脾胃方面的突出贡献在于结合前人（李杲、朱震亨）之学，提出了"脾阴说"，认为治脾胃须"分阴阳气血"，反对盖用"辛温燥热，助火消阴之剂"。这种脾胃阴阳分治的思想，对后世"脾阴""胃阴"学说的发展，具有一定的影响。

五、新中国成立以后

近代有诸多医家非常重视脾胃，从调理脾胃着手，治疗各个系统的某些有脾胃证的疾病。如邓铁涛教授创"脾胃虚损五脏相关"学说；颜德馨教授倡导"脾统四脏，以滋化源"；国医大师路志正教授崇尚脾胃学说，在精读古籍并结合临床经验的基础上，提出"持中央，运四旁，怡情志，调升降，顾润燥，纳化常"的学术思想；焦树德教授擅治内科疑难重病，特别是对萎缩性胃炎、溃疡病（胃脘痛）采用自拟三合汤、四合汤随症加减，疗效卓著；颜正华教授将调护脾胃贯穿治病始终，提出"三不忘一谨慎"；当代脾胃名家蔡淦治脾胃法宗"补脾胃，泻阴火"，提出治脾胃可安五脏；朱良春教授善用甘缓和中、护土助运，治疗脾胃疾病。全国第一批老中医药专家学术经验继承工作指导老师田乃庚教授在李杲内伤学说的启示下，重视调理五脏虚实，并根据脏腑相关理论，倡导"五脏各有心痛"之说，主张心痛以调五脏方为全面，创制了补益心气、滋补肝肾、温中健脾等治法。作为田芬兰教授的授业师傅，田乃庚、王鸿烈教授先后都曾在河北、天津地区行医或教学，他们医术精湛，品德闻尚，严于律己，宽厚待人，兴学重教，为津沽脾胃学术流派的形成、推广打下了坚实的理论基础，是津沽脾胃学术流派的开创者。

田芬兰教授于 20 世纪 60 年代，曾先后聆听路志正、田乃庚、王金达等中医名家讲经论道，获益良多。通过悉心学习及研讨中医理论和各家学术思想，谨遵《黄帝内经》及仲景所论，同时撷取诸家之长，潜心汲取其精华融汇于临床实践，精心于创新发展，将其发扬光大，并在临床实践中深化对整体观念及辨证论治的认识，不断探索，溯本求源，寻求理论支撑，特别是对金元时期李杲的《脾胃论》有较深刻的认识和见解，提出了"五脏相关，脾胃为轴心，痰瘀互结是心病主要病机"的学术思想，主张心系病要重视从脾胃论治，以及"欲实元气，当调脾胃"的治疗法则，并于担任天津中医药大学第二附属医院院长期间，完成了医院扩建、筹建心病研究室等工作，为津沽脾胃学术流派的发展壮大建立了稳固的平台。

天津中医药大学第二附属医院具有浓厚的中医底蕴，中医特色突出，名医辈出，先后涌现出王洪烈、田乃庚、田芬兰、高金亮、邵祖燕、刘文峰、于志强、杜武勋、李慧瑧等名家，他们以调理中焦为切入点，以恢复脏腑升清降浊为重心，长于治疗内科杂病。脾胃学说以我院田乃庚、王洪烈教授为代表，田、王二老为脾胃学说的建立奠定了初步的基础，而迨至田芬兰教授、高金亮教授、邵祖燕教授，则渐趋成熟。

在以田芬兰教授为核心的第二代传承人的带领下，津沽脾胃学术流派逐渐发展壮大成为在中医药领域颇具影响力的中医学术流派，也正深刻影响着心系疾病的防治理念，将对未来心系疾病的防治起到了推动作用。

第三节　津沽脾胃学术流派

中医理论体系有效的历史延续，造就了中医理论系统的庞大和繁杂，而不同的学术流派从不同的角度对中医临床经验加以总结，进行系统化、理论化研究，极大地丰富了中医学的理论体系。脾胃学说是中医理论体系的重要组成部分，其庞大的思想体系、广泛的临床应用使它在整个中医理论体系中别具特色。中医学术流派思想体系是在许多因素影响下形成的，有其独特的时代背景和形成环境，当代中医对经典脾胃学说的继承、发展与创新，为脾胃学派、脾胃流派的形成和发展，为中医学术的发展和临床疗效的提高做出了巨大贡献。

天津地处沿海，自古便是我国北方的重要城埠。特殊的地域优势和社会历史环境，促使这里形成了具有包容性、开放性及创造性的地方文化氛围，在此成长发展起来的中医药事业兼容并蓄，又独具特色。18 世纪中叶，天津已成为华北、东北地区的重要中药集散地。润善堂、隆顺榕药庄、达仁堂乐家老药铺等一批知名药房相继开业，与此同时，中医名家辈出、流派纷呈。

任何学术的进步和发展，都离不开继承和创新。一批津沽名医深受脾胃学说的影响，通过梳理历史上脾胃学说，以及结合前辈学者、相关医家经验等，从整体上进行学术特色传承、创新。尤其是对于脾胃学说、脾胃学派向当代的延伸，进行了卓有成效的实际工作，逐渐形成了以田芬兰、高金亮、邵祖燕等为代表的"津沽脾胃学术流派"。

脾胃学说是中医藏象学说的重要组成部分，是研究脾胃的生理病理，以及脾胃病与相关脏腑疾病的诊断、治疗和预防的理论体系。脾胃学派是以脾胃学说为基础，历代不断对脾胃学说进行研究，扩充完备形成的开放性医家群体，以及善用脾胃学说理论诊治疾病的医家群体。脾胃学说是脾胃学派得以形成的基础，脾胃学派的发展过程正是脾胃学说不断充实发展的过程。"津沽脾胃学术流派"以脾胃学说中的核心理论为基础，各个医家在临床和理论研究过程中，逐渐以学说的不同方向进行研究，逐渐形成不同流派。

　　田芬兰教授在继承历代先贤"治病求本，必护胃气""以五脏为主，首重脾胃"的学术思想和临床经验的基础上，提出了"脾胃为轴心，五脏相关，痰瘀互结是心病主要病机"的中医心病从"脾胃论治"的学术思想，以及在临床中发挥"脾胃为中心，整体调理，治病与防病并举""存津液，护脾胃"的"脾阴胃津"治疗理念，临证体现在重视"脾阳"，以平为期，以"脾胃"为先导治疗内科杂病，治未病强调"补脾、运脾、醒脾"为原则，重视调护，饮食配合。田芬兰教授认为，脾胃是一对具有升降、燥湿、纳化功能的既矛盾又协调的脏腑。对脾来说，利湿即和脾，升阳即健运；对胃来讲，清热即清胃，养阴即养胃。

　　同一时期的高金亮教授在精研《黄帝内经》《脾胃论》等基础上，提出"和法为诸法之冠，调和为愈病之本"和"倡导脾胃气血升降论"的学术思想，并强调和倡导脾胃气血升降论，初步构建了脾胃病证的中医诊疗体系，提高了脾胃病的诊疗效果及范畴，形成跨脏腑跨专科的极具中医特色的诊疗体系。

　　邵祖燕教授宗《黄帝内经》《伤寒论》之旨，承李杲、叶桂之说，对中医脾胃病的认识和治疗，具有独特的学术思想和丰富的临床经验，尤其对脾胃之升降理论独具见解，学术思想上衷中参西、病证并重，提倡辨证辨病相结合，既要认证又要认病，疾病治疗也要在辨证论治的基础上结合辨病施治。邵教授诊治脾胃病时，把中医辨证的"视野"延伸到胃镜下胃黏膜改变的表现上，对胃镜下"望诊"积累了丰富的经验，重视气机，善理脾胃，认为脾升胃降，升降有序是脾胃生理之特性，气机不调，升降失常是脾胃病理之关键，主张以调升降为纲且贯穿整个脾胃病的治疗，擅用五磨饮子双向调节，疗效显著。

　　刘文峰教授提出"脾不散精"是 DM（糖尿病）和 DN（糖尿病肾病）的始动因素，并贯穿其始终；醇酒厚味，情志不遂，既是导致脾虚"脾不散精"的主要原因，也是 2 型糖尿病的主要诱发因素。刘教授认为糖尿病肾病是糖尿病常见的最严重的慢性微血管并发症，经过大量临床研究，总结"虚、瘀、痰（湿）、热"四个字予以概括 DN 的病机。他提出 DN 是糖尿病久病之变，其病机可谓是正虚为本，邪实为标，虚实相兼，寒热错杂。脾肾气虚是 DN 病机的重要环节，而肾精亏虚则是 DN 的基本病机，痰瘀交阻，毒损肾络贯穿 DN 始终，是 DN 的病理基础，肾关开阖失度，是蛋白尿产生的基本病机。

　　在以田芬兰、高金亮、邵祖燕、刘文峰教授为核心的当代津沽名医的影响下，

"津沽脾胃学术流派"逐渐发展壮大,以"脾胃为轴心,五脏相关,痰瘀互结"和"养脾阴、养胃阴""脾阴胃津"为主要思想,在内科疾病尤其是心病方面得以发挥;形成了"和法为诸法之冠,调和为愈病之本"、"致中和"的"和谐美"学术思想体系,以脾胃之升降理论为研究重点,认为"脾升胃降、升降有序是脾胃生理之特性,气机不调、升降失常是脾胃病理之关键","脾胃为枢纽",主张以调升降为纲,贯穿整个脾胃病的治疗,脾健不在补,贵在运、在化,"脾不散精"是 DM(糖尿病)和 DN(糖尿病肾病)的发病关键等,逐渐成为中医药领域中颇具影响的学术流派。

其后的津沽名医于志强在"五郁""六郁""百病生于气"等的影响下提出"从肝论治"的学术主张,调整脾胃气机,并总结出疏肝解郁和胃、平肝降逆止呕、滋阴疏肝和胃、益气疏肝健脾、抑肝扶脾止痛、培土抑木止泻、疏肝理气化痰、清肝散郁和胃、疏肝除湿散满、化瘀疏肝和络等治疗方法,使"津沽脾胃学术流派"得以延伸。

杜武勋教授师从田芬兰教授,为天津市首届中青年名医。他系统进行"风药"的研究,推崇"气机条达"和"调和平衡观",以"条畅气机,恢复气机平衡"为指导;在辨证方面,处处体现"二纲六辨,三焦脏腑"的辨证观,"二纲"即寒热辨证为总纲,"六辨"即表里、虚实、阴阳,在此基础上进行三焦辨证,三焦中"脾胃为升降枢纽",擅长从调理中焦脾胃治疗各种疾病,临床用药以顾护脾胃、条达气机为要,他认为脾健不在补,贵在运、在化。袁红霞教授主张"经方和谐美"。李惠臻教授结合胃镜下观察到的病理改变,以中医传统理论中的"痈"为立论点,以痈论治萎缩性胃炎,既发展了内痈辨治,又丰富了脾胃治法的内涵。

目前"津沽脾胃学术流派"已形成"兼收并蓄,内涵丰富——以脾胃学说为核心,容各家之长""诸家争鸣,彰显特色——以脾胃学派为基础,形成独具特色学术流派""与时俱进,拓展新用——宏观与微观相结合纵深发展""传承灵活,体系饱满——师承、学术影响,形成各自流派体系"等鲜明特点。其发展旨在以"津沽脾胃学术流派"代表医家为核心,分析并传承其学术思想,以使研究体系更趋完善。

第三章　学术思想概述

田芬兰教授悉心钻研中医理论和各家学术思想，潜心汲取其精华并融汇于临床实践。田教授对《脾胃论》颇有见地，在心系病证的治疗研究中，逐步形成了"心病从脾胃论治"的学术思想。

第一节　"心病从脾胃论治"学说

田芬兰教授对《黄帝内经》及李杲的《脾胃论》有较深刻的认识和见解，并在临床中有所发展。田教授认为脾胃的盛衰直接影响疾病的发生、发展、转化和预后。在理论上，她认为脾胃是人体健康之根，乃养生之道，发病之源，治病之要，康复之本，如"内伤脾胃"，则"百病由生"，对脾胃衰败是引起各种疾病根源做了高度概括。在临证思维上，田芬兰教授认为脾为后天之本，"脾胃健旺，五脏可安"，明确提出"执中焦以通达四旁"的治疗思路，主张以"脾胃为中心，整体调理，治病与防病并举"，外感祛邪亦要照顾胃气，邪势既衰则应尽早恢复胃气；内伤诸病更要着眼脾胃，分主次轻重缓急，妥为调治。田教授处方用药多甘平无毒、甘淡健脾、甘润养津之品，临证治病每见处方用甘药，认为味甘入脾，甘味能存胃气，常道"有胃则生，无胃则死"，"用药则反对滥施攻伐或滞补，以免损伤胃气"。

第二节　脾统四脏，以滋化源

田芬兰教授认为"脾统四脏"理论含义有三：脾胃为气血精微生化之源泉，五脏六腑、四肢百骸精气源于脾胃；脾胃是人体精气、气机升降出入枢纽，脾胃通过调节气机影响其他脏腑的功能；任何疾病的成因均由脾胃调护不当而起。因此在临证中强调脾胃作用，治病崇脾，处处顾护脾胃中气，燮理中焦。

第三节 "土枢四象，一气周流"学说

田芬兰教授接受"运气不齐，古今异轨，古方新病不相能"的观点，主张运气学说应根据四时节气的实际变化，从脾胃中气角度探讨疾病的发生、发展和转归，提倡"治病不用古方而自为家法"，这在理论和治疗上就摆脱了前人的束缚。其临证十分重视"中气"，认为"中气衰则升降窒，肾水下寒而精病，心火上炎而神病，肝木左郁而血病，肺金右滞而气病。神病则惊怯而不宁，精病则遗泄而不秘，血病则凝瘀而不流，气病则痞塞而不宣。四维之病，悉因于中气"。一旦中气升降滞塞，脾土下陷，胃土上逆，则阴阳化生乏源；胃逆则火炎金逆，神扰气滞；脾陷则水沉木陷，血瘀精滞。

田芬兰教授认为脾胃乃人体气机升降之枢纽，受纳运化水谷精微，达于五脏六腑、四肢百骸，在生理、病理学上占有重要位置，一旦发病，设法恢复脾胃正常功能，使气机调畅，升降得度，是治疗疾病、促进机体康复的关键环节。田教授推崇黄元御"土枢四象，一气周流"学说，认同黄氏"脾为阴体而抱阳气，阳动则升，胃为阳体而含阴精，阴静则降"及"胃以弛阳而含阴气，有阴则降，脾以纯阴而含阳气，有阳则升"的疾病观，对于疾病也多从中气升降失调来阐释其病机，认为中气虚衰则百病丛生，临证也始终贯彻黄元御"重视脾土、扶阳抑阴、厚培中气"的施治原则，进而形成了其调理脾胃的学术思想。

第四节 "五脏相关，脾胃轴心"学说

在人体五大系统中，心、肝、脾、肺、肾及其相应的六腑、四肢、皮毛、五官七窍等分别组成了五个脏腑系统。人体是一个有机整体，人体各脏腑之间，在生理上是密切联系的，在病理上也是相互影响的，任何一个脏腑发生病变，都会影响到整个机体，而使其他脏腑发生病理改变，脏病及脏、脏病及腑、腑病及脏、腑病及腑，产生了脏腑组织之间病变的转移变化。在生理上，以心系为例，心系内部、脏腑系统之间、心系与人体大系统之间，及与自然、社会之间，存在着纵横交叉的联系，相互促进与制约，发挥不同的功能，协调机体的正常活动；病理上，五脏系统又相互影响，

这就是"五脏相关"。

田芬兰教授认为，人体是一个有机的整体，五脏各有所主，又互相关涉；五脏相生相克，实为相成；五脏有可分，有不可分。脾胃居五脏之中，为升降之枢纽，脾胃有病影响他脏，他脏有病也影响脾胃，脏腑辨证尤重视脾胃。心、肝、脾、肺、肾五脏之间在生理功能上有着相互依赖、相互制约的关系。脾居中焦，上下相连，脾与他脏并调。五脏之间，生理上相互资生、相互制约；病理上常相互影响，互为因果，他脏有病鲜有不累及脾脏者，而脾胃有病更常患及他脏。对脾胃除了抓住脾胃本脏外，还要重视与他脏的关系，即"治脾胃安五脏"。

田教授运用脾胃学说指导心、肝、脾、肺、肾诸脏病治疗，她认为，脾胃有病影响他脏，他脏有病也影响到脾胃，在脾胃失调的基础上继发的脏腑功能失常，更加重了整体气血阴阳的失衡，导致气滞、血瘀、痰浊、水饮等病理因素的产生，是心系疾病发生的根本原因。田芬兰教授继承了《黄帝内经》"五脏相通，移皆有次"之经旨，发扬李杲"脾胃论"之学说，提出以"五脏相关，脾胃为轴心，整体调理，治病与防病并举"治疗理念，逐渐形成了有自身特色的学术思想。

第五节 "心病从脾论治"学术思想基本构架

中医学认为，人体是一个有机的整体，脾胃与心经脉相连、五行相关，在生理上和病理上都是密切相关的。

其一，经脉关系。从经脉循行来看，《灵枢·经脉》曰："脾足太阴之脉，于大指之端……入腹属脾络胃，上膈，挟咽，……连舌本，散舌下，支者，复从胃别，上膈，注心中。"《素问·平人气象论》云："胃之大络曰虚里，贯膈络肺，注于心前。"《素问·经脉别论》云："食气入胃，散精于肝，淫气于筋；食气入胃，浊气归心，淫精于脉。"《素问·至真要大论》云："寒厥入胃，则内生心痛。"《仁斋直指方》云："心之包络，与胃口相应，往往脾痛连心。"由此可知，心与脾胃有着密切的联系。

其二，五行关系。脾胃属土，心属火，火为土之母，土为火之子，子病及母，二者乃母子关系，联系密切。生理情况下，脾主运化，为水谷精微化生之本，是以滋养心阳；然脾喜燥恶湿，心阳又能温煦脾土，助脾运化，脾胃必得心火的温煦，才能维持正常的运化功能。若脾胃虚弱，则水谷精微不能上输，心之阳气虚弱，而发胸痹。

其三，气化关系。心与脾胃的功能联系还表现在协同化生方面，并以心主血、脾统血两功能控制血液运行周身，内濡五脏六腑，外养肢体、官窍、皮毛。《景岳全书》曰："血者水谷之精也，源源而来，而实生化于脾，总统于心。"胃为气血水谷之海，而心主血脉，前者是源，后者是流，两者之间有密不可分的关系。另外，心还有化生血液的作用，即《灵枢·决气》中所言："中焦受气取汁，变化而赤是谓血。"机体一切功能活动及生命的维持都要依赖五脏的精气，而五脏之精气莫不来源于脾胃之运化。正如《素问·经脉别论》中所说"食气入胃，浊气归心，淫精于脉"。

在血液形成与运行过程中，宗气发挥了重要作用。《灵枢·邪客》中云："五谷入胃也，其糟粕、津液、宗气分为三遂，故宗气积于胸中，出于喉咙，以贯心脉，而行呼吸焉。"也就是说，宗气是由脾胃水谷所化，积聚于胸中的气。它循行于喉咙，贯通心肺，而司呼吸，行血气，是具有促进心肺作用的一种气。《灵枢·刺节真邪》说："宗气不下，则脉中之血凝而留止。"可见宗气不足则导致经隧不通，血凝留止，也是胸痹心痛等的发病基础。

其四，气机关系。脾胃位属中焦，互为表里，为气机升降枢纽。脾主升清，脾气一升，则肝气随之而升发，肾水随之气化，脾气升则水谷精微转于肺脏而敷布周身；胃主降，胃气降则糟粕得以下行，心火随之下潜，心肾得以相交。脾胃健，则心之气血充盛，心火下交，肾水上升，平和调顺。若寒邪入胃，饮食伤胃或情志不畅，致脾胃气机升降失司，影响上焦，则诱发心脉不畅，出现心痛。

唐代医家孙思邈强调"五脏不足，调于胃"，认为脾胃为后天之本。金元李杲著述《脾胃论》，使脾胃学说得到阐明和发挥，脾胃是主宰后天营养的大本营，因而有"胃气无损，诸可无虑；胃气一败，百药难施"，强调了脾胃为后天之本的重要性。

脾主运化，为后天之本，脾运化水谷精微，濡养脏腑，脾虚运行无力，气血生化不足，心失所养则心气虚衰，无力鼓动血脉而心悸、乏力，动则加剧。脾为气血化生之源，脾虚则气血化生乏源，心失荣养而致心血不足，脾失健运，湿浊中生，循经上逆胸中，痹阻胸阳，均可导致胸闷、气短、心前区憋闷疼痛，胃胀、恶心、呕吐、腹泻、疲劳乏力、腰酸腿沉、浮肿头晕等。

其发病的机理可以归纳为以下几个方面。一是脾气亏虚运化失常，水液代谢障碍，水湿停聚，郁久成痰、成饮、成湿，而致痰湿壅盛、水饮内停。二是脾气亏虚生化乏源，引起气血不足、阴津亏乏。三是脾气亏虚，卫外不固，易受外邪尤其是寒、湿邪入侵，更伤脾胃。四是湿性黏滞，湿邪积聚，日久生瘀，瘀阻经络，使气血运行不畅，而致痰湿兼血瘀。痰瘀互结，阻痹心经脉络，加重血瘀而致胸部疼痛、胸闷憋气反复发作，舌质瘀点、瘀斑。五是湿邪常与寒、热夹杂，寒性凝滞，侵犯经脉，使血行迟缓，甚至凝滞不通；热邪循经入血，煎熬血液使血行塞滞成瘀；气虚，推动血行无力，则血流不畅，日久成瘀。痰湿日久与瘀血夹杂而致痰瘀互结。田芬兰教授认为，健脾和胃是治疗心血管疾病的关键所在。

田教授的学术思想在临床用药上有充分体现。脾胃气虚者，胸部隐痛、胸闷憋气、气短乏力、心悸心慌，舌质淡、苔薄白，脉虚弱或沉而无力，多用黄芪、党参、炒白术、茯苓、炙甘草、扁豆、山药；脾虚湿盛者，见脘闷、恶心呕吐，舌苔厚浊，脉缓滑，常用制半夏、砂仁、薏米、泽泻、茯苓、白豆蔻；脾虚肝气滞者，见胸闷胀满，胸胁胀痛，胸闷憋气，精神刺激或情绪激动诱发加重，精神抑郁，脉沉弦或弦，常用枳壳、香附、香橼、佛手等；脾虚中气滞者，见胸闷憋气、胸部胀闷，脘腹胀满，嗳气吞酸，食少纳呆，大便不爽，舌质淡、苔薄白或白厚或白腻，脉弦滑或沉，多用木香、苏梗、沉香、砂仁；脾虚血瘀者，见胸痛剧烈，痛引肩背，胸部刺痛，固定不移，入夜更甚，舌质、口唇紫黯，舌有瘀斑、瘀点，脉弦涩，多用丹参、檀香、三七、五灵脂、葛根、益母草、桃仁等；脾虚痰热者，常用瓜蒌、竹茹、黄连、知母等清热不滋腻的药物；脾肾阳虚者，见面色苍白，形寒肢冷，腰膝酸软无力，小便多，舌淡苔白，脉沉细，常用熟附片、炙桂枝、熟地黄、仙茅、淫洋藿、菟丝子；脾虚津亏者，常用太子参、天花粉、知母、麦冬、五味子、沙参、玉竹、柏子仁等；肾阴虚者，见面白唇红，头晕，睡眠不佳，口干咽燥，腰膝酸痛，舌质红嫩，苔薄白或苔少，脉细数而弱，常用何首乌、山萸肉、桑寄生、女贞子、旱莲草、太子参等。

第六节　心病应以调理脾胃为先

田芬兰教授认为脾胃在整体中具有重要地位，善治脾胃者可以调五脏。因此治疗疑难病症，常从调理脾胃入手、善后。正如周慎斋所言："诸病不愈，必寻到脾胃之中，方无一失，何以言之？脾胃一虚，四脏皆无生气，故疾病日久矣。万物从土而生，亦从土而归，补肾不如补脾，此之谓也。治病不愈，寻到脾胃而愈者颇多。"此外，对脾胃除了抓住脾胃本脏外，还要重视五脏的关系：脾胃居中焦为升降之枢纽，脾胃有病影响他脏，他脏有病也影响到脾胃，脏腑辨证尤应重视脾胃。脾胃为后天之本，是机体生命活动的源泉，是心主神志与心主血脉的基础，而且是提高和巩固疗效，增强抗病能力和促进机体康复的重要因素。脾胃居五脏之中，上及心肺，下及肝肾，起着重要的枢纽作用。脾胃失调易致脏腑功能紊乱，阴阳失衡，气血逆乱，则心病由生。另外，中医对病后调理，都着眼于脾胃。"五脏不足，调于胃"，"久病不已，宜从中治"。胃气的盛衰亦决定了疾病的预后，"有胃气则生，无胃气则死"，"胃气一败，百药难治"。

田芬兰教授临床常把"顾护胃气、养脾阴"作为重要的治疗原则，认为五脏六腑皆可分阴阳，脾也可分为阴阳。然而，古医籍中却很少提及脾阴，存在着重视脾阳而忽视脾阴的现象。运化是脾的主要功能之一，脾主运化是指脾具有助胃消化、吸收、输布水谷精微转化为气血津液，以营养各脏腑组织的作用。脾的运化功能包括运化水谷精微和运化水液两个方面。脾之运化既需要脾阳的推动作用，也需要脾阴的参与，脾阴是脾运化功能的物质基础。正如唐容川所言："脾阳不足，水谷固不化。脾阴不足，水谷仍不化也。譬如釜中煮饭，釜底无火固不熟，釜中无水亦不熟也。"

关于脾阴学说，《黄帝内经》虽然没有直接提出，却具有脾阴学说的雏形。《素问·奇病论》曰"夫五味入口，藏于胃，脾为之行其精气，津液在脾"，《灵枢·本神》曰"脾藏营"。关于"营"的含义，明代李时珍解释为"营者，阴血"，表明脾阴客观存在，指出了脾阴是以"营血"形式存在。明代万密斋在《养生四要》中提到："受水谷之入而变化者，脾胃之阳也，散水谷之气以成营卫者，脾胃之阴也。"明代杜文燮《药鉴·病机赋》载："胃阳主气，司受纳，阳常有余。脾阴主血，司运化，阴常不足，胃乃六腑之本，能纳受水谷，方可化气液，脾为五脏之本，能运化气液，方能充荣卫，胃气弱则百病生，脾阴足而诸邪息。"秦景明的《症因脉治》中提到"脾虚有阴阳之分，脾阴虚者，脾血消耗，虚火上炎"，张介宾在《景岳全书》中认为"凡劳倦伤脾而发热者，以脾阴不足，故易于伤，伤则热生于肌肉之分，亦阴虚"，并主张在治疗上使用玉女煎、五福饮、六味地黄丸等方剂，薛生白则直言"脾阴虚则便溏"。

田芬兰教授重视脾胃功能，善于从调理脾胃治疗内科疾病。明代缪希雍撰《先醒斋医学广笔记》，首次将"脾阴不足"作为病理理念提出，制订了治脾名方"资生丸"，填补了前人专注脾阳而忽视脾阴的空白，此方是由《太平惠民和剂局方》参苓白术散加味而成（山药、莲子、薏苡仁、芡实、茯苓、扁豆、人参、白术、甘草、桔梗、麦芽、陈皮、山楂、神曲、砂仁、白豆蔻、藿香、黄连），方中寓养阴以调运，体现了补脾阴之法度。田芬兰教授深谙缪希雍用药心法，用药以甘平、甘淡、质地濡润、补而不燥、滋而不腻为宜，常用药物有山药、薏苡仁、扁豆、莲子、茯苓、芡实、玉竹、甘草等。山药质地平和，不腻不燥，周慎斋曾言"山药引入脾经，单补脾阴，堪为补脾阴之佳品"。

因此，田芬兰教授主张治疗心病重在调理脾胃，可分为以下几个方面：

（1）脾胃气虚：症见胸部隐痛，胸闷憋气，气短乏力，心悸心慌，舌质淡，苔薄白，脉虚弱或沉而无力，多用黄芪、党参、炒白术、茯苓、炙甘草、扁豆、山药等。

（2）脾虚湿盛：症见脘闷，恶心呕吐，舌苔厚浊，脉缓滑，常用制半夏、砂仁、薏苡仁、泽泻、茯苓、白豆蔻等。

（3）脾虚肝郁：症见胸闷胀满，胸胁胀痛，或胸闷憋气，精神刺激或情绪激动诱发加重，精神抑郁，脉沉弦或弦，常用枳壳、香附、香橼、佛手等。

（4）脾胃气滞：症见胸闷憋气，胸部胀满，脘腹胀满，嗳气吞酸，食少纳呆，大便不爽，舌质淡，苔薄白或白厚或白腻，脉弦滑或沉，多用木香、苏梗、沉香、砂仁等。

（5）脾虚血瘀：症见胸痛剧烈，痛引肩背，胸部刺痛，固定不移，入夜更甚，口唇、舌质紫黯，舌有瘀斑、瘀点，脉弦涩，多用丹参、檀香、三七、五灵脂、葛根、益母草、桃仁等。

（6）脾虚痰热：症见胸闷心悸，口苦，便干，舌红，苔黄厚腻，脉滑数，常用瓜蒌、竹茹、黄连、知母等。

（7）脾肾阳虚：症见面色苍白，形寒肢冷，腰膝酸软无力，小便多，舌淡苔白，脉沉细，常用熟附片、炙桂枝、熟地黄、仙茅、淫羊藿、菟丝子等。

（8）脾胃津亏：症见口干唇燥，形体消瘦，手足心热，大便干燥，舌绛红而干，少苔，脉细弱，常用太子参、天花粉、知母、麦冬、五味子、沙参、玉竹、柏子仁等；兼肾阴虚者，见面白唇红，头晕，睡眠不佳，口干咽燥，腰膝酸痛，舌质红嫩，苔薄白或苔少，脉细数而弱者，常用何首乌、山萸肉、桑寄生、女贞子、旱莲草等。

以治急性心肌梗死为例，急性期可表现出胸痛胸闷、心烦急躁、发热汗出、口苦黏腻、腹胀纳呆、大便秘结、舌红苔黄腻、脉弦滑数之痰热蕴结之候；或胸痛胸闷、口黏纳呆、舌苔厚腻、脉弦滑之痰湿蕴结之候。治疗以健脾清热祛痰或健脾燥湿祛痰为主。恢复期转化为口黏纳呆、舌苔厚腻（时兼黄腻）、舌质嫩胖、脉弱之气虚湿阻之候；或心悸不宁、舌苔薄黄少津、舌质嫩红、脉细滑之脾虚湿阻、热郁津伤证。治疗以健脾益气、燥湿化痰或健脾燥湿、滋阴清热为主。陈旧性心肌梗死需要继续用药巩固，调理脾胃，以益气养阴、健脾补肾为法治疗。

心血管疾病尤其是冠心病、心律失常、心力衰竭患者经常有脾胃气虚及痰浊、血瘀的表现。气虚的表现如胸闷憋气、心悸气短、全身疲乏无力、舌质胖嫩、舌边有齿印、脉细或虚大。痰浊的表现如胸膺痛或有压迫感、肢体困倦、麻木不仁、纳呆、便秘、舌苔白腻或厚浊、脉弦缓、脉滑或弦。血瘀的表现如胸痛、舌质紫黯、有瘀斑或瘀点、脉涩，且临床上常常相互夹杂。即使上述症状不很显著，如心力衰竭患者仅有肢体浮肿、食欲减退、喘促，也是痰湿饮邪阻于胃、脾、肺的表现，也必须健脾以化湿。

另外，在用药过程中，田教授主张"以和为贵"，善用药对。常用的药对有：柴胡、黄芩；桂枝、白芍；当归、川芎；竹茹、枳实；黄连、半夏；瓜蒌、薤白；沙参、麦冬；延胡索、郁金；柏子仁、酸枣仁；地龙、水蛭；红花、丹参等。

第四章　临证思辨述要

　　田芬兰教授是国家级名老中医，是全国著名心病专家之一，享受国务院特殊津贴，具有深厚的学术造诣和丰富的临床经验。田教授不仅吸纳了《黄帝内经》中对脾胃有关生理、病理以及与其他脏腑关系方面的学说，且对张仲景、李杲、叶桂等医家关于脾胃学说的思想进行了归纳，并按照各医家的学说特点，指出要深刻理解脾胃论的学术思想，践行脾胃论思想指导临床辨证论治。她从 20 世纪 70 年代开始即注重对心病及相关杂证的治疗探索，逐步积累了比较丰富的临床经验资料，并于 80 年代初相继开展了以心病为重点的科学研究和学术探讨，创建了心病研究室。依据"脾统四脏"理论，从脾胃为气血精微生化之源，五脏六腑、四肢百骸精气源于脾胃，到脾胃是人体精气、气机升降出入之枢纽，脾胃通过调节气机影响其他脏腑的功能，认为任何疾病均因脾胃而起，五脏六腑之间有着密切的关系，疾病发生皆源于脾胃受损、升降失常。主张五脏从脾论治，研发了 10 余种以治疗心病为主的（如冠心 1 号、强心灵冲剂等）系列方药和多项辨证论治细则，先后投入临床应用至今，疗效显著。

第一节　冠心病治疗经验

　　冠心病属于中医学"胸痹""心痛""心痹""真心痛"等范畴。中医学对胸痹心痛的认识较早，最早见于《黄帝内经》。《灵枢·五邪》云"邪在心，则病心痛"，指出胸痹病位在心。《症因脉治·卷三·胸痹》中说："胸痹之因，饮食不节，饥饱损伤，痰凝血滞，中焦混浊，则闭食闷痛之症作矣。"冠心病的发生多与七情劳倦、饮食所伤、年老体衰、六淫侵袭密切相关，其病机总属本虚标实，虚实夹杂。本虚以气虚为主，兼有阳虚、阴虚、气阴两虚；标实以血瘀、痰浊多见，兼有气滞、寒凝等。其病位在心，涉及肺脾肝肾，其中与脾胃关系最为密切。脾胃为人体气血津液生化之源，因而明代张介宾在《景岳全书·脾胃》中指出"胃气无损，诸可无恙；胃气一败，百药难施"，强调了脾胃为后天之本的重要性。

　　田芬兰教授认为，饮食不节，日久可使脾胃受伤，运化失司，聚湿成痰，痰瘀交阻，阻滞气机，气血运行不畅，心脉不通，发为胸痹心痛。

一、脾胃虚弱是冠心病的基本因素

冠心病属胸痹范畴，《金匮要略·胸痹心痛短气病脉证并治》对该病进行了较为详细的论述，认为"胸痹缓急"（心痛时发时缓）为本病的特点，并将胸痹病因病机高度概括为"阳微阴弦""责其极虚也"。阳微阴弦乃指上焦阳气不足，下焦阴寒内盛，上乘于清阳之位。胸阳不足，阴邪搏结为其主要病理。"阳微"即本虚，"阴弦"即标实，这里的阳与阴，不能狭义地解释为"阳气"与"阴寒"，而应当理解为导致胸痹的正气与邪气。并且"阳微阴弦"从脉候上看当为寸口脉微，尺部脉弦，舌候则应以"苔腻"为基调。"阳微阴弦"从根本上指出阳气衰微、阴邪上乘是胸痹心痛形成的主要原因。

《灵枢·阴阳系日月第四十一》云"心为阳中之太阳"，田教授认为，心居于胸中，上焦阳虚，不能温运血脉，心脉痹阻，发为心痛；胸为清阳之府，阳气升发之处，心阳充沛则气机流畅，若外邪侵袭，痰浊痹阻，抑遏胸阳，亦可心痛胸闷。她特别推崇李杲"胃虚则脏腑经络皆无以受气而俱病"之说，认为脾胃受损是疾病发生的内在原因，临证时从机体的整体观出发，脏腑辨证为核心，强调以脾胃为本，脾统四脏，治病当从脾治，注重脾胃中气，处处以运脾和胃为法度，调补脾胃，顾护脾胃。元气充沛，百病无所由生，失其养则衰，脾胃亏虚，气血生化乏源，五脏六腑失养，见到心脾、肺脾、肝脾、脾肾同病等病证。若脾胃虚弱，营血不足，则可发生心病；脾胃虚弱，不能散精于肝，或土壅木郁，可致肝病；或土不生金，母病及子，则致肺病；或土不制水，水泛则致肾病。肝脾（胃）不和，或心病及脾（母病及子），或肺病及脾（子病及母），都可影响脾胃功能，运化失司，气机升降失常，表现出胃脘胀痛、食少纳呆、恶呕、吞酸、泄泻或便秘、腹胀、便溏等症状。肾阳不足，脾阳失于温煦，则脘腹冷痛；脾不能转输水津，水反为湿，谷反为滞，则生泄泻。病理上，若脾胃虚弱，运化失常，胃受纳之水谷不能输布转化为精微，反酿生痰浊，痰浊阻滞经脉，血流不畅，瘀血内停，痹阻心脉发为胸痹。冠心病正是因脾胃亏虚，致痰、湿、饮邪内停，由此气血运行失常，或气滞，或血瘀，终致痰瘀互结、痹阻心脉而发病。冠心病久病不愈，常常是脾气之虚未复，兼见脾阴之损，故脾虚以气阴两虚为特点。

此外，现代医学认为高脂血症是冠心病发病的重要因素。当血脂增高，脂质浸润沉积于动脉内膜及内膜下层，即形成动脉粥样硬化。而脾胃失调是高脂血症发生的首要原因。脾为湿土，喜燥而恶湿。李杲《脾胃论》说"元气之充足，皆由脾胃之气无所伤，而后能养元气"，"脾胃之气既伤，而元气亦不能充，诸病由生也"。如肥胖是高脂血症的常见症状之一，实为脾胃气虚的一种表现，即所谓"肥人形盛气衰""肥人气虚"。由于脾胃气虚，则水谷运化失常，痰浊滋生，故有"脾为生痰之源""肥人多痰湿"之说，因而多采用健脾、豁痰、利湿之法以治肥胖症。可见冠心病伴高脂血症，多属于中医脾胃虚弱、运化失常的范畴。

二、痰瘀互结是冠心病的重要致病因素

"百病多由痰作祟"，"怪病多痰"，而脾为生痰之源。痰的生成是人体水湿津液代谢失常的病理产物，与心、肝、脾、肺、肾五脏气化失常有关，但关系最密切的是脾。《素问·阴阳应象大论》云："谷气通于脾。"脾主饮食水谷的运化，而饮食水谷也是痰的主要来源。《素问·宣明五气》言"脾为涎"，五脏化五液，涎液是脾产生的正常液体，脾运化失常，涎液堆积过多，则酿成痰涎。五行之中，脾属土，湿亦属土，故自然界六气之中，湿气通于脾，脾的功能最易受湿气困阻。痰的产生主要在于脏腑间的生克制化机制失衡，导致脾运化不及，水谷精微不能正常化生为气血而异化为痰、湿。凡饮食、劳倦、情志、气候等因素，均可影响脾胃运化功能。若脾胃亏虚，则肝木乘之，或受肾水反侮而生痰；若脾气壅滞，气机不畅，则聚湿生痰；若伤及脾阳，中焦虚寒不运而生痰；若湿热困阻中焦脾胃，湿热交蒸而生痰。

中医认为，人体的津血贵乎顺畅，顺则周流全身，营养五脏百骸；逆则为痰凝血瘀，阻于脉络。心居胸中，主一身之血脉，如果痰凝血瘀阻于心之络脉，心脉运行不畅，则痹而作痛。正如明代医家秦景明指出："胸痹之因，饮食不节，饥饱损伤，痰凝血滞，中焦混浊，则闭食心痛之证作矣。"

痰指痰浊，是人体津液不归正途的病理产物；瘀指瘀血，是人体血运不畅或离经之血着而不去的病理表征。痰和瘀是两种不同的病理产物和致病因素，其形成皆与脾虚有关。在某种状态下相互为患，既可以因瘀致痰，也可因痰致瘀，痰瘀互结，形成新的病理因素。痰乃津液所化，津液来源于水谷，脾为后天之本，主运化行津液，如果脾虚运化失职，津液输布失常，津液凝聚则为痰，所以有"脾为生痰之源"的理论。从气与津液的关系看，气虚则津液不行，水停而为痰，而脾为气之母，所以，痰的生成责之于脾。瘀血为脉中血行不畅或离经之血，血来源于水谷，生于中焦，统摄于脾，靠气的推动行于脉中，营养脏腑肢体。脾虚则血少脉涩，血行不畅而成瘀，

脾虚气弱，统摄无力，血溢脉外，亦成瘀血。所以脾虚是血行不畅和离经之血的重要原因，在一定意义上说，脾不仅是生痰之源，也是生瘀之源。

有学者提出从"络病""瘀血""风""热毒"等方面论治，丰富了冠心病的论治法则。田芬兰教授在此基础上对冠心病的病因有了更全面的理解。在临床工作中，她发现胸痹心痛的病机关键在于外感或内伤引起心脉痹阻，其病位在心，但与肝、脾、肾三脏的功能失调有密切关系，因心主血脉的正常功能，有赖于肝主疏泄、脾主运化、肾藏精主水等功能。其病性有虚实两方面，常常为本虚标实，虚实夹杂。虚者多见气虚、阳虚、阴虚、血虚，尤以气虚、阳虚多见；实者不外气滞、寒凝、痰浊、血瘀，并可交互为患，其中又以血瘀、痰浊多见。但虚实两方面均以心脉痹阻不畅，不通则痛为病机关键。发作期以标实表现为主，血瘀、痰浊为突出；缓解期主要有心、脾、肾气血阴阳之亏虚，其中又以心气虚、心阳虚最为常见。

对于痰浊痹阻型胸痹的认识，《金匮要略·胸痹心痛短气病脉证并治》云："胸痹不得卧，心痛彻背者，瓜蒌薤白半夏汤主之。"《金匮要略心典》注曰："胸痹不得卧，是肺气上而不下也；心痛彻背，是心气塞而不和也，其痹为尤甚矣。所以然者，有痰饮以为之援也。故于胸痹药中加半夏以逐痰饮。"指出了痰浊在胸痹的发生发展过程中扮演了关键角色。随着对现代血瘀证与活血化瘀法研究的深入，血瘀证在冠心病发病中的核心地位是毋庸置疑的，并且随着循证医学理念在中医学中的渗透，也为活血化瘀法治疗冠心病提供了翔实的证据。痰浊、血瘀往往相互影响，而且往往是痰凝既久，可以产生瘀血，血瘀不去，也可以产生痰浊，痰凝必然兼有血瘀，血瘀往往伴有痰凝。早在张仲景的《金匮要略》中对许多内伤杂病的治疗就采用痰瘀论治之法。如治疟疾用鳖甲煎丸；血痹虚劳用薯蓣丸、大黄䗪虫丸；妇科疾病用当归贝母苦参丸等。此后《诸病源候论》《千金方》《普济本事方》都有痰瘀论治的论述。元代朱震亨就有"痰瘀同源"的理论，明确提出"痰挟瘀血，遂成窠囊""久得涩脉，卒难得开，必费调理"，揭示了痰瘀同病的本质，同时，也指出痰瘀病证的预后。明清以来历代医家对痰瘀同病的认识和痰瘀论治积累了不少经验。张璐在《张氏医通》提出"痰挟死血，随气攻注，流走刺痛"的临床特点，并且制订有效方药，唐容川也有"痰亦可化为瘀""痰水之壅，由瘀血使然，但去瘀血则痰水自消"的观点，所以胸痹心痛病既有瘀血形成，又有痰浊内生，痰浊阻滞经络，亦成瘀血，瘀血阻滞不行，又易聚为痰浊，痰瘀互结是本病的病理特点。冠心病的发生正是因脾胃亏虚为本，致痰、湿、饮邪内停，由此气血运行失常，或气滞，或血瘀终致痰瘀互结，上及心肺，下及肝肾，或停于心肺、阻于心脉，或损及肾阳、耗及阴津而发病。

田芬兰教授认为，随着时代变迁，人们的生活习惯和饮食结构发生了很大变化，劳逸失调和伤于饮食是胸痹心痛的重要病因，痰凝、血瘀与胸痹心痛病密切相关。人体的津液贵在通顺，通顺则周流全身，营养脏腑百骸，逆则为痰凝血瘀，阻于脉络。心居胸中，主一身血脉，如果痰凝血瘀阻于心脉，心脉运行不畅，则痹而作痛，如秦景明在《症因脉治》中指出"胸痹之因，饮食不节，饥饱损伤，痰凝血滞，中焦混浊，则闭食闷痛之症作矣"。

我们这里所说的痰是指广义之痰，痰乃津液所化，由血而生。如《诸病源候论》中提到"诸痰者，此由血脉壅塞，饮水积聚而不消散，故成痰也"。

津液和血是人体的体液，主要起营养作用。其中津稀而液稠，津主温养肌肉、充润皮肤；液主滑润关节、补益脑髓、濡润目耳口鼻。《灵枢·决气》说："腠理发泄，汗出溱溱，是谓津。""谷入气满，淖泽注于骨，骨属屈伸，泄泽补益脑髓，皮肤润泽，是谓液。"血是指食物的精华通过气化作用而生成的赤色物质，《灵枢·决气》说："中焦受气取汁，变化而赤，是谓血。"可见，津液和血皆为人体基本的生理物质，皆来源于水谷，各走其道，各司其职。同时津液和血在生理上互相滋生，互相转化，共同参与人体新陈代谢过程。这种生理上的相互依存，必然导致病理上的互根。如唐容川在《血证论》中云："血积既久，亦能化为痰水。"又说："吐血、咳血必见痰饮。"所以，痰凝和血瘀常相互为因，同时并见。

田教授认为，痰凝和血瘀在胸痹心痛的发病中起同样重要的作用，而且往往是痰凝既久，产生瘀血，血瘀不去，也可以产生痰浊，痰凝必然兼有血瘀，血瘀往往伴有痰凝。正如《医宗粹言》所说："先因伤血，血逆则气滞，气滞则生痰，痰与血相聚，名曰瘀血夹痰。若素有郁痰所积，后因伤血，故血随蓄滞，与痰相聚，名曰痰夹瘀血。"所以胸痹心痛既有瘀血形成，又有痰浊内生，痰浊阻滞经络，亦成瘀血，瘀血阻滞不行，又易聚为痰浊，痰瘀互结是本病的病理特点。田教授根据"五脏之滞，皆为心痛"和"胸痹之因，痰凝血滞"的观点，总结出"脾胃虚弱，痰瘀互结，痹阻心络，胸阳不通"是胸痹心痛发生的主要病机。因此提出了心血管疾病发病的"脾胃轴心，痰瘀互结，五脏相关"学说。

三、基本治法

胸痹心痛从脾胃论治最早见于《黄帝内经》。《灵枢·杂病》云："心痛，腹胀，啬啬然，大便不利，取足太阴。"《灵枢·厥病》谓"真心痛也，取之大都、太白"，即通过针刺脾胃经脉的腧穴，调节脾胃经气，达到治疗因脾胃失调而导致的胸痹心痛的目的。《金匮要略·胸痹心痛短气病脉证并治》中就有记载："胸痹心中痞，留气结在胸，胸满，胁下逆抢心，枳实薤白桂枝汤主之，人参汤亦主之。"开创了运用调理脾胃法治疗胸痹心痛的先河。例如，以瓜蒌薤白汤为代表的宣痹通阳法；以人参汤为代表的温补中焦法；以茯苓杏仁甘草汤、桂枝生姜枳实汤和橘枳姜汤为代表的理气化饮法；以乌头赤石脂丸和薏苡附子散为代表的峻逐阴邪法。此后，《千金方》云"心劳病者，补脾以益之，脾王则感于心矣"，也提出了从脾治心的原则。并用散寒行气、除湿化痰之通气汤，治疗以"胸满短气，噎塞"为表现的胸痹。《脾胃论》云："夫饮食入胃，阳气上行，津液与气，入于心，贯于肺……今饮食损胃，劳倦伤脾，脾胃虚，则火邪乘之而生大热，当先于心分补脾之源。"主张用健脾益气、燥湿散寒、升清降浊之草豆蔻丸调理脾胃，以治心病之源。清代程国彭《医学心悟》记载用归脾汤"治气血虚弱以致心痛"。

田教授根据多年临床经验，深入钻研经典，崇尚仲景学说，融李杲、叶桂等众医家之长，结合冠心病本虚标实的基本病机，提出己见，创立新说，逐步形成自己独特的学术观点，强调"内伤脾胃，百病由生"和"中焦以固，其结乃散"的学术观点，遵循虚则补之，实则泻之的原则，确立健脾益气、祛痰活血大法。研制了冠心1号、冠心2号、冠心3号及真心平、冠心速效散等中成药制剂。

冠心1号（沙参、麦冬、五味子、茯苓、山药、杜仲、旱莲草、白术、虎杖、丹参、灵芝、枳壳等），益气养阴、健脾活血，用于气阴两虚、脾虚血瘀之证。

冠心2号（防己、桂枝、益母草、茯苓、枳壳、西洋参、丹参、葶苈子、冬瓜皮等），益气温阳、活血利水，用于心气阳虚、饮瘀互结之证。

冠心3号（薏苡仁、当归、丹参、益母草、龟甲、紫河车、柏子仁、香附、茯苓、牡丹皮、山药、陈皮等），健脾补肾、活血祛痰，用于脾肾亏虚、痰瘀互结之证。

真心平（瓜蒌、茯苓、丹参、延胡索、枳壳、莲子心、知母、沉香、玉竹等），健脾祛痰、活血化瘀，兼以滋阴清热，用于脾虚痰热瘀结之证。

冠心速效散（川芎、冰片、麝香、丹参等），芳香止痛、行气活血，用于缓解胸痛发作。

以上 5 方充分体现了重视脾胃、顾护津液、祛痰活血、标本同治的学术思想。1988 年，田教授曾指导研究生对真心平、冠心速效散治疗冠心病进行了临床及实验研究。该课题治疗观察 60 例患者，其中急性心肌梗死 15 例，陈旧性心肌梗死 12 例，心绞痛 33 例，患者均有食欲减退、腹胀便溏、面色萎黄、神疲乏力等脾虚之象，也有胸闷憋气、脘闷恶心、苔腻脉滑等痰凝之象，以及胸痛不移，舌暗或瘀斑等血瘀之象。治疗组用冠心速效散、真心平进行治疗，对改善脾虚痰瘀症状，总有效率达 88.3%，对冠心病疗效达 90%，对心电图的改善有效率也达 80%。实验结果证明，冠心速效散、真心平可以降低全血黏度和血浆黏度，有利于改善血液循环，防止血栓形成；降低胆固醇、甘油三酯的含量，防止动脉硬化，从而有利于改善心肌供血。

四、处方用药特点

1. 健脾益气，滋养脾阴

对脾气不足者，善用黄芪、党参、白术等；对阴津亏损者，善用太子参、知母、麦冬、沙参、百合、玉竹、扁豆等。经曰人"年四十，而阴气自半"，田教授善用滋阴生津清热药物，因血脉遇寒则凝，遇温则行，并酌加淫羊藿、巴戟天、菟丝子、枸杞子等温而不燥之品，既不过于滋腻又不过于苦寒，药性较平和，以达到保护脾胃、顾护阴津的目的。

2. 祛痰活血，标本同治

痰有痰浊、痰热之分，偏于痰浊者，可用瓜蒌薤白半夏汤，药用瓜蒌、薤白、制半夏、枳实、厚朴、石菖蒲、陈皮等。田教授常选用瓜蒌皮而非全瓜蒌，她认为瓜蒌仁为油性种子，入药滋腻碍胃，故弃而不用。偏于痰热者，可用黄连温胆汤，药用黄连、黄芩、竹茹、胆南星、瓜蒌、炒栀子、葶苈子、陈皮等；瘀血阻滞者，可用血府逐瘀汤，药用当归、丹参、赤芍、川芎、桃仁、红花、柴胡、枳壳等；活血药一般多选具有养血活血功效的药物，如当归、丹参、红花、赤芍、鸡血藤等；血瘀重证可选用水蛭、全蝎等祛瘀通络之品。

3. 五脏相关，重视补肾

人体是一个有机的整体，五脏相关，心与肝、脾、肺、肾互相依存、互相制约。治疗冠心病除了抓住脾胃轴心以外，还要重视与他脏的关系，特别是肾脏。冠心 1

号、冠心 3 号方中使用杜仲、山药、紫河车、龟甲、旱莲草等，均体现了重视先天之本。肾之阴阳为五脏阴阳之根本，同样为心之阴阳之化源，气血阴阳亏损大多与肾之阴阳亏损有关，故在滋心阴或温心阳时常常运用补肾之品。依据临证表现不同，补肾分别采用补肾阳、滋肾阴的方法。肾阳虚者，见面色苍白、形寒肢冷、腰膝酸软无力、小便多、舌淡苔白、脉沉细者，常用熟附片、桂枝、熟地黄、仙茅、淫洋藿、菟丝子、益智仁等；肾阴虚者，见面白唇红、头晕、睡眠不佳、口干咽燥、腰膝酸痛、舌质红嫩、苔薄白或苔少、脉细数而弱者，常用何首乌、山萸肉、桑寄生、女贞子、旱莲草等。其中，滋肾阴不仅能有效地补充阴津，防止瘀阻心脉，同时能以阴制阳，清除虚火，阻断生痰致瘀之源，而且补阴扶正，加强人体正气，有助于机体祛除痰瘀等病理产物，达到扶正祛邪、邪去正安的治疗目的。

4. 芳香温通，宣痹通阳

中医认为心气郁结，气结则血凝，瘀血阻塞心脉，使心脉不通，不通则痛（心绞痛），甚则发生心肌梗死。故用芳香温通之法可达到"开结滞、行血脉"之功，常用苏合香丸、麝香保心丸及宽胸丸（荜茇、檀香、高良姜、延胡索、细辛、冰片）等，绝大部分冠心病人服后顿感胸闷心痛缓解，现经实验研究认为，这些芳香之品对末梢感受器有兴奋作用，从而反射性地引起冠状动脉扩张。

从中医的辨证观点来看，气滞血瘀是标，心阳不足是本。胸为阳气所居，如阳气虚衰，浊阴弥漫，阳虚阴盛则气不运，以致痰浊瘀血闭塞胸中形成胸闷心痛。正如《金匮要略》中指出"阳微阴弦，即胸痹而痛"，因此对心阳不振患者采用宣痹通阳法往往能取得较好的疗效。常选用瓜蒌薤白半夏汤或枳实薤白桂枝汤加减（瓜蒌、薤白、丹参、赤芍、红花、桂枝、川芎、郁金、枳实等）。此方具有"通心阳、泄浊阴、开胸痹、散结气"的功用，阴甚者则用附子、干姜以消其阴。从现代药理研究看，桂枝、瓜蒌、薤白、半夏等药有增加冠脉流量、增强心脏泵血的作用，从而改善心肌缺氧状态。常用的宣痹通阳药介绍如下：

桂枝：具有扶振心阳、温通血脉的作用，为心脏病常用之药。当心阳不振、浊阴弥漫之际，投以桂枝，犹似阳光照射，浊阴自散。桂枝习以配赤芍，起到"桂枝配芍药则芍药不塞，桂枝不峻"的作用。

附子：大辛大热，入心、脾、肾经，可温通心阳、肾阳。肾阳主一身之阳，犹似能源之所，而附子下温肾阳以益火，中温脾阳以健运，上温心阳以强心，配合细辛、麻黄、仙茅、淫洋藿、补骨脂治疗心动过缓和病态窦房结综合征；若配参芪及养阴药，如麦冬，则相得益彰。此乃阴阳互根、阴中求阳之理。

瓜蒌、薤白：具有宽胸通阳、豁痰散结作用，为张仲景治疗胸痹之专药。

制川乌、制草乌、细辛：专长散寒止痛，配合行气活血药能加强温通作用。凡心绞痛、寒邪凝滞甚者，必不可少。

5. 豁痰通络，益气补血

在临床上常有些冠心病患者胸脘痞闷、口干不欲饮、口淡无味、舌胖苔浊腻、舌边瘀紫、脉弦滑或濡滑、形体肥胖，血脂较高，痰湿素盛，往往平时喜食肥甘，或饮食过度，或嗜烟酒，以致损伤脾胃，酿湿成痰，久则痰浊上扰心胸，胸阳失展，痰气互结，阻于心脉，使脉络痹阻，发为心痛。故临床对此类病人采用豁痰通络法，常选用二陈汤、温胆汤以及瓜蒌薤白半夏汤等，以起到豁痰通络作用。常选用陈皮、半夏、白术、茯苓、郁金、香附、瓜蒌等豁痰理气解郁之药。

补气适用于心痛并有气短乏力、懒言胸闷、舌质淡胖嫩或有齿印、脉濡或沉细结代者；若属心气虚，则兼见心悸怔忡；若属肾气虚，则兼见头晕目眩、健忘、腰膝酸软、耳鸣等。心气虚可用炙甘草汤加减，肾气虚可选用肾气丸、右归饮等，常用黄芪、人参、刺五加之类药物。黄芪为补气之要药，较党参的作用更强。黄芪善补胸中大气，大气壮旺，气血畅行，痰饮自化；黄芪有补气生血作用，用量宜大。

补血主要适用于心痛兼心动悸、头晕眼花、神疲乏力、面色少华、舌质淡、脉细者。可用益气补血法，选用黄芪当归补血汤、八珍汤加减，常用当归、首乌、白芍之类药。

心痛者最常见的表现为心前区痛，如果一旦出现症状，正确辨证是治疗的基础。临床可根据心前区痛的性质辨证，有闷痛、刺痛、绞痛、灼痛、隐痛之别，临床须结合伴随症状辨明证型。

闷痛，是临床最常见的一种心痛，闷重而痛轻，无定处，兼两胁胀满疼痛，善太息者属气滞者多，兼见多唾痰涎，阴天易发作，舌苔腻者属痰浊为患；心胸隐痛而闷，由动而发，伴气短心悸者，多属心气不足之证。

灼痛，总由火热所致，伴有烦躁、气粗、舌红、苔黄腻、脉滑数者为痰热；若心阴不足，虚火内炙，多伴有心悸眩晕、舌红少津等阴虚内热之证。

刺痛，由血脉瘀塞引起的心痛多为刺痛，痛处固定不移，或舌紫黯有瘀斑、脉弦涩。

绞痛，疼痛如绞，遇寒而发，得冷加剧，多伴畏寒肢冷，为寒凝血脉所致，亦有因阳虚、阴寒内盛乘于阳位所致。

隐痛，时作时止，缠绵不休，动则多发，口干，舌淡红，少苔，脉沉细而数，多为气阴两虚。如果心痛不能有效地控制，有可能进展为真心痛，病情将更加危重和凶险。辨真心痛的顺逆更为重要，治疗的关键在防厥、防脱。

无论阳虚、阴虚的真心痛都可以有厥脱之变，但阳虚者更多见。

精神萎靡和烦躁是真心痛常见的精神表现，如果精神萎靡逐渐发展，或烦躁不安逐渐加重，应充分注意，如出现神识模糊或不清，则病情更危重。

真心痛患者大多有气短，要注意观察其变化，若气短逐渐有加重之势，或见喘促，则病情严重。

动则汗出或自汗是真心痛的常见症，如果汗出增多，须防止发生厥脱之变。

剧烈的疼痛可以致厥，若心痛剧烈而持续不缓解，应防其变。

手足温度有下降趋势者，应注意厥脱的发生，如四肢逆冷过肘而紫青者，表明病已危重。

舌苔变化可帮助分析正邪两方面的发展，如果舌质越来越胖，舌苔越来越腻，或越来越光红而干，都要注意防范厥脱的发生。

脉象逐渐变大、变细、变无力、变快、变慢、变得不均匀者，表示正气越来越弱，应注意防范厥脱的发生。

一旦出现如上逆象，有厥脱的危险，应尽早投以益气固脱之品，以防其变。

临床一见心痛必辨轻重。一般来讲，从发作次数看，频者重，寡者轻；从持续时间看，瞬息即逝者轻，持续时间长者重，数小时或更长者更重；从部位固定与否看，疼痛部位固定者较重，疼痛部位不固定者较轻；从证候虚实看，实者轻，虚者重；从病程长短看，一般初发者轻，迁延日久者重。

6. 补阴法

适用于心痛兼见五心烦热、口干、盗汗、面潮红、舌质红、少苔或无苔、脉细数或促者。属心阴虚者，兼见心悸；肝肾阴虚者，则兼见头晕、目眩、耳鸣、肢麻、腰膝酸软等。常用六味地黄汤加减和生脉散进行治疗。生脉散由人参、麦冬、五味子组成，主要功用为益气养阴。偏阴虚者选用太子参、皮尾参或西洋参。麦冬益阴养心，有提高心肌耐缺氧能力、保护心肌的作用；玉竹有养阴作用，但养阴而不滋腻；淮小麦、珍珠母有养心安神作用。根据中医理论"心本于肾""肾又为脉之根"，所以补阴常从补肾入手，补肾阴常用六味地黄汤，常用药物有生地黄、山萸肉、玄参、女贞子、枸杞子等。

7. 补阳法

适用于心痛并有精神倦怠、浮肿、自汗、面色苍白、四肢不温、怕冷、舌质淡或胖、脉沉细者。若属心阳虚者，则兼见身寒肢冷、心悸；若属肾阳虚，除见身寒肢冷外，兼见夜尿频数；若属脾阳虚，则见食少、腹胀、便溏。当阳气虚脱时兼见四肢厥冷、大汗淋漓、脉微欲绝、表情淡漠、面色㿠白、舌质暗淡，此时大多为心肌梗死合并心源性休克，中医为阳脱，应回阳救逆、益气固脱，常选用四逆汤、参附汤加减或参附注射液静脉滴注；当心肾阳虚时应温补心肾，选用桂枝人参汤合苓桂术甘汤或真武汤加减。

五、继承创新

田芬兰教授在治疗冠心病时，崇尚张仲景之法，喜用瓜蒌薤白半夏汤加减。但是在多年的冠心病临床实践中，田教授注意到部分患者用药后，病情缓解不明显，并且出现食欲减退等症状。田教授勤于思考，翻阅众多医案，发现国医大师焦树德老先生善用瓜蒌皮治疗心系疾病，效果很好，尤其对于缓解胸痛、胸闷、憋气等症状，疗效明显。所以她在瓜蒌薤白半夏汤原方的基础上改全瓜蒌为瓜蒌皮，疗效显著提高。对此田教授认为，全瓜蒌中的瓜蒌子富含油脂，就好比花生里有大量油脂一样，服用过多会滋腻碍脾，引起脾胃运化不及，痰湿内停，痹阻心脉，而引起症状加重。后来学者张建平在继承田教授思想的基础上，临床治疗冠心病时加大了瓜蒌皮的用量，缓解胸痛、胸闷、憋气的症状更明显、更迅速。现代药理研究表明，瓜蒌皮能扩张冠状动脉、增加冠状动脉血液流速，较大剂量时能抑制心脏，降低心肌收缩力，减慢心率，能有效缓解心绞痛及胸闷等症状。这表明中医学不但是经验医学，还包含现代循证医学的方法。

第二节　慢性充血性心力衰竭治疗经验

充血性心力衰竭（简称心衰，CHF）是临床常见的危重症，为多种心血管疾病末期表现，属于中医"心悸""怔忡""喘证""痰饮""水肿"等病证的范畴。

一、心衰病机为气虚阳衰，血瘀水停

慢性心力衰竭是多种心血管疾病的最终归宿，病因病机涉及脏腑亏损、阴阳失调及气血津液代谢紊乱等，其临床证候复杂，历代医家多从肺、脾、肾三脏立论，认为心气虚、心阳虚是病理基础，血脉瘀滞为中心环节，气虚血瘀、阳虚水泛是慢性心力衰竭的最主要病机。《素问·至真要大论》指出："诸湿肿满，皆属于脾。"认为一般湿证浮肿胀满，病机大都与脾有关。《素问·厥论》有"脾主为胃行其津液者也"，《素问·经脉别论》亦曰"饮入于胃，游溢精气，上输于脾，脾气散精，上归于肺……水精四布，五经并行"，此即阐明了水液在体内的循环途径。人体正常的水液代谢是在多脏器的参与和调节下完成的，若脾虚导致运化无权，升清无力，无法将津液精微输送到脏腑经脉，则反而结聚致病。脾主运化，以升为健，脾气升，则水谷精微得以正常吸收并上归心肺，通过肺宣发肃降的作用，心得以化生气血，肾可气化而营养周身。若上焦宗气功能失调，肺不能通调水道，下输膀胱，脾胃损伤，中焦运化水液失司，一方面使气血津液生化乏源，阳虚不能温煦心脉、血虚不能濡养心脉而发生心的功能失常；另一方面，脾胃损伤，元气不足，宗气失养，不能贯心脉而致阳气郁滞、心阳不展而发病。疾病进一步发展至下焦，肾失蒸腾，水液泛溢肌肤，三焦不通，水液代谢失常，引起周身水肿。因此，本病的部位主要在脾。慢性心衰发展至失代偿期，由于脾阳不振或中气不足，致使脾失健运，水液输布、运行障碍，气机升降紊乱，土不制水，水湿泛滥，化饮生痰，聚湿为患，中州壅滞，表现为纳呆食少、水肿臌胀、喘满咳呕、腹胀腹泻、消化失常等症。

田教授认为心衰为本虚标实之候，病机关键为气虚阳衰，血瘀水停。气虚阳衰为本，血瘀水停为标。气虚是心力衰竭的最初发展阶段，主要是脾气虚，气血生化不足，血脉运行不利，临床表现为心悸、气短、倦怠乏力，动则尤甚等一系列心气虚症状。气虚日久，必损及阳，阳虚是在气虚基础上的进一步发展。临床上，大多数

心衰患者在心脾气虚基础上，因劳累、外感、情志因素等诱发而出现畏寒肢冷、心胸憋闷、尿少水肿、脉结代等心脾阳虚证候，此为疾病后期，心衰程度较重。瘀血、水停是心衰病程中的重要病理因素。人体水液代谢障碍多责之于肺、脾、肾，就本病而言，应责之于脾阳不足，肾阳亏虚，气不化津，津不输布，停而为水。水溢肌肤则水肿，上凌心肺则心悸、喘咳。同时瘀血也为水饮内停的重要致病因素，血脉瘀阻，则气机不畅，脾胃运化功能失常而致水停；也使血脉内外津血转化失常，潴留而为水，这与现代医学心衰时静脉瘀血，静脉和毛细血管内压升高，促使水分外渗到组织间隙而致水肿非常相似。脾阳虚衰，寒自内生，阳虚寒凝，血脉不通，导致瘀血内停。瘀血在心，则心悸、憋气、心痛；瘀血在肝，则胁痛癥瘕；瘀血在脾胃，则腹痛纳呆、呕恶；瘀血在肺，则水结气短，喘咳不得卧；心衰程度较重者，还可出现腹泻等瘀血在肠的表现。瘀血时舌象的改变也较明显，可见舌质紫黯，有瘀点瘀斑，舌下静脉曲张。临床观察可见大多数心衰患者都有喘促、咳嗽、腹胀、纳呆、口唇紫黯、舌有瘀斑、脉结代等瘀血证候。

总之，心力衰竭的病理改变即心主血脉功能障碍，源自脾之气虚阳衰，由此产生瘀血内停。脾之气虚阳衰为本，血瘀水停为标。其病位在心，而与脾胃密切相关。诸病理因素及诸脏相互影响造成恶性循环是本病缠绵难愈的根本原因，心力衰竭的病变程度与脾之气虚阳衰、血瘀水停的严重程度密切相关。中医证型的变化反映心衰的不同阶段及程度。心功能Ⅰ级临床多以气虚症状为主，兼有血瘀；心功能Ⅱ级则多为气虚阳衰，血瘀水停，但亦有部分患者表现为气阴两虚，血瘀水停之证，此时，各脏腑功能已受损；心功能Ⅲ级则阳气衰竭，血瘀水停更甚，各脏腑功能严重受损。

二、中焦脾胃与水液代谢的关系

《灵枢·经脉》中"胃足阳明之脉……是主血所生病者……大腹水肿"指出阳明为多气多血之经，主血所生疾病，症状有水停腹肿大等，说明中焦是腐熟运化水谷、化生营卫气血之所。"脾主为胃行其津液者也"，认为脾为胃输布津液，脾主运化包括运化水谷精微和运化水湿的功能，脾的运化功能正常，水谷各从其道输布全身，气血得以生化，水液得以输布，体内各组织得到水液的充分濡润，从而维护体内水液代谢的平衡。脾的运化功能又有赖于心血的滋养和心阳的不断推动，并在心神的统率下维持正常的生理活动，故曰："脾之所以能运行水谷者，气也，气虚则凝滞而不行。中焦脾胃得心火之温，乃健运而不息，是为心火脾土。"脾主运化，胃司受纳，脾胃相合，接受容纳并腐熟运化水谷，化生水谷精微，是人体营卫之气的主要来源。脾胃也是气机升降的中枢，枢机升降正常，则出入有序，表现为"清阳出上窍，浊阴出下窍；清阳发腠理，浊阴走五脏；清阳实四肢，浊阴归六腑"。通过脾的气化而运化水湿，脾对水液的吸收、转输和布散的作用，及时将水液转输至肺与肾，通过肺、肾的气化功能，化为汗、尿排出体外。若脾失健运，生化无权，水津不能四布，水湿停留，溢于肌肤则成水肿；脾胃升降失常，升发无力，清阳不升，浊阴不降，水湿不化而为肿；脾阳不振，气化失职，不能温煦固摄，则气不化水，气不摄津，发为水肿。人体气、血、水与脾胃的功能尤为密切。

我们将田芬兰教授治疗充血性心力衰竭的思路和方法进行总结归纳如下：

1. 治心为主，兼治他脏

田芬兰教授认为，心力衰竭是多种心血管疾病发展到后期的必然结果。临床除具原发疾病的表现之外，常见心慌、胸闷、气喘、咳嗽、腹胀、浮肿、肝大疼痛等症，为临床常见的危急重症。中医虽无心衰之名，但根据其临床症状大致可归入心悸、怔忡、喘证、痰饮、水肿等病证范畴。

（1）治心为主

田教授认为，心力衰竭的形成主要是由于内外诸种病因造成心脏受损，日久衰败而成，故治疗应以心脏为重点。中医"心"的概念与西医不尽相同，但在心力衰竭的成因上却有相通之处。心主血脉，能推动血液在经脉之中环周运行。心的这一功能需要阳气的推动和血脉的通畅。外感邪气内舍于心、饮食劳倦、年老久病损伤心脏，或他脏有病累及于心，皆可致心气不足，心阳受损，血行推动无力；或阴血亏虚，心失所养；或邪气阻滞，心脉不畅，发为心悸、怔忡，日久成为心力衰竭。根据见症之不同，以及心脏受损的证候，常分为以下几型进行治疗：

①心气不足：以心悸，气短，胸闷，活动后症状明显，神疲乏力，或有自汗，脉虚无力或结代，舌苔薄白为主症。治宜补益心气，以桂枝甘草汤合五味子汤加减治疗。

②心阳不足：此型往往为心气不足的进一步发展，上述见症加重，更见胸闷胸痛、畏寒肢冷，面色苍白，舌质淡胖，苔白，脉沉迟或虚数。治以温补心阳，参附汤合建中汤化裁。

③气阴两虚：症见心悸、怔忡，气短乏力，动则加重，口干舌燥，失眠，盗汗，

舌红少苔，脉虚数或细数。治以益气养阴，用生脉散加味治疗。

④心阳欲脱：症见心悸喘促，面色青灰或苍白，四肢逆冷，大汗淋漓，烦躁不安，或神志恍惚，脉微细欲绝等。法当回阳救逆，以参附龙牡汤加减治疗。本证病情危重，汤药缓不济急，临床可选参附注射液、参麦注射液等静脉给药以急救。

（2）兼治他脏

"心为五脏六腑之大主""心病则十二官皆摇"。由于心与其他脏腑在生理上相互联系，病理上相互影响，心脏有病常波及他脏，他脏病变亦可累及于心。田教授认为在心力衰竭的发生发展过程中，除心之外，其他四脏皆可受病，尤以肾受累为多，次为肺、脾、肝诸脏。此时，治疗不应仅限于心，应兼及他脏。心与他脏合病导致的心力衰竭，分为以下几型进行治疗：

①心肾阳虚：症见心悸气短，畏寒肢冷，精神不振，腰膝酸软，面色苍白或青紫，尿少浮肿，唇青舌紫，苔白，脉沉细或结代。治以温补心肾、化气行水，方用真武汤合五苓散化裁。若心悸喘促，不能平卧，胸闷，咳吐大量泡沫痰涎，为水饮凌心犯肺，前方合葶苈大枣泻肺汤加减。

②心肺气虚：其证与心气虚证类同，但自汗明显，易感冒，咳嗽。治以补益心肺为法，方用补肺汤合桂枝甘草汤加减。

③心脾阳虚：症见心悸气短，动则加重，畏寒神疲，腹胀纳呆，恶心欲吐，便溏尿少，下肢浮肿，苔白腻，脉虚数或结代。治以温补心脾为法，方用苓桂术甘汤合香砂六君子汤加减。

④心肝血瘀：症见心悸怔忡，气短胸闷或胸痛，颈静脉怒张，唇舌青紫，腹胀胁痛，肝脏肿大，下肢浮肿，脉涩或弱。治以温阳益气、活血化瘀为法，方用大剂参附汤合血府逐瘀汤或膈下逐瘀汤加减。

2. 补阳为主，兼顾阴液

田教授认为心力衰竭的形成，以脏腑阳气受损为主。如心阳（气）不足，无力推动气血在血脉中运行，则血行不畅，心神不宁，发为心悸怔忡；肺气不足，则宗气亏虚，既不能主气、司呼吸，也不能贯心脉助心推动气血运行；脾阳（气）虚，则不能运化水谷精微，营养脏腑，心之气血阴阳既可因此而亏虚，水湿停积不化，也可导致水饮内停，从而发为心悸怔忡、水肿、喘咳等；肾阳不足，不能化气行水，水液泛溢，甚则水气凌心，成为心衰之重证。故在心力衰竭的治疗中，温阳补气为主要的治疗方法。但是，由于阴阳互根的道理，更因许多心衰患者在病变的早期或心衰的过程中不同程度地存在着阴血亏虚，有的心力衰竭是由于阴损及阳演变而成。因此，在温阳补气的同时，应酌情加入滋阴养血之品，此所谓"善补阳者，阴中求阳"之意。如若一味补阳，非但效力有限，还恐温热之品易耗散阳气，反生变端。临证选药随脏腑病位而有所不同，可灵活地择而用之。如补心选用麦冬、枣仁、百合等；补肺选玄参、玉竹、麦冬等；补脾选山药、玉竹、黄精等；补肾选熟地黄、山茱萸、女贞子等。

3. 权衡虚实，酌情攻补

心力衰竭的病机特点主要为本虚标实，虚实夹杂。其虚责之心及有关脏腑的阳气不足，其实责之痰浊、水饮、瘀血内停。本虚与标实可有侧重，有的以脏腑虚损、阳气不足为主，有的以邪气阻滞为主，有的邪实与正虚并见，症候表现上平分秋色。正虚之中有心肾脾肺等脏腑之异，邪实之中有痰饮瘀血之偏。

田教授总结出分析病情的方法：从脏腑病变部位来看，病仅限于心的，多以正虚为主；若病变累及他脏的，多表现为邪盛为主或虚实并重。从心力衰竭的程度看，Ⅰ度心衰，即一般活动时无症状，较重体力活动时发生呼吸困难、心悸怔忡等，多以虚为主，可见心气虚、心阳虚、气阴两虚之证，偶见心肺气虚或心脾阳虚之轻症。Ⅱ度心衰，即在轻度体力劳动时即有呼吸困难、心悸怔忡，并有水肿、肝脏肿大，除虚证之外，还兼有痰浊、瘀血，属虚实夹杂之证。Ⅲ度心衰，即在安静休息状态仍有呼吸困难、心悸怔忡，内脏瘀血及水肿明显，此时心、肺、肝、脾、肾多脏俱损，且因血瘀、水饮，痰浊更盛，可以表现为虚实并重之证，也可以邪实为突出矛盾。治疗方法应随正邪之主次而灵活调整。正虚为主者，应重在扶正，兼以祛邪；邪盛为主者重在祛邪，兼以扶正；虚实夹杂、标本并重者，则攻补兼施。扶正要辨清脏腑病位，祛邪要注意病邪的偏盛。临证时应注意权衡正与邪的主次，把握攻与补的尺度。抗心衰方基本药物有黄芪、党参、附子、葶苈子、丹参、枳实、麦冬等，全方具有温阳益气、活血行水之功，为攻补兼施、诸脏并治之剂。临证时可进行适当化裁，如气虚甚者，重用黄芪，党参易为人参；阳虚甚者，加桂枝；肿甚喘满者，加桑白皮、车前子、姜皮等；血瘀甚者，加三七、泽兰等；瘀血内结，肝大肿痛者，加三棱、莪术等。

4. 中西结合，相得益彰

心力衰竭病情重危，病死率高，有些患者（如难治性心衰）单用中药或单用西药治疗，效果均不满意，而中西医结合治疗则能提高疗效，改善预后。田教授治疗心力衰竭，用药灵活，不落俗套，常用的方法有以下几种：

（1）辨证结合辨病

首先明确西医诊断，了解心力衰竭的原发疾病，在辨证治疗心力衰竭的同时，治疗和控制原发病。如高血压性心脏病病人要控制血压，风湿性心脏病病人要控制风湿活动，甲亢心衰病人要控制甲亢，肺心病病人要控制肺部感染等。由于导致心衰的原发疾病不同，故临证时除把握心衰的共性外，还需正确把握不同原发病所致心衰的特点，这对于心衰的治疗颇为重要。如风湿性心脏病所致心衰常因感受外邪而引发或加重，故辨治时要时时注意祛邪，方中可适当合用清热解毒药，如蒲公英、金银花、黄芩等，必要时配合应用抗生素。高血压病所致心衰，常与肝阳上亢、肝风内动有关，平肝潜阳应是治疗这类心衰的重要治则，方中可加牛膝、钩藤、天麻、黄芩、羚羊角粉等；对血压甚高者，应同时应用降压药，如血管紧张素转化酶抑制剂（ACEI）、钙离子拮抗剂等，务使血压迅速得到控制。冠心病所致心衰常由较严重的心肌缺血所引发，改善心肌供血、降低心脏耗氧量是治疗这类心衰的主要环节，故临证选药当以益气活血、宽胸通痹为要，常用葛根、三七、人参、黄芪、丹参、全瓜蒌、降香等具有扩冠、强心、降脂作用的药物，并应同时应用硝酸酯类药物，如硝酸甘油、异山梨酯等。心肌病所致心衰，主要以降低心肌耗氧量、降低心脏负荷为原则，临证常用西洋参、淫羊藿、丹参、黄芪、茯苓、玉竹、三七、桂枝等，可配 β–受体阻滞剂，如倍他乐克。肺心病心衰为慢性肺部疾患的终末阶段，常见肺内感染、水电解质紊乱等并存，故抗感染、纠正水电失衡是治疗的重要环节。中药方中要注意清肺化痰利水，同时，要及时应用抗生素。

（2）结合现代药理学用药

辨证治疗的同时，选用一些能改善心脏功能，治疗心衰的药物。如阳气不足者，选用附子、五加皮等；阴虚者，选用玉竹等；气滞者选用枳实等；水饮内停者选用葶苈子等。所选的药物中，附子能增强心肌收缩力；五加皮含多种强心苷，有类似毒毛旋花苷样作用，能强心、利尿、祛风湿；玉竹含有类似铃兰的强心苷，能增强心脏搏动；枳实能增强心肌收缩力，增加心输出量；葶苈子能增强心肌收缩力，减慢心率，增加尿量。

（3）在辨证用药的基础上，选加某种西药

在单用中药治疗效果不理想时，酌选利尿药、血管扩张药，或强心药，以提高疗效。根据心衰的病理、生理改变及临床表现，适当选用治疗心衰的西药，如洋地黄类强心药及血管紧张素转换酶抑制剂；严重水肿时，还需配合应用西药利尿剂，如氢氯噻嗪、螺内酯、呋塞米等。静脉滴注的一些中药制剂，如参麦注射液、生脉注射液、刺五加注射液等，也可选择应用。

（4）辨证治疗加西医规范化治疗

中医辨证与西医强心、利尿、扩张血管治疗同时进行，主要用于治疗重症或难治型心力衰竭患者。

在中西医结合治疗心力衰竭方面，田教授有以下几点体会：

①中西医结合治疗能够提高治疗效果。在一组重症心衰治疗的对比观察中，西药治疗的显效率只有 30%，而中西医结合治疗的显效率达 50%；单用西药治疗，心衰控制不满意的病例，加用中药后大部分症状都能缓解。

②中医或中西医结合治疗对心肌病变所致心力衰竭者效果较好，而对瓣膜器质性损伤者效果较差（与单用西药无差异）。

③中西医结合治疗能减少洋地黄类药物用量。尤其是老年患者、心肌缺血缺氧者、心肌病及心动过缓者，治疗时洋地黄类剂量不易掌握，易于中毒，若减少洋地黄类药物用量，则可提高心衰治疗的安全性。

④中医或中西医结合治疗除能改善患者心功能外，还能促进患者精神和食欲好转，其疗效优于单用西药者。

5. 擅用"益气温阳，活血利水"治法

中医学虽然没有对慢性心衰做过专门的论述，但对其治疗散见于喘证、水肿、痰饮、心水等病的论述中。前辈医家所提出的重要理论及切实有效的临床验方对 CHF 的治疗有着重要的帮助，如《黄帝内经》中所提出的"开鬼门，洁净府，去菀陈莝"的治疗原则，至今对临床影响深远；张仲景在《黄帝内经》的基础上进一步发挥，在治疗上又提出发汗、利尿两大原则："诸有水者，腰以下肿，当利小便，腰以上肿，当发汗乃愈。"这两大原则，可作为治疗心力衰竭的治标之法，至于治本之法，却无直接论述，这也给后世留下了很大的发挥空间。田教授认为心衰为本虚标实之候，病机关键为心气阳虚、血瘀水停。心气阳虚为本，血瘀水停为标。心气虚是心力衰竭的最初发展阶段。心气亏虚则血液循环障碍，临床表现为心悸、气短、倦怠乏力、动则尤甚等一系列心气虚症状。心阳虚是心力衰竭在心气虚基础上的进一步发展。因气

虚日久，累及心阳，必致心阳虚损。临床上，大多数心力衰竭患者在心气虚基础上，因劳累、外感、情志因素等诱发而出现畏寒肢冷、心胸憋闷、尿少水肿、脉结代等心阳虚证候，为疾病后期，心衰程度较重。瘀血、水停是心力衰竭病程中的重要病理因素。人体水液代谢障碍多责之于肺、脾、肾，就本病而言，应责之于心阳不足。心阳不足，不能下助肾火，所以肾阳亏虚，气不化津，津不输布，停而为水。

田教授根据心衰发展的内在规律，抓住本病虚、瘀、水三个基本因素在不同阶段的标本缓急，分别以补虚、利水、化瘀作为治疗重点，根据"虚则补之"的原则，采用益气温阳的手段恢复阳气，调整脏腑，平衡阴阳。阴阳平衡则气血运行流畅，水液输布有度，既有利于达到治本的目的，亦有助于瘀血和水肿的祛除。现代医学研究表明益气药具有强心作用，与温阳药配伍，两者的协同作用可使强心效应更加显著。在温阳益气的同时，应兼除标实，故采用活血利水法使水湿得化，瘀血得消，则阳气得复，而达治疗之功。

强心灵冲剂是根据《金匮要略》中木防己汤加减化裁而来。方中西洋参、桂枝益气温阳而治本虚；防己、冬瓜皮利尿消肿；葶苈子泻肺利水；丹参、益母草活血化瘀，枳壳理气宽中，助西洋参补而不滞以治其标实。现代药理研究表明：西洋参含人参皂苷，有类似强心苷的作用；桂枝不仅有强心作用，而且还有明显的利尿作用；防己含有防己甲素，可增强心肌收缩力，扩张外周血管，减轻心脏负荷；葶苈子的醇提取物有强心作用，可以增强心肌收缩力，降低心率，减慢传导；丹参可以增加冠脉流量，降低冠脉阻力，扩张外周血管，改善微循环及血液流变性，从而降低心脏前负荷；益母草能改善心肌供血，增加冠脉流量，改善微循环，减慢心率，抗血小板聚集，并能改善和增强肾脏流量，从而降低心脏前、后负荷；枳壳挥发油中主要成分为柠檬烯、芳樟醇等，可使心肌收缩力增强，还可使胃肠运动收缩节律增加；冬瓜皮有明显的利尿作用。纵观全方，用药精炼，配伍有序，攻补兼施，虚实兼顾，切中病机。

强心灵冲剂的动物实验研究表明：该药具有正性肌力作用，可增加心肌收缩力，改善左心室舒张功能，有增强心脏泵血功能、升高血浆心钠素等作用。通过临床用药观察，患者心悸、气短、乏力、形寒肢肿等症状得以明显改善，纳呆、呕恶、腹胀等消化系统症状改善尤为明显，并使患者尿量显著增加，且作用平和，避免了服用利尿药带来的不良反应。治疗后患者的舌象、脉象得到明显改善，这说明本方具有多方面的综合调整作用，体现了中医整体观念的优势。在临床使用本方时可随证加减：咳嗽喘息不得卧，加苏子、桑白皮、白果等；水肿明显，伴咳吐稀白沫痰者，加白术、茯苓、猪苓、车前子、白芥子等健脾利水、祛痰之品；若阳虚明显，畏寒肢冷者，加附子、菟丝子、仙茅、补骨脂等温补肾阳；久服桂枝者，加麦冬以免温燥；伴阴虚表现者，去桂枝加麦冬、五味子；伴呕吐者，加用竹茹、生姜；若见阳脱证者，用生脉散合四逆散以益气固阳救逆，并配合相应的西药急救，以图转危为安。

6. 重视脾胃，强调滋阴

心衰为多种心血管疾病迁延日久所致，为本虚标实之证。同时常见脾胃虚弱表现，如气短乏力、纳呆恶心、腹胀便溏、舌淡苔腻等脾虚湿盛症状或心悸而烦、五心烦热、口干、舌红少津等脾胃阴虚之症。究其成因，大致有以下几个方面：一是素体脾胃虚弱；二是在治疗过程中过用苦寒或温燥药物损伤脾胃；三是由于阴阳相互依存，气虚而损及于阴；四是由于痰血有形之邪郁滞日久而化热，均可在病程中出现阴虚或气阴两虚证的证候。临床上应重视健脾养胃，顾护正气，特别是保护津液。常用药如西洋参、天花粉、知母、沙参、麦冬、五味子、玉竹、石斛等。强心灵冲剂中以西洋参取代人参正是基于利水而不伤阴的原则。具体用药时可视病情及体质选用太子参、红参、西洋参等，西洋参、太子参用量为 15 ~ 30g，红参、党参可用至 10 ~ 15g。

第三节　心律失常治疗经验

中医学对心律失常的认识历史悠久，大致将其归为心悸加以论述。如《黄帝内经》中对心悸表现的记载主要有"心掣""心下鼓""心动""心澹澹大动""心中憺憺"等，《素问·痹论》有"脉痹不已，复感于邪，内舍于心"，"心痹者，脉不通，烦则心下鼓"，《素问·生气通天论》有"因于寒，欲如运枢，起居如惊，神气乃浮"，并对心悸脉象的变化有深刻认识，《素问·平人气象论》有"脉绝不至曰死，乍疏乍数曰死"；《素问·大奇论》有"脉至浮合，浮合如数，一息十至以上，是经气予不足也，微见九十日死"，记载脉律不齐是本病的表现；《灵枢·禁服》中"代则乍痛乍止，盛则泻之，虚则补之，代则取血络，而后调之"的论述，明确提出了补虚泻实的治则，这是认识到心悸时严重脉律失常与疾病预后关系的最早记载。心悸的病名，首见于汉代张仲景的《伤寒论》和《金匮要略》，被称为"心动悸""心下悸""心中悸""惊悸"，其后诸代多沿袭此病名。至隋唐时期，仍多以"悸"来命名，如隋代巢元方的《诸病源候论》载："悸者，动也，谓心下悸动也。"《千金宝要》记载孙思邈言"心中悸动"。至宋朝，医家将"悸"根据发病特点及病因病机的不同提出"惊悸"与"怔悸"的病名，陈言在《三因极一病证方论》中提出"夫惊悸与怔悸，二证不同"。金元医家提出了"怔忡"之病名，朱震亨在《丹溪心法》提出"怔忡者，心中不安，惕惕然如人将捕者是也"，其后医家多以"惊悸""怔忡"来论病，虽其病机仍有新论，但此病名沿用至今。可见，古代医学对"心悸"的病名、鉴别诊断、临床特点及预后都有了深刻的认识。

心律失常可见于各种器质性心脏病，其中以冠心病、心肌病、心肌炎和风湿性心脏病为多见，基本健康者或自主神经功能失调患者也可见心律失常。因为心律失常本身就会引起严重的症状和血流动力学障碍，而已有病变的心脏代偿功能低下，心律失常发生时心功能骤降，进而危及生命，临床常见主要表现有心脏急剧跳动、惊慌不安、不能自主，伴有气短乏力、胸闷、胸痛、汗出烦躁、头晕目眩，脉象多见促、结、代、数、疾等，是内科疾病中的急危病症。

一、对心律失常病因病机的认识

田教授在继承历代医家学术思想的基础上，结合数十年的临床实践，遵循"五脏相关，脾胃为轴心"的学术思想，认为心悸的病位在心，与其他四脏密切相关，其中脾胃与心悸的发病关系尤其密切。中医认为，水谷入胃，由脾的运化，化生精微，输布全身，濡养四肢百骸。脾气不足，运化失司，水谷不能化为精微物质濡润全身，反聚生痰浊，积滞于经脉，痰浊踯躅体内是心律失常发病的宿根。胸为"清旷之区"，若心阳不振，胸阳失展，痰浊阴邪易上乘于心，正如《诸病源候论》云："阳虚则阴实，实则阴盛，阴盛则上乘于阳……失于常度。"由此可见，脾运失健，痰浊内生，与心阳不振、胸阳失展共为心悸的主要病机。

另外，田教授也指出，随着生活水平的提高，恣食肥甘厚味者增多，易损伤脾胃，使运化失健，水液不归正化，变生痰浊，郁蕴化热、化火，痰火扰心，则心神不安。所以，痰火上扰心神也是心律失常的一个重要原因，临床常见因思虑过度、劳倦内伤、五志化火引起心律失常的患者。究其病因，思虑过度内伤脾胃，耗竭阴精，导致气火失调，这种内伤所引起的虚火，中医谓之为"阴火"，亦被称为"元气之贼"，在临床表现上属"心火"或"相火"。思虑过度既耗伤元气，也扰动心神，暗竭阴精，而形成阴精愈亏，阴火愈旺，元气愈弱，心神易于被扰的恶性循环，临证时要注意敛降阴火。

此外，脾胃病变可影响其他脏腑而共同导致心悸的发生。正如李杲曾在《脾胃论》中提出"安养心神，调治脾胃"的经验，即心病可以用补脾生血之法，增强供血来源，使血液充足，循环通畅，而心神得以安宁。结合心悸患者的临床特点，脾胃失调除直接影响心脏之外，多是涉及肝、肾两脏。"木赖土而荣"，脾胃气机不利，可致肝之疏泄失职，加重影响气血紊乱，临床上多见于心悸的早期；肾精又靠后天之精的不断补充，故脾胃不健，运化无权，日久可波及肾，肾阴亏虚，不能滋养心阴，致心火独亢，即"心肾不交"；心阳不足，水饮内停，上凌于心，均可导致心悸。

二、快慢分型，辨证论治

中医证型的研究虽然取得了一定进展，但仍存在分型混乱、繁杂的弊端。不少医家或根据自己的临床经验，或研究医学典籍，或从临床研究等方面提出了多种证候诊断标准，但现行的辨证分型缺乏明确的辨证指导思想，往往是八纲辨证、脏腑辨证、气血津液辨证之间的随意组合，整体辨证方案缺乏说服力，且存在研究区域相对局限、样本量过少、研究成果可重复性差的问题，如有研究者参考前人对心律失常的相关表述，或参照《中药新药临床研究指导原则》中有关心律失常的分型方案，或总结前人经验，或结合自己多年临床实践和心得，提出了不同的辨证分型方法。如全国统编中医院校第五版教材《中医内科学》将心悸分为心虚胆怯、心血不足、阴虚火旺、心阳不振、水饮凌心、心血瘀阻六型，分别治以安神定志丸加琥珀、磁石、朱砂，归脾汤加减，天王补心丹或朱砂安神丸，桂枝甘草龙骨牡蛎汤，苓桂术甘汤，桃仁红花煎等。目前，业内比较一致的观点是将心律失常分为快速性心律失常和缓慢性心律失常。

快速性心律失常多表现为心悸、气短、胸闷痛，舌苔薄白或薄黄、舌质暗红，脉数、疾、促、促代、涩而数。证型常见心脾不足，痰热瘀结；心肾不交，虚火（热）上扰。治疗以健脾益气、清热祛痰、活血化瘀、滋阴泻火为主。

缓慢性心律失常多表现为心悸、气短、胸闷痛、乏力、形寒肢冷或四肢不温，舌质淡暗、舌苔薄白或白腻，脉缓、涩、迟、沉、紧、结。证型常见心脾气虚，湿邪内阻；脾肾阳虚，阴寒内盛；心脾两虚，阴津不足。治疗以健脾温阳、化痰除湿、养血滋阴为主。

三、治疗上扶正祛邪，重视调理脾胃

基于以上认识，在治疗心律失常时，田教授特别注重调理脾胃，临床上以健脾祛痰、清热泻火、活血安神为大法。临床基本方：党参30克，丹参20克，姜半夏9克，陈皮9克，黄连6克，枳壳9克，炒酸枣仁30克，知母12克，甘松9克。

方中党参入脾经，善补中气，常用于中气不足、中气下陷证，能健脾益气、升举清阳。姜半夏为燥湿化痰、温化寒痰之要药，尤善治脏腑之湿痰；陈皮芳香醒脾，长于理气健脾燥湿，调中快膈，降逆止呕。姜半夏辅以陈皮化痰，使气顺痰降，气化则痰消，和中健脾，共收燥湿化痰、理气和中之效。枳壳辛散苦降，善于行气滞而化痰湿，与陈皮同用，以宣畅气机，化痰除滞；与黄连、姜半夏同用，以清热化痰、消痞除满。黄连苦寒清降，有清热泻火燥湿之功，尤善清心、胃二经的火热和中焦湿火郁结。知母甘寒，清胃热而不伤阴。丹参活血化瘀，补血养心。炒酸枣仁属滋养安神之品，是治疗血虚烦躁不眠之要药，多治阴血不足之心悸、怔忡、失眠等。甘松味甘，性温，无毒，气平，在《本草正义》中有"活络通经"的记述。甘松配丹参、枳壳活血通络，开郁行滞。本方既注重燥湿化痰、活血通络、清热泻火以祛除邪实，又兼顾健脾益气、养血滋阴以扶正固本。

田教授在多年临床中，常以上方为基础，化裁治疗各种心律失常，取得了满意效果。若冠心病兼心前区疼痛，加炒延胡索、细辛以活血止痛；若血脉不畅、心脉失养，加川芎、当归、葛根；若腹胀、呃逆较明显，加木香、砂仁醒脾和胃，调中宣滞；若大便稀薄、舌苔白腻，加苍术、茯苓燥湿运脾化浊；若泛酸、胃部灼热，加吴茱萸、煅瓦楞子，与方中黄连共为左金丸清热和胃止酸；若虚烦失眠，加夜交藤、合欢皮清心除烦安神；若手足心热、心烦、口干、小便发黄，加黄柏、生地黄潜降阴火；若惊悸，心中惕惕不安，胆怯恐惧，加珍珠母；若心悸时常发作，较为频繁，加胆南星、石菖蒲清热除痰，化湿和胃，宁神开窍；若自感气短、胸部憋闷，加生黄芪、升麻、牡丹皮升举阳气，潜降阴火，调节气火的失调；若大便秘结或不畅，加瓜蒌、何首乌润肠通便。

四、辨证与辨病结合

田芬兰教授临证十分推崇辨证与辨病结合，她认为应在常规的西医"病"的疗效评定标准基础上，建立适用于中医需要，包括中医证候、生存质量评价在内的综合的

临床疗效评价的方法、指标和标准。现代以西医辨病与中医辨证相结合的病证结合治疗观以病统证，可提高中医辨证的确定性，弥补单纯中医辨证缺乏标准化、规范化、客观化和不确定性的不足，使治疗更具针对性。

病毒性心肌炎所致心悸，多为风热袭表，湿邪内蕴，内舍于心，多加入一些疏风清热解毒的药物，如金银花、连翘、板蓝根等以绝发病之源；高血压心脏病所致心悸，多从肝胆痰湿角度辨治，多加入现代药理研究具有降压作用的药物，如天麻、钩藤等；自主神经功能失调所致心悸，多在安静或休息时出现，活动后消失，常加入具有安神镇静作用的药物，如生龙骨、生牡蛎等；风湿性心脏病所致心悸多加入威灵仙、羌活、防风等药物。田芬兰教授赞同路志正教授提出的"治疗心悸者必调中焦"的学术观点，临证常以健脾益气养心法、和胃温胆宁心法、化痰降浊清心法、疏肝化瘀通心法、清泻阳明安心法，达到消除心悸的目的。田教授研制的"复心糖浆"（含蒺藜、牡蛎、厚朴、白术、白芍、鸡内金、山茱萸、五味子、紫河车、阿胶珠、龙眼肉、炙甘草、金沸草、鹿角胶、龙骨、石斛、远志、泽泻、巴戟天、当归、白薇、益智仁、陈皮、熟地黄、砂仁、茯苓、丹参、建曲、柏子仁、川芎、薤白、麦冬、山药等药）具有健脾祛湿、养心安神功效，主要适用于急性心肌梗死的恢复期或冠心病、风湿性心脏病、心肌炎所致的心悸，临床上取得了较好的疗效。

五、善用安神药

心悸虽为胸中血府病变，但其本在心神，其标在心脉。心的藏神功能异常，失去主宰和调节神志作用，心不藏神，则心悸频发。中医诊治心悸当顺应心主神志的运行规律，通过调节心神使之恢复原有的藏神功能。中医学崇尚"天人合一"，认为疾病产生和自然环境、社会环境的变化存在着密不可分的联系。当今社会竞争激烈，人心浮躁，时日既久，不安本位，失眠多梦、心烦健忘、悸动不已。病发时心中跳动不已，甚或心有上跃出于咽喉之势，同时伴有头晕、头痛、头昏等气机上趋的状况。气血上趋，非重镇潜坠不能使之归于本位；心神变动不安，非安神不可以定其悸。《灵枢·口问》曰："心为君主之官，五脏六腑之大主，心动则五脏六腑皆摇。"《素问·举痛论》曰："惊则神无所依，心无所归，虑无所定，故气乱矣。"在心律失常的治疗中，尚须注意心主神志、主血脉。心神被扰发为心悸；心主血脉，气血是心神的物质基础，心血亏虚则心神失养，易发心悸。治以镇惊安神，理气化痰，补血养心。今心动不安，五脏皆摇，邪气凶猛强悍，非大力重镇不可安其神志。安神药是指凡以镇静安神为其主要功效的药物。根据药物来源及应用特点不同，安神药分为重镇安神和养心安神两类。前者为质地沉重的矿石类物质，如朱砂、琥珀、磁石等，多用于心悸失眠、惊痫发狂、烦躁易怒等阳气躁动、心神不安的实证；后者为植物药，如酸枣仁、柏子仁、远志、合欢皮、夜交藤等，具有养心滋肝作用，用于心肝血虚、心神失养所致的心悸怔忡、失眠多梦等神志不宁的虚证，并常与补血养心药同用，以增强疗效。安神药的作用机理是通过调整脏腑功能，平调脏腑间的关系而达到安神的目的。因此在临证时，适量应用镇静安神和养血安神药物，常收到满意效果，分别以酸枣仁、柏子仁、茯神、当归、远志、夜交藤等养血补心安神；以珍珠粉、琥珀粉、莲子心、龙骨、牡蛎、磁石等清心重镇安神。

第四节　病毒性心肌炎治疗经验

病毒性心肌炎是指以心悸、胸闷、心前区隐痛、乏力为主的一种由病毒感染引起的心肌急性或慢性炎症，儿童及青壮年多患，病程长短不一，短者数月，长者几年，甚至几十年，常留有不同程度的后遗症。其病因主要与病毒特别是柯萨奇病毒感染有关，每并发于流感、支原体肺炎、脊髓灰质炎（今少见）、流行性腮腺炎、麻疹（今少见）等病，为病毒侵犯心脏后所引起的心肌细胞变性、坏死和心肌间质炎症改变的一种疾病。多有上呼吸道或肠道病毒感染史，常呈急性发病。其临床表现差别极大，轻者症状不显著，多数患者有胸闷、心悸、心前区隐痛、乏力、恶心、头晕等症状，部分患者则以心律不齐为首发症状。重者在短期内可以并发急性心力衰竭或心源性休克，甚或猝死。本病属于中医学"心悸""怔忡""胸痹"等范畴。常因六淫邪毒侵犯心脏，损伤脾胃，耗伤气阴；或以脾胃虚弱，气阴两虚之体复感六淫邪毒而发病。《素问·痹论》载"脉痹不已，复感于邪，内舍于心"，《诸病源候论》则提出了"心藏神而主血脉，虚劳损伤血脉，致令心气不足，因为邪之所乘，则使惊而悸动不安"的病机，汉代张仲景在《伤寒杂病论》中以"惊悸""心动悸""心下悸"为名，提出了基本治则及炙甘草汤等治疗心悸的常用方剂。

一、邪毒内盛，脾胃失调，气阴两虚是本病的主要病机

田芬兰教授在多年临床中发现，仅用传统桂枝甘草汤、桂枝甘草龙骨牡蛎汤、苓桂术甘汤、炙甘草汤等以心治心方法，虽有一定疗效，但效果并不令人完全满意。田教授认为，素体肺脾亏虚是发病的关键，温毒内犯则是发病的必要条件。外感热毒从口鼻而入，首先伤及肺之气阴，"心肺同属上焦，共司气血运行，热毒羁留不去，内舍于心，耗损气血造成心气不足，或血不养心，或心脉不利"，此期若得到合理治疗，可使邪去病愈；若失治误治，则进一步伤及脾胃，或气阴更虚，或血脉瘀滞，或津聚为痰，或炼液成痰而成变证，故病机关键概括为"毒、瘀、虚"，正是基于对本病的上述认识。田芬兰教授对病毒性心肌炎进行了较深入的研究，结合现代医学对心肌炎的认识及研究进展，突破传统的分型论治，提出分期加辨证的治疗方法，将病毒性心肌炎分为急性期、恢复期、迁延期，其病机各有特点，对本病应西医辨病和中医辨证相结合，分期论治。急性期以清热解毒、祛除外邪为主；恢复期或以益气养阴兼清热毒为主，或以祛痰活血为主；迁延期则以益气滋阴、健脾养胃为要，同时，"治心不止于心，兼顾调理脾肺"。

该病急性期，温热毒邪侵袭肺卫，不得宣散，由表入里，致肺经郁热。病毒性心肌炎发生的关键在于温热邪毒内侵。本病发病前大多有外感病史，除了外邪，患者平素多有肺虚脾弱之象，而肺为脾之子，肌表有赖营卫充养，故卫外不固多与脾胃失调有关，禀赋不足，调摄失宜等导致正损于内，适逢邪气侵袭于外，卫外失固，而发为本病。温热邪毒常从口鼻及卫表而入，侵袭肺卫，不得宣散，由表入里，致肺经郁热，心肺同居上焦，肺朝百脉，故肺经郁热，浸淫及心，即叶桂云："温邪上受，首先犯肺，逆传心包。"故临床先有发热、咽痛、咳嗽，而后出现心悸、胸闷或气短、胸痛等症。中期因热毒之邪易耗气伤阴，同时邪热毒邪犯心，每与正气不足有关，所谓"邪之所凑，其气必虚"。特别是脾胃虚弱，纳运失调，气血化生不足，正气虚弱，更易感邪而发病；同时，脾胃虚弱，水失健运，痰浊内蕴，气机不畅，血脉瘀滞，而致痰瘀互结，表现为心悸怔忡、纳呆呕恶、胸闷腹胀、舌暗红、苔厚腻、脉弦滑等。故此期病机为邪热内扰，气阴两虚，痰瘀互结。后期及恢复期多为邪热未净，损伤脾胃，气阴更虚，甚至阴损及阳，临床多见心悸不安，午后烦热，自汗或盗汗，纳少乏力，失眠多梦，口燥咽干，舌质淡红少苔，脉细或结代等症。总之，该病主要病机为邪毒内盛，气阴两虚，脾胃失调。

二、分期治疗，祛邪扶正为总的治则

根据以上病机分析，田芬兰教授讲病毒性心肌炎分为急性期、恢复期和迁延期，并确立该病总的治疗原则为：清热解毒，益气养阴，健脾和胃。

田芬兰教授经过多年的临床研究，认为急性期肺脾素虚、邪毒内侵为基本病机，治疗以清热解毒、祛除外邪为主，并且祛邪务求彻底，以免温热毒邪留恋，使病情迁延反复。重用清热解毒药如金银花、连翘、板蓝根、大青叶、黄连、栀子、黄芩、苦参等。伴风热表证时可给予银翘散以清热解表，湿热侵心时可给予葛根芩连汤清热化湿，热重时给予黄连解毒汤，湿重时给予三仁汤。据现代药理研究表明，清热解毒方药主要有抗菌抗病毒、降解内毒素、解热及抗炎、清除自由基、调节和增强机体的免疫功能、保护和修复组织器官等作用。

若急性期得到合理治疗，可使邪去病愈；若贻误治疗，则易变生他证。一者，热毒、湿热之邪灼伤脾胃之阴，出现脾胃阴亏证；或治疗过程中清热解毒方药用之不当，苦寒败胃；抑或疾病中后期过用大补气血阴阳之品，甘温太过则中满，甘寒太过则滋腻，均可导致脾胃损伤。一旦脾胃受损，气阴两伤，正不胜邪，就容易导致邪气深入或再感。二者，邪毒稽留不去，热毒侵心，阻弊心脉，且伤及气阴，气不行血，营阴涩滞而成瘀血；或脾失健运，津聚为痰；或热毒炼液成痰，而致痰瘀互结，疾病迁延难愈。因此，瘀血、痰浊为病变过程的病理产物，也是中后期的主要病理因素，而气阴两虚贯穿整个疾病过程。田芬兰教授认为邪热内扰、气阴两虚、痰瘀互结为此期的基本病机，此阶段，疾病发生两个方面的转归，或出现以气阴两虚为主要病机的虚证证候，或出现以痰浊瘀血为主要病机的实证证候。因此，田教授在临床上亦根据虚实偏重，采用两种不同的治疗方法。

1. 益气养阴，清热解毒

气阴两虚，兼有热毒的患者，临床表现为气短、乏力、心悸、胸闷、自汗或盗汗、少寐、咽干口渴、舌淡红、苔少、脉细数等，治法当以益气养阴为主，兼清热解毒，养阴即是护心，多守一份营阴即是疾病向愈的保证；加用清热解毒药可防止旧病复发，临床选用生脉饮加减，常用药如西洋参、麦冬、五味子、板蓝根等；虚烦失眠者，加炒酸枣仁、百合、茯神以宁心安神；自汗盗汗加黄芪、浮小麦、麻黄根以益气敛阴止汗；便秘加瓜蒌仁、柏子仁以滋阴润肠；口渴加芦根、天花粉以养阴生津。

2. 祛痰活血，益气养阴

以痰浊瘀血内阻为主的患者，临床表现多有胸闷而痛、心悸不宁、喘息咳嗽、纳呆呕恶、胸闷腹胀、舌暗红、苔厚腻、脉弦滑等，治宜祛痰活血，兼以益气养阴，常用药如陈皮、茯苓、半夏、瓜蒌、薤白、砂仁、枳实、厚朴、丹参、桃仁、红花、赤芍、川芎等；兼阴虚口渴，心烦者加生地黄、麦冬、玉竹等；心烦不寐者加炒酸枣仁、远志等；必要时佐以连翘、金银花、蒲公英、板蓝根、大青叶、黄芩等清热解毒之品。田教授临床上发现，在本病中期较早地使用祛痰活血法常能增加疗效，缓解症状。痰浊内蕴者予二陈汤健脾祛痰，痰热重者改用黄连温胆汤，气滞者予枳实薤白桂枝汤行气导滞，气郁者给予越鞠丸行气解郁，瘀血者予丹参饮或桃仁红花煎。

疾病日久，迁延反复，正虚邪恋。一方面邪热未净，深伏于内；另一方面，伤及脾胃，气阴更虚，甚至阴损及阳，或疾病稍愈，每逢外感，则邪气来复，"内舍于心"，病情反复发作，缠绵难愈。临床多见心悸不安，午后烦热，自汗或盗汗，纳少乏力，失眠多梦，口燥咽干，舌质淡红少苔，脉细或结代等症。迁延期治宜益气滋阴，健脾养胃，可用炙甘草汤加减。气虚者予以人参五味子汤；血虚轻者给予归脾汤，重者给予养心汤；血亏及阴虚者可给予天王补心丹；气阴两虚重者给予生脉散。益气养阴药选太子参、黄精、生地黄、麦冬、炙甘草、玉竹、五味子、丹参、夜交藤、大枣等。偏于气虚者加黄芪，偏于阴虚者加北沙参、阿胶等。同时也应注意静中有动，佐陈皮、苏叶等理气之品，以防中满碍胃之弊。此外，脾胃气虚者予补中益气汤，脾胃阴虚者予养胃汤，脾胃阳虚者予理中汤合小建中汤，脾虚气陷者予升陷汤。

现代药理研究证实，生脉散可降低心肌耗氧，调整心肌代谢状态，提高机体免疫能力，从而发挥抗心律失常的作用。黄芪具有抗病毒、调节免疫、保护心肌的作用，且可抑制内向钠钙交换电流，改善部分心电活动，清除氧自由基，能提高体内自然杀伤细胞的活性，抑制病毒的复制，因此被广泛应用于临床。人参有抗病毒、调节免疫功能，对干扰素系统有激活作用，还能改善内皮细胞生长及正性肌力作用，是治疗病毒性心肌炎的要药。

三、益气养阴要贯彻始终

本病多为感受温热毒邪所致。风邪外侵，皮毛腠理开泄则耗气伤津；暑为阳邪更易耗气伤津；燥邪干涩易伤津液，津以载气，津伤则气耗；情志内伤，气郁化火，炼津耗气等均可导致气阴不足。隋·巢元方在《诸病源候论·风惊悸候》中指出"风惊悸者，由体虚，心气不足，心之府为风邪所乘，则悸动不定"，明·张景岳在《景岳全书》中亦说"怔忡之类，惟阴虚劳损之人乃有之""阴不胜阳脉来太过，阳不胜阴脉来不及"。临床常见心悸怔忡，全身乏力，胸闷不适，午后烦热，盗汗，失眠多梦，口燥咽干，舌质淡红少苔，脉细或结代等气阴两虚之征。所以，田教授认为治疗该病自始至终都要顾护阴液，以益气养阴为根本治则。即使初期以祛邪治疗为主，但也要顾及热毒伤阴的一面，纵然无明显阴伤的症候，也应酌加适量的滋阴生津之味。对迁延日久者，每每见到气阴两虚的症候，更要加用补气、养阴之品；切忌大苦大寒，辛燥峻烈等伤津耗气之药，以甘淡、甘平之品缓调为妥。

　　总之，本病多为感受温热毒邪所致。风邪外侵，皮毛腠理开泄则耗气伤津；热毒易伤津液，津以载气，津伤则气耗。如《景岳全书》载："怔忡之类，惟阴虚劳损之人乃有之"，"阴不胜阳脉来太过，阳不胜阴脉来不及。"所以，田教授认为治疗该病自始至终都要顾护阴液，以益气养阴为其根本治法。初期要顾及热毒伤阴；对迁延日久者，每见气阴两虚症候，要加用补气、养阴之品，切忌大苦大寒、辛燥性烈等伤津耗气之药，以甘淡、甘平之品缓调为妥。此外，治疗本病的另一关键点在于重视调理脾胃。田教授从临床中观察到，调理脾胃法多用于恢复期和迁延期，适于中后期病变日久，气阴两虚者，抑或素体脾胃虚弱，感邪又不重的初期发病患者，健脾养胃不仅可以养心复脉，同时又可提高机体防御能力，对防止复发、控制病情传变亦起重要作用。

第五节　高血压病治疗经验

一、"从脾论治高血压"理论框架之确立

　　高血压为临床常见病、多发病，属于中医"眩晕"范畴，病因错综复杂。《素问·至真要大论》认为"诸风掉眩，皆属于肝"，《丹溪心法》提出"无痰不作眩"，《景岳全书》强调"无虚不作眩"，李杲则从脾虚痰湿立论，清代陈修园则把眩晕病机概括为风、火、痰、湿四端。综合诸家论述，眩晕的病机要点可概括为虚（肝肾阴虚）、火（肝火、肝阳）、风（肝风）、痰（痰湿）、气（气逆、气滞）、瘀（血淤）等

六个方面，历代医家各执一隅，争论不下，临床应用，有效有不效。田教授认为临床所见眩晕往往不是单一原因造成的，常常是风火痰虚兼而有之。今人体质以脾湿为常见，阴虚多以肝肾阴虚为主，诸阴以肾阴为本，肾阴不足，髓海不足，不能荣养于脑，是为"髓海不足，则脑转耳鸣，胫酸眩冒"。《素问·上古天真论》中关于"女子七七""男子八八"的盛衰的描述，概括解释了随着年龄增长，肾气由盛而衰，脏腑形体老化的自然规律。肾主生髓，脑为髓海，若肾精亏虚，则髓海不足，无以充盈于脑，清窍失养，发为眩晕，所谓"髓海不足，则脑转耳鸣，胫酸眩冒"。肾阴不足则水不涵木，肝经生热，肝热升腾无制，热极生风，风火相煽，风阳上扰，而生眩晕，是为"诸风掉眩，皆属于肝"；或脾失健运，痰湿内蕴，水湿不行，阻于上窍则为眩晕。头为"清阳之府""中精之府"，人体的清阳之气、精华之血皆上注于头，头才能发挥其正常的生理功能，而清阳之气与精华之血的产生与运行与脾胃密切相关。

1. 痰浊内生

痰饮是体内水液停积，不得运化输布的一种疾病。痰之于饮，异名同类，稠浊者为痰，清稀者为饮。脾胃虚弱，水液上不能运化输布散精以养肺，肺气亦虚，易受外邪所犯，肺之敷布津液，通调水道功能失职，水液内停聚而为痰饮。脾胃虚弱是形成痰饮的关键所在。上古先贤谓"脾胃为生痰之源，肺为贮痰之器"，张景岳曾指出"夫人之多痰，悉由中虚而然"，痰饮的产生于肺、脾、肾、肝的关系密切。脾胃为后天之本，气血生化之源，主运化痰湿水饮，气机升降之枢纽。如脾胃功能失调必然导致气血亏虚、痰浊内生，气机受阻升降失常，头之清窍被扰或失养而导致眩晕的发生。因痰致眩形成的原因，概括起来不越以下三个方面：①情志所伤，凡抑郁恼怒，情志不舒，肝气郁结，则湿邪中生，因湿生痰；痰又火动化风，上扰清窍，发为眩晕。②饮食不节，嗜食肥甘，饮酒过度，伤于脾胃，脾失健运，聚湿生痰；痰湿中阻，清阳不升，引发眩晕。③劳逸适度，过于劳累，阳气耗伤，津液运行不利，凝聚生痰；或久坐少动，过于安逸，人体气机失于畅达，痰自内生，皆可发为眩晕。

随着我国社会经济的发展，人们的饮食结构和生活习惯发生了很大变化。由于生活条件的改善，人们恣食肥甘厚腻、饮酒过度的现象增多，生活节奏普遍加快，饮食不规律、过度劳倦的情况也时有发生，都会伤及脾胃之气，水谷精微不得运化，水湿内停，聚湿生痰，阻滞气机，以致清阳不升，浊阴不降，"无痰不作眩"，使痰湿之邪成为高血压病重要而常见的致病因素。素体肥胖、恣食肥甘厚腻、饮酒过多或过度劳倦等因素损伤脾胃，或肾阳虚衰，不能温煦脾土，或肝木横逆，克伐脾土，均可致水液代谢失调，升清降浊失司，而致水湿内停，聚湿生痰，痰浊中阻，清阳不升，浊阴不降。若痰湿郁久化热，可夹杂湿热而上蒙清窍，或五脏气血乏源，肝失濡养，肝风内动，夹痰上逆；津血同源，痰浊之邪，滞于脉道，酿生瘀血，因痰致瘀，痰瘀交结，阻塞脉道，则清窍失聪，而发为本病。同时，健忘亦是高血压病临床症状之一，《黄帝内经》中有"上气不足，下气有余，肠胃实而心脾虚，虚则营卫留于下，久之，不以时上"而致的论述。由此认为高血压病与脾虚相关。

2. 风土乘侮

"无风不作眩"，肝为风木之脏，主疏泄，性喜条达。忧郁恼怒，疏泄失常，气郁化火，肝阳上亢，肝风内动，上扰清窍，发为眩晕。肝风与脾土关系密切。首先，风生必挟木势而克土，如仲景谓"见肝之病，知肝传脾"，治疗上"当先实脾"，以防止土病聚湿而成痰。其次，脾土不足，亦可生风，即所谓"土疏木摇"或"土不荣木"，究其因盖母病及子，土不生金，致肺失肃降难制肝木，遂出现"木郁之发……甚则耳鸣眩转"的眩晕证。最后，脾失健运，阴浊内盛，或食滞不化，可致中土壅实，反侮风木，使木难疏土，失于疏泄亦可郁而生风，此即"土壅木郁，郁而化火生风"，当以培土植木、理脾和胃为治，正如朱震亨所言"阳明土气一通，厥阴风木自平"。前人治因痰饮致晕，大多从调理中焦脾胃立法，为正治之法，但痰饮内生与肝致眩晕的发作互相联系，密切相关。肝主疏泄，维持着中焦气机的升降，疏泄有司则脾胃升降有序，水谷精微的消化、吸收、输布正常，气血津液由此而生；反之，若情志不遂，疏泄失职，脾胃受制则水津不节，聚湿生痰。痰因肝而生于脾，后随气升降，无处不到，无所不至。脾胃功能失常而致阴血化生不足，无以滋润肝木，而致肝木失养，肝阳上亢而发眩晕；反之，肝属木，脾胃属土，按五行相克理论，木克土，如肝木过旺，必然横逆侵犯脾胃，而使脾胃功能失常，也可诱发眩晕。田芬兰教授认为，虽五脏皆能生痰，但五脏之中，惟肝与痰的产生最为密切。肝失疏泄，全身气机运行不畅，气血津液输布不畅，或聚湿生痰浊，或气滞血瘀痰结，中阻所致之眩晕，调理脾胃为治疗要义。但尚需疏肝开郁，使气机左升右降运行有序，清阳上升、浊阴下降，气顺则一身津气亦随气而顺，痰湿内消，物质精微上承，清窍得养而眩晕自停。

3. 升降之枢

脾主升发清阳，胃主通降浊阴，构成人体气机之枢轴。脾升则健，胃降则和，脾胃升降有序，方能使人体"清阳出上窍，浊阴出下窍；清阳发腠理，浊阴走五脏"。病理上不论因脾气亏虚、清阳不升，致元神之府失养；或因胃失和降、浊阴上蒙，致清空之窍受扰；抑或痰浊中阻，肝脾、胆胃失和致升降失司，都可致眩晕。如《素问·玉机真脏论》论脾曰："其不及，则令人九窍不通。"故斡旋中气，调理脾胃升清降浊之治，实为调畅气机之关键，医治眩晕之妙法。升清降浊之机，在于中气之健旺，执中州而驭四旁也。脾胃为后天之本，气血生化之源，气机升降之枢纽。五脏之精，悉运于脾，脾旺才能清气上升敷布。由于过食肥甘、恣酒无度、多静少动、劳心而不劳体等，使机体处于气血壅滞状态，久则伤脾。脾失健运，湿浊内蕴，精微物质输布壅遏，久则结聚变生浊痰、膏脂挟风上扰，蒙蔽清窍故而发生本病。在此基础上，导致眩晕可见两种情况：一为脾胃虚弱，不能健运水谷以生化气血，致气血两虚，气虚清阳不展，则不能上达清窍，血虚不能上荣于脑，则脑失所养，皆能发为眩晕。正所谓"无虚不作眩"，如《景岳全书·眩晕》所说："原病之由有气虚者，乃清气不能上升……当益阴补血，此皆不足之证也。"一为脾失健运，水湿内停，水饮停聚，清阳不升，清空之窍失其所养，故头为之倾，目为之眩，正所谓"无痰不作眩"，如《医学准绳六要》云："中宫湿痰，壅塞清道，因头眩晕，脉必缓，宜平胃渗湿。"本病的病机关键在于"升降失常"。盖病本于虚，阴虚则阳亢、化风、生火、挟痰，上扰于清窍，是为升之太过、降之不及；若阳气虚衰，鼓动无力，则五脏精华之血、六腑清阳之气不能上荣，是为升之不及、降之太过。故以"升降"二字，可统赅病机之核心。然升降之枢，在于中州，正如清代黄元御所论："脾升则肾肝亦升，故水木不郁，胃降则心肺亦降，金火不滞。火降则水不下寒，水升则火不上热。平人下温而上清者，以中气之善运也。"明确指出了脾胃中气是升降之枢纽，是升降动力之源。《素问·通评虚实论》云"头痛耳鸣，九窍不利，肠胃之所生也"，论述了气机升降异常可以造成头痛等疾患。

4. 理虚之本

眩晕多为本虚标实之症，内因与不内外因多属本虚或本虚标实，本虚为主。《灵枢·卫气》认为："上虚则眩。"《灵枢·口问》曰："上气不足，脑为之不满，耳为之苦鸣，头为之苦倾，目为之眩。"《灵枢·海论》曰："肾虚，则头痛高摇，髓海不足，则脑转耳鸣，胫酸眩冒，目无所视。"又说"脑为髓之海"，"髓海不足，则脑转耳鸣，胫酸眩冒，目无所见，懈怠安卧。"均认为是因虚致病。隋·巢元方《诸病源候论·风病诸候》曰："风头眩者，由血气虚，风邪入脑，而引目系故也，逢身之虚，则为风邪所伤，入脑则闹转而目系急，目系急故成眩也。"《素问·五藏生成》云："诸髓者，皆属于脑。"可以说，肾为生髓之本，脑为储髓之器，肾气充则肾精盛，肾精盛则髓之生成有源，髓满则脑充，脑充则其人如常。故肾精亏虚，不能生髓，致使髓海不足，上下俱虚的头晕之症。脾胃乃气血生化之源，五脏六腑之海，后天之本也，《脾胃论·脾胃虚实传变论》曰"元气之充足，皆由脾胃之气无所伤，而后能滋养元气"，故李杲谓"脾胃内伤，百病由生"。景岳力崇"无虚不作眩"，眩晕的形成，一者，肾气亏虚，肾精不足，生髓乏源；二者，痰瘀阻滞，脉道不通，生髓如常而运髓受阻；三者，劳神劳形，脑虚不藏，损耗过多所致，又云"虚者居其八九"。然五脏之虚，无论气血阴阳之损，饮食药饵之治，皆需脾胃之运化以濡养，故古人有"补肾不如补脾"之说，亦有"脾虚不能运药"之叹。如《是斋百一选方》说："脾胃既壮，则能饮食，饮食既进，能生营卫，营卫既状，滋养骨髓，补益精血，肾精得充，眩晕立瘥。"《慎斋遗书》认为眩晕"有脾虚生痰者，有寒凉伤其中气，不能升发，故上焦元气虚而晕者；有肺虚肝木无制晕者。"由于思虑劳倦过度或饮食不节，损伤脾胃，或因脾胃素虚，皆能导致化源不足，气虚清阳不升，血虚脑失濡养，发为眩晕。淫欲房劳过度，或有遗精滑泄之疾，或年老体衰，肾精耗伤，脑髓不足，也为眩晕之因。眩晕之本虚，前贤多从"肾主骨生髓"入手，肾主藏精为先天之本，脾为后天之本，脾主运化水液，肾主水液。脾与肾的关系主要体现在先后天相互资助和水液代谢方面，先后天相互滋生。"脾为中土，以溉四旁，内而五脏六腑，外而四肢百骸，皆赖以养"，调脾胃可培补人体正气，补益人体元气。

高血压是由于各种病因所导致的肝、脾、肾三脏的功能失调，存在"初病在肝、病中由肝及脾、久病入肾"的不同阶段特点，以及"中青年在肝、中老年及肾"的年龄特点，此其常；也有发病"直中"的患者，不一定循此规律，此其变。发病早期出现肝气乘脾而未予及时干预，导致病情进展；或痰湿体质，运化素弱、聚湿生痰；或喜食膏粱厚味，损伤脾胃，三者均可致脾运失健，酿生痰浊，致清阳不升、浊阴不降，清窍被扰而发病。痰性黏滞，必影响气血运行，血行不畅，停而为瘀，痰浊、瘀血相互搏结而为患，痰阻则气血难行，血瘀则痰浊难化，痰瘀同病。

鉴于临床所见眩晕常为风火痰虚合而为病，总属脏腑气血阴阳失调，与肝、肾、心、脾密切相关，病理因素无外乎风、火、痰、瘀、虚等。田芬兰教授指出诸病皆从脾胃而生，胃健而五脏安，脾胃受损，则易殃及四旁，脾胃一败，则药食难施，故有"胃气不伤，百病皆愈；胃气一败，百药难施"之说。田教授认为本病早期多为肝阳偏盛，中期多属肝肾阴虚，日久阴损及阳，晚期多属阴阳两虚。病机虽然众说纷纭，然而不外虚实两种，实即邪气盛，即风、火、痰、瘀，扰乱清窍；虚则是指正气虚衰，即气、血、阴、阳的亏虚。基本病机不离虚、实、虚实夹杂三大分型：实证可包括肝阳上亢、痰浊壅盛、气滞血瘀、肝风夹痰等证；虚证主要为阴阳两虚、肝肾阴虚、冲任失调、气血不足等证；虚实夹杂证可包括气虚痰浊、脾虚痰阻、肾虚水停、脾虚肝旺等证。遣方用药注重从脾着手，合滋阴、清肝、熄风、化痰、利湿于一方，立清滋抑化和调方，突破了以往单一"从肝论治"的方法，开拓了广大临床医生治疗高血压病的思路。田芬兰教授通过长期、系统的理论研究，在充分继承了历代先贤治疗眩晕的经验的基础上，并在多年的系列化的临床研究中，重新梳理和分步归纳，逐步发展和形成了以肝、脾、肾三脏为病机轴心，涵盖高血压的病因辨识、病机演变、证候分期、治法方药的"从脾论治高血压"的应用理论框架。

二、高血压病从脾论治

高血压病的病因病机复杂多样及个体差异等因素，导致辨证分型尚难统一。2002年修订的《中药新药临床研究指导原则》将高血压病分为 4 型：肝火亢盛型、阴虚阳亢型、痰湿壅盛型和阴阳两虚型。这也是目前大多数学者在高血压病辨证时参照的标准。《心血管科专病中医临床诊治》将高血压病分为 6 型：肝阳上亢型、阴虚阳亢型、肝肾阴虚型、血脉瘀阻型、阴阳两虚型和痰浊中阻型。《中西医结合实用心血管病学》将高血压病分为 5 型：肝火上冲型、肝阳上亢型、阴虚阳亢型、阴阳两虚型、肝阳暴亢肝风内动型（高血压危象、高血压脑病）。业界对高血压病的中医证候要素、证候类型及其演变规律缺乏统一的认识，辨证分类缺乏较好的方法，因此也就无法形成统一的方案，疗效无法得到认可，优势无法得以体现，严重制约了中医治疗高血压的科学性、可靠性及推广的实用性。

田芬兰教授结合多年的研究成果，系统回顾了多数医家对高血压病病机的认识，认为高血压病的病机特点为"本虚标实"，早期以标实证为主，后期以本虚证为主，应根据疾病发展的不同阶段，予以施治。前人治疗高血压多从肝入手，对于肝肾阴虚、肝阳上亢之证，确为正治之法，清代诸多医家均认为肾阴亏虚、水不涵木是引起肝阳上亢的基本成因。田芬兰教授认为五脏相关，在五行学说中，肝属木、脾属土，肝木克脾土，其中"克"是制约、约束的意思。肝主疏泄，脾主运化；肝主藏血，脾主统血，又为气血生化之源。脾失健运，气机阻滞，痰浊内生，上蒙清窍，出现眩晕，此一过程称为土壅木郁或土反侮木。脾胃功能失常而致阴血化生不足，无以滋润肝木，而致肝木失养，肝阳上亢而发眩晕。反之亦然，肝属木，脾胃属土，按五行相克理论，木克土。如肝木过旺，必然横逆侵犯脾胃，而使脾胃功能失常，也可诱发眩晕。

痰湿中阻，当息风止晕，健脾化痰，田芬兰教授临证时候多从调理脾胃入手，常用的方剂有半夏白术天麻汤、温胆汤、小半夏加茯苓汤、泽泻汤、旋赭涤痰汤等良方。上述方中用姜半夏、胆南星、石菖蒲祛痰降浊，开窍醒脑；天麻、蔓荆子熄风平肝，清利头目；白术、茯苓、陈皮、白豆蔻健脾化湿，和胃止呕；竹茹、枳实、旋覆花、生代赭石、橘红、黄芩、槟榔、瓜蒌、钩藤、枳壳、木香理气降逆，化痰和胃。

田芬兰教授在治疗痰浊中阻型高血压时善于使用半夏白术天麻汤。她十分推崇此方，以其为治风化痰的代表方剂。该方出自清代医家程国彭的《医学心悟·眩晕》："眩，谓眼黑；晕者，头旋也，古称头旋眼花是也……有湿痰壅遏者，书云：头旋眼花，非天麻、半夏不除是也，半夏白术天麻汤主之……半夏白术天麻汤：半夏一钱五分，天麻、茯苓、橘红各一钱，白术三钱，甘草五分，生姜一片，大枣二枚，水煎服。"在同书卷三"头痛"中还记载有"痰厥头痛者，胸膈多痰，动则眩晕，半夏白术天麻汤主之。"书中提到"痰厥头痛者，胸膈多痰，动则眩晕"，即患者多有眩晕头痛，咳痰量多的症状。

方中半夏燥湿化痰，降逆止呕，天麻味甘性平，柔润而入肝经，善于平肝息风，罗天益云："眼黑头眩，风虚内作，非天麻不能治。"张景岳曾说："半夏性燥湿降痰，半夏之燥使痰浊排解消散，半夏之降使糟粕不能停留，阻滞得以开通。"方中天麻与半夏合用，共为痰浊眩晕之君药。《丹溪心法》云："治痰法，实脾土，燥脾湿，是治其本也。"以白术为臣，健脾燥湿，与半夏、天麻配伍，使祛湿化痰止眩之功益佳。以茯苓健脾渗湿为佐，与白术相合，尤能治痰之本。陈皮理气化痰亦为佐药，炙甘草调和诸药为使，诸药合用，共奏息风化痰之功。岳美中先生认为半夏白术天麻汤不单纯是治疗太阴痰气上逆之方，更是一个调节人体机能的重要方剂，尤其是对调整血压忽高忽低者有良效。

中气不足、清阳不升者，当补益中气，方以补中益气汤加减。方中黄芪、人参、甘草甘温益气；天麻、柴胡升提阳气；白术、陈皮健脾理气；当归养血补血，使化生之气有所依附。若兼头痛可根据部位酌加引经药，如太阳头痛加蔓荆子、羌活；阳明头痛加葛根、白芷；少阳头痛加川芎；厥阴头痛加吴茱萸、藁本。

心脾两虚、气血不足者，当补养心脾，以归脾汤治之。方中人参、茯苓、白术、甘草、黄芪健脾益气；枣仁、远志、桂圆肉、红枣、当归养血补心安神；木香理气，生姜醒脾，使补而不滞。

阴阳两虚，常见于高血压病后期，治宜补肾填精，育阴助阳，双补肝肾，方用二仙汤、桂附地黄汤、地黄饮子、桂附二味汤、炙甘草汤、补心丹、酸枣仁汤、右归丸、肾气丸等。方中用熟地黄、山萸肉、山药滋肾益精；泽泻、牡丹皮、茯苓泄浊清肝渗湿。上述药物补中有泻，寓泻于补，三阴并治，滋肾益精。用少量温肾药肉桂、附子于滋肾药中，取少火生气之义，以获温肾益阳的功效，滋阴而不腻，温阳而不燥。

在上述辨证基础上，根据临床随证加减。如伴有口苦、咽干、情绪急躁易怒、苔黄、脉弦数等心肝火旺者，加用黄芩、磁石、生地黄等清肝泻火；伴有胸闷不舒、心悸、舌暗苔白、脉弦等心脉不畅者，加用丹参、川芎、桃红等活血化瘀；伴有头痛、肢麻，甚则步态不稳、四肢颤动等肝风内动者，加用生龙牡、琥珀粉、钩藤等平肝熄风；伴有夜寐不安、精神恍惚等心神失养者，加用百合、酸枣仁、远志、夜交藤等养血安神；伴有明显腹胀、纳差、苔腻脉滑等胃肠气滞者，加用焦三仙、砂仁等理气化滞。

田芬兰教授认为，降压应平稳和缓，在中西医药物降压优劣的比较中，她认为西药治疗高血压，常常有为达到目标血压而频繁加减药量等情况，故常常出现血压波动幅度较大的现象。而中药降压作用缓和，稳定血压效果较好，如葛根、杜仲、野菊花、夏枯草、玉米须、钩藤等，尤其适用于早期、轻度高血压患者。较重的高血压病中西药联合应用，也可防止血压较大波动。

第六节　高脂血症治疗经验

一、高脂血症病因病机

田芬兰教授指出，现代医学认为高脂血症是冠心病发病的重要学说，高脂血症的发病，其产生主要责之于肝、脾、肾三脏，因嗜食膏粱厚味，或酒湿痰食太过所致脾失健运，水湿内停，或湿聚生热，热结为痰，以致肝失疏泄，土壅木郁，脾胃失调是首要原因。脾为湿土，喜燥而恶湿，李杲《脾胃论》说"元气之充足，皆由脾胃之气无所伤，而后能滋养元气"，"脾胃之气既伤，而元气亦不能充，而诸病之所由生也"。如肥胖症是高脂血症的常见症状之一，实为脾胃气虚的一种表现，而所谓"肥人形盛气衰""肥人气虚"。由于脾胃气虚，则水谷运化失常，痰浊滋生，故有"肥人气虚有痰""肥人多痰湿"之说，因而多采用健脾、豁痰、利湿之法以治肥胖症。久食膏粱厚味，甘肥之品，易伤心脾，因为厚味甘肥，可助阳生气、生阴。生阴者，转化为脂液，浸淫脉道，脉膜变异（指血管内粥样斑块形成），血行不利，堵塞气之运行，则气结血瘀，引起脉痹，且过食肥甘，易致湿困脾阳，因甘性缓，缓则脾气滞，致使脾之清气不能化浊，血中脂质过高，阻遏经行，脉络不畅，痰浊阻于心络乃至气逆胸闷、半身不遂等症。

二、高脂血症的证治规律

因膏脂的生成及转化与脾主运化功能密切相关，从中医证候角度看，高脂血症是一种本虚标实病证。本虚在脾虚与肾虚，而标实则在瘀血与痰浊。因此脾失健运是高脂血症的基本病机，其治疗以运化脾胃气机为主，同时也非常重视通便在养生防病中的重要性。大肠为传送糟粕之腑，以通为用，若闭塞不通，可上逆影响脾胃受纳运化机能，郁而发热生痰、生湿。肥胖的人、久坐少动的人、有习惯性便秘现象的人较容易患高脂血症，临床上用的降血脂方剂中，常加重草决明及其他能使大便软化的药物，均证实这些药物有降血脂的作用。血瘀的产生也为痰浊所致，究其由痰致瘀之因，有以下三个方面：一是痰为阴邪，伤阳致瘀。心痛之本，是由于痰湿上犯清旷之区，损伤胸中阳气，导致气阳不足，而失司帅血之用，发生心血瘀阻所致。二是痰与气结，阻滞成瘀。心痛彻背是心气塞而不和之症，而心气塞而不和又多由痰饮所致，因痰湿之邪，重浊黏腻，具有易凝阻和沉积的特性。若痰湿积而停于胸中，便可塞遏阳位，阻滞气机致痰气郁结而发生血瘀。三是痰致气虚，失帅成瘀。痰（饮）与气虚之间是有关联的，在生理情况下，气应与血相合，而起着"气为血帅""气行血行"的推动作用。当机体产生痰湿之邪时，由于痰湿之邪具有重浊黏腻的特性，因而极易与气相结，使气失其帅血之用，不能发挥推动血液运行的功能，导致血液运行不畅，久之便会发生血瘀。痰瘀形成日久浸淫脉道，痹阻血络，终致痰阻络瘀。田教授临证中重视三个方面，一调脾气、健中州，以杜生痰之源；二调脾气、运枢机，以通津液之路；三调脾气、运气血，通血脉。其临床用药充分体现其学术思想，脾胃气虚者胸部隐痛、胸闷憋气、气短乏力、心悸心慌、舌质淡、苔薄白、脉虚弱或沉而无力，常用黄芪、党参、炒白术、茯苓、炙甘草、扁豆、山药等；脾虚湿盛者，脘闷、恶心呕吐、舌苔厚浊、脉缓滑，常用制半夏、砂仁、薏米、泽泻、茯苓、白豆蔻等；脾虚肝郁气滞者，见胸闷胀满、胸胁胀痛或胸闷憋气、精神刺激或情绪激动诱发加重、精神抑郁、脉沉弦或弦，常用枳壳、香附、香橼、佛手等；脾虚中气滞者，见胸闷憋气、胸部胀满、脘腹胀满、嗳气吞酸、食少纳呆、大便不爽、舌质淡、苔薄白或白厚或白腻、脉弦滑或沉，常用木香、苏梗、沉香、砂仁等；脾虚血瘀者，见胸痛剧烈、痛引肩背、胸部刺痛，固定不移，入夜更甚，舌质紫黯、口唇紫黯、舌有瘀斑、舌有瘀点脉弦涩，用丹参、檀香、三七、五灵脂、葛根、益母草、桃仁等；脾虚痰热者，常用瓜蒌、竹茹、黄连、知母等；脾肾阳虚者，见面色苍白、形寒肢冷、腰膝酸软无力、小便多、舌淡苔白、脉沉细者，常用熟附片、炙桂枝、熟地黄、仙茅、淫洋藿、菟丝子等。脾虚津亏者，常用太子参、天花粉、知母、麦冬、五味子、沙参、玉竹、柏子仁等；肾阴虚者，见面白唇红、头晕、睡眠不佳、口干咽燥、腰膝酸痛、舌质红嫩、苔薄白或苔少、脉细数而弱者，常用何首乌、山萸肉、桑寄生、女贞子、旱莲草、太子参等。

第五章　用药精微深幽

田芬兰教授认为，中医学是一门极富生命力的学科，具有与时俱进、开放包容的特质，她认为中医学要发展，就要有所创新，而发展与创新一定要建立在继承和发掘的基础上，不是另起炉灶，所以田教授一贯善用古方以治今病，但她对古人的成法成方从不生搬硬套，而是在精细辨证的前提下，灵活运用，巧妙化裁。"学不博无以通其变，思不精无以烛其微，师古而不泥于古"的治学态度成为田教授学术思想的一大特色。

一、升降搭配，以"和"为期

田芬兰教授学术思想源于《黄帝内经》《难经》《伤寒论》，处方用药多遵仲景，认为"辨证论治"是中医学的核心内容，也可将其理解为"证、法、方、药"的有机统一，即据证立法，依法遣方用药。每首方剂都有其适应的病证，如果当前病证与原方主治相同时则直接选用该方，即所谓"有是证用是方"，病证病机以单一模式存在时可采用此法。但在处方用药时田教授非常重视药物的配伍，认为药有个性之特长，方有合群之妙用，一药难治诸证，必须配伍得宜，才能发挥其作用。用药往往自出机杼，"经方与时方"灵活化裁运用，不拘形式，只要切中病机，均可信手拈来，处方用药别具一格。她认为药性有寒、热、温、凉，药味有辛、甘、苦、酸、咸，遵照"热则寒之，寒则热之，虚则补之，实则泻之"的治疗原则，以药物寒热之偏来纠正人体阴阳之偏，使阴阳盛衰之体，复归于相对平衡之协调状态。药物的毒性亦是天地偏盛之气凝聚而成。《医断》云："药者，草木，偏性也，偏性之气都有毒，以此毒除彼毒也。"《医原》也说："药未有不偏者，以偏救偏，故名曰药。"明代张景岳《类经》云："药以治病，因毒所能，所谓毒者，因气味之偏也。盖气味之正者，谷食之属是也，所以养人之正气。气味之偏者，药饵之属是也，所以祛人之邪气。其为古也，正以人之为病，病在阴阳偏胜耳。"临证用药物的四气五味、升降浮沉、寒热温凉之性，分药性、脏腑经脉、升降出入以制衡气机之乖戾、阴阳之失衡、气血之失和，即"以药性之阴阳，治人身之阴阳，以药性之升降，调人身之升降，则人身之阴阳升降自和于天地之阴阳降矣。"从中药药性理论来看，中药治疗疾病的主要原理是药性理论，中药有四气（寒热温凉）、五味（酸苦甘辛咸）和升降浮沉。从四气而论，寒凉为阴，温热属阳，用寒凉药物治疗温热病证，用温热药物治疗寒凉病证，其实质就是纠正人体的阴阳失衡，维持人体的稳态。其所用中药，注重应用药物的偏性，以中药寒热温凉四性来纠正人体的阴阳失调之偏性；其治疗效应目标，在于调整人体整体的"阴阳失衡"状态，从而改善人体的内环境，形成人体内部环境、人与外部环境的"和谐中和"状态。田教授强调制方用药应熟谙药性之升降出入，顺应机体生理功能，扭转病理机转，并提出"升降搭配，开阖为伍，以味成方，五行互含"、阴阳相反相承的用药思路。在调理气机升降紊乱时，善用升降散。升降散方出自清代医家杨栗山《伤寒瘟疫条辨》，方由白僵蚕、蝉衣、姜黄、大黄等药组成，具有辛凉宣透、升清降浊、攻下逐瘀的功效，主治火毒内郁三焦、气机升降不畅之证，是调表里三焦气机升降的代表方。方中白僵蚕辛咸性平，轻浮而升阳，能解郁清热、祛风除湿、化痰散结定惊，杨栗山称之"能辟一切拂郁之气"；蝉衣甘寒，其气清肃，能开肺窍，凉散疏透郁热、解痉定惊；姜黄辛苦温，能散郁破血通络；大黄苦寒，平胃下气、推陈出新。杨栗山推崇古方，运用古方升降散"救大证，怪证，坏证，危证"而活人无数，以该方为总方而著《伤寒瘟疫条辨》，从而使古方升降散广为后世医家所知。《伤寒瘟疫条辨》中对升降散有较为详细的方解："是方以僵蚕为君，蝉蜕为臣，姜黄为佐，大黄为使，米酒为引，蜂蜜为导，六法俱备，而方乃成。""僵蚕味辛苦气薄，喜燥恶湿，得天地清化之气，轻浮而升阳中之阳……能辟一切怫郁之邪气。""蝉气寒无毒，味咸且甘，为清虚之品……姜黄气味辛苦，大寒无毒，蛮人生啖，喜其祛邪伐恶，行气散郁，能入心脾二经建功辟疫……大黄味苦，大寒无毒，上下通行。盖亢甚之阳，非此莫抑，苦能泻火，苦能补虚，一举而两得之。人但知建良将之大勋，而不知有良相之硕德也……米酒性大热，味辛苦而甘……驱逐邪气，无处不到……和血养气，伐邪辟恶……蜂蜜甘平无毒，其性大凉，主治丹毒斑疹，腹内留热，呕吐便秘，欲其清热润燥，而自散温毒也……"僵蚕"清化而升阳"，蝉蜕"清虚而散火"，"君明臣良，治化出焉"，"姜黄辟邪而靖疫，大黄定乱以致治，佐使同心，功绩建焉。酒引之使上行，蜜润之使下导，引导协力，远近通焉。补泻兼行，无偏胜之弊；寒热并用，得时中之宜"，"盖取僵蚕、蝉蜕，升阳中之清阳；姜黄、大黄，降阴中之浊阴。一升一降，内外通和，而杂气之流毒顿消矣"。

田芬兰教授推崇黄元御"一气周流、土枢四象"学说，认为气机郁滞、中气虚损是疾病的主要病机，调畅气机是升降散制方的重要立足点。气存在于各个脏腑，气化是生命的原动力，诸如体内精微物质的化生及输布，精微物质之间、精微物质与能量之间的互相转化，以及体内代谢废物的形成与排泄等等都属于气化。如《素问·阴阳应象大论》所云："味归形，形归气；气归精，精归化；精食气，形食味；化生精，气生形……精化为气。"阐明了人体气化过程由无形变有形，有形化无形的趋向，呈现为有序的自组织系统。"升降出入"是气运动的基本形式，称为气机，即所谓"升降出入，无器不有"。气机不畅，是脏腑发病的一个重要原因，故有"百病生于气"之说。肺主一身之气，脾胃为气机升降之枢纽，三者在调畅气机中发挥核心作用。内伤七情，气机失调之病，辨证运用逍遥散、越鞠丸、四逆散、柴胡疏肝散等；饮食不节，积滞，辨证选用保和丸、枳实导滞丸、香砂养胃丸等；内伤病属痰瘀互结，辨证选用黄连温胆汤、导痰汤、血府逐瘀汤、丹参饮等，有时均需合升降散，以提高疗效。

二、七情和合，顾胃存液

田芬兰教授临证用药独具匠心，十分重视药物间的配伍关系。田教授认为药物在配伍应用的情况下，由于药物与药物之间出现相互作用的关系，所以有些药物因协同作用而增进疗效，但是也有些药物却可能互相对抗而抵消、削弱原有的功效；有些药物因为相互配用而减轻或消除了毒性或副作用，但是也有些药物反而因为相互作用而使作用减弱或产生不利人体的作用等等。对于这些情况，古人曾将它总结归纳为七种情况，叫作药性"七情"，即单行、相须、相使、相畏、相杀、相恶、相反。清代赵学敏认为："医者意也，用药不如用意。治有未效，必以意求，无不立验。"田教授临证用药注重把理、法、方、药紧密联系在一起，遵循辨证用药规律，临床选方注意法度准绳，加减化裁活泼圆通。善于辨证，精于选方，巧于化裁，常可于平淡无奇的普通方剂中见大功。田教授非常重视经方的临床运用，但亦体会到经方并非能解决临床遇到的所有问题，经方与时方合用，有时单用时方也常获效，补充了经方之未备，临证治杂病，特别注意扶正纠偏，以和为尚，极少用破气破血、攻下逐水之品。

田教授深得祖国医学及现代医学之精华，治学、临证 50 余年，学宗《黄帝内经》《伤寒论》，旁征各家，博采众多，加之多年精勤不倦，耕耘于临床，积累了丰富而独到的临床经验与学术思想。《素问·玉机真脏论》言："脾不及，则令人九窍不通。"说明脾胃与九窍的病理关系。田教授在处方中时时透露出顾护脾胃的思想，临证用药轻灵平正，不尚峻烈，不尚贵药、奇药，用药独特，尤善用参。其方小，少则 7 味，多则 12 味，极少超过 12 味，每于平淡处见功夫，轻灵中显力量。药少、量轻是其主要特点，一则不取峻补，峻补则恐壅滞有碍吸收，临床很难起到益脾扶正之效，且难以鼓舞阳气以去邪外达。二则不取温燥，脾虚用温燥之品，固然能理脾燥湿，但有恐燥之过度，而伤及胃阴。正如叶桂所谓："太阴湿土，得阳始运，阳明燥土，得阴自安。"故治疗脾胃病，燥脾湿，不可忘记护胃阴。三则补脾不忘理气，甘温益脾，甘平养胃，乃调理脾胃之常法。但用药应注意补而不滞，处方用药每于大剂补药中加入芳香醒脾理气之品，以作引导，更有助于药力的运化吸收。四则用药剂量不求过重。治病者，在于补偏求弊，调和阴阳。

脾胃为后天之本，人之气血、津液、精微物质，均赖脾胃的纳化、升降、输布供应。当机体发生疾病时，在药物治疗和饮食调护时，又须健康的脾胃功能加以摄取、吸收、调整，方能使人却病康复。人体生命活动正常与否，与脾胃的关系极其重要，故前人有"内伤脾胃，百病由生""有胃气则生，无胃气则死"之说，指出脾胃对机体的重要意义。临床上处方用药，应处处顾及调和脾胃，以保持纳化健运，增强机体的抗病力，重病可以转轻，轻病可速愈而康复。历代医家都非常重视调和脾胃的重要性。张仲景《伤寒论》，后人评语不过"保胃气、存津液"六字而已，论中处处可以见到调和脾胃的方药和用法。心血管疾病迁延日久，同时常见脾胃虚弱表现，如气短乏力、纳呆恶心、腹胀便溏、舌淡苔腻等脾虚湿盛症状或心悸而烦、五心烦热、口干、舌红少津等脾胃阴虚之症。究其成因，大致有以下几个方面：一是素体脾胃虚弱；二是在治疗过程中过用苦寒或温燥药物损伤脾胃；三是由于阴阳相互依存，气虚而损及于阴；四是由于痰血有形之邪郁滞日久而化热，均可在病程中出现阴虚或气阴两虚证的证候。临床上应重视健脾养胃，顾护正气，特别是保护津液。常用药如西洋参、天花粉、知母、沙参、麦冬、五味子、玉竹、石斛等。强心灵冲剂中以西洋参取代人参正是基于利水而不伤阴的原则。具体用药时可视病情及体质选用太子参、红参、西洋参等。西洋参、太子参用量 15 ~ 30g，红参、党参可用至 10 ~ 15g。田教授在调理脾胃时，其临床用药充分体现其学术思想，临床上脾胃病症多虚实夹杂、寒热错杂，调理脾胃时，当虚实兼顾、寒热并用，有时应用些苦寒药治疗某些脾胃病及其他各科疑难杂病，是有效的方药之一，但在用药时，应防止"苦寒败胃"，苦寒之品，大多能伤人胃气，胃气衰败，百药难治。田芬兰教授认为"苦寒败胃"是指应用苦寒药，如黄连、黄芩、大黄、苦参、龙胆草、茵陈等不当，损伤胃气，从而出现纳呆食少，泛恶欲吐等伤胃症状，临证时需佐使健脾养胃之品，如砂仁、木香等药物，以防脾胃受损。对于脾胃虚寒病人，需用甘温建中之法，使阴阳相生相和而病愈。凡治伤寒、瘟疫宜温补者，为其寒邪凝滞，阳不胜阴，非温不能行，非温不能复也。

田芬兰教授专研经方之法，经方之理，不断探索、创新、实践，在仲景"四季脾旺不受邪""保胃气、存津液"的学术思想指导下，并受李杲、叶桂等前贤的影响，临证十分重视调养后天脾胃。田教授常告诫学生说："存得一分胃气，便有一分生机，临证切忌滥用攻伐，应中病辄止，太过则伤胃气。凡攻击之药，病重则病受，病轻则胃受，是谓诛伐无过，须扶脾胃正气，使其自化。"她常说："用药不求峻险，以调整阴阳，扶正祛邪为法，时时顾护胃气，徐缓图之。伤脾则令泄，碍胃则妨食，都将给疾病带来不利影响。"田芬兰教授经常告诫学生中病即止，攻伐之时，用药必须注意适度，当病势削减大半之后，即应停止攻伐。这是因为积聚的形成乃渐积而来，故患者往往表现为实中挟虚。若过度攻伐，必然戕伤脾胃正气，导致不良后果。正如《活法机要》所云："脾胃怯弱，气血两虚，四时有感，皆能成积。若遽以磨坚破结之药治之，疾虽去而人已衰矣。"即《素问·六元正纪大论》："妇人重身，毒之何如？曰：有故无殒，亦无殒也……大积大聚，其可犯也，衰其大半而止，过者死。"

润燥是脾胃的主要生理特点，叶桂云"脾喜刚燥，胃喜柔润""太阴湿土，得阳始运，阳明燥土，得阴自安"。田芬兰教授在调理脾胃润燥方面，取李杲、叶桂两家之长，既注重温燥升运，又顾及甘凉濡润，使二者应用相得益彰，且制方严谨稳妥，用药轻灵活泼，常选性味平和之品，做到滋而不腻、补而不滞、理气而不破气。值得一提的是，田教授的处方中，很少见大苦大寒、大辛大热之品，前者易伤中阳，后者易伤阴助火，故慎用之。田教授常说："用药之道，贵在切病。"并指出"脾胃虚者，药多量大则不易吸收；小剂轻灵活泼，使脾胃有生发之机，往往奏效"。由此可见田芬兰教授辨证准确，则形成药精方简之特色。

三、甘补脾胃，佐以理气

唐代著名医家孙思邈说："春日宜省酸，增甘，以养脾气。"喻嘉言云："脾胃者土也，土虽喜燥，然太燥则草木枯槁，土虽喜润，然太湿则草木湿烂，以补滋润之剂，使燥湿相宜，随证加减，有所偏盛，则疾病乃生。"其义明了。补脾胃者，当使燥湿相宜，则在医者选方用药，当以甘味为主。然甘有甘温甘凉之分，阳不足者治以甘温，阴不足者则宜甘凉。甘温可助脾升，甘凉可助胃降。补脾胃当首分阴阳，不可认为补脾必甘温，补胃皆甘凉，当以辨证论治。脾喜甘温，《脾胃论》云："甘温以补其中而升阳。"认为甘温可助脾阳升发，适用于脾阳不足，元气下陷之症，创补中益气汤、升阳益胃汤等，均用甘温之品，临床上常用的四君子汤、六君子汤也均以甘温为主。若脾阴不足则忌甘温而宜甘淡，《黄帝内经》云："欲令脾实，气无滞饱，无久坐，食无太酸，无食一切生物，宜甘宜淡。"说明甘淡可补脾阴，常用益胃汤等。对于气阴两虚之证临床常用参苓白术散加减，其方中虽有甘温之参术，然其中又有甘淡之茯苓，故其义明确，参苓白术散在临床应用广泛，就是针对脾气不足兼阴虚之故。胃喜甘凉，叶桂认为："胃为阳土，易凉宜润。"甘凉则可濡润，可益胃阴而助其降，胃气才不上逆，胃阴不足者，以甘凉增其津液，常用增液汤、益胃汤、沙参麦冬汤类。然胃阳不足者则甘凉不宜，医家喻嘉言云："胃属土而喜甘，故中气不足者，非甘温不可。"胃阳虚之胃脘痛，治常以温阳散寒法，用桂附理中汤等治之。

甘能使人中满，人皆知之，这是甘能生湿，有碍运化的缘故。田教授认为，这里所说的甘味药，是指甜味较浓的甘草、大枣、饴糖、蜂蜜等，故有"呕家忌甘"之说。临床上确有因过服甘味药，或多吃甜食而引起的脘闷，恶心欲吐，或原有呕吐者反而加剧的病例。若脾胃气虚者，见胸部隐痛、胸闷憋气、气短乏力、心悸心慌、舌质淡、苔薄白、脉虚弱或沉而无力，多用黄芪、党参、炒白术、茯苓、炙甘草、扁豆、山药；若脾虚湿盛者，见脘闷、恶心呕吐、舌苔厚浊、脉缓滑，常用制半夏、砂仁、薏米、泽泻、茯苓、白豆蔻；脾虚肝气滞者，见胸闷胀满、胸胁胀痛或胸闷憋气、精神刺激或情绪激动诱发加重、精神抑郁、脉沉弦或弦，常用枳壳、香附、香橼、佛手等；脾虚中气滞者，见胸闷憋气、胸部胀满、脘腹胀满、嗳气吞酸、食少纳呆、大便不爽、舌质淡、苔薄白或白厚或白腻、脉弦滑或沉，多用木香、苏梗、沉香、砂仁；脾虚血瘀者，见胸痛剧烈、痛引肩背、胸部刺痛，固定不移，入夜更甚、舌质紫黯、口唇紫黯、舌有瘀斑或瘀点、脉弦涩，多用丹参、檀香、三七、五灵脂、葛根、益母草、桃仁等；脾虚痰热者，常用瓜蒌、竹茹、黄连、知母等清热不滋腻；脾肾阳虚者，见面色苍白、形寒肢冷、腰膝酸软无力、小便多、舌淡苔白、脉沉细者，常用熟附片、炙桂枝、熟地黄、仙茅、淫洋藿、菟丝子；脾虚津亏者，常用太子参、天花粉、知母、麦冬、五味子、沙参、玉竹、柏子仁等；肾阴虚者，见面白唇红、头晕、睡眠不佳、口干咽燥、腰膝酸痛、舌质红嫩、苔薄白或苔少、脉细数而弱者，常用何首乌、山萸肉、桑寄生、女贞子、旱莲草、太子参等。

在用药过程中，田教授主张"以和为贵"，善用经药对，常用的药对有：柴胡、黄芩；桂枝、白芍；当归、川芎；竹茹、枳实；黄连、半夏；瓜蒌、薤白；沙参、麦冬；延胡索、郁金；柏子仁、酸枣仁；地龙、水蛭；红花、丹参等。

四、湿邪困脾，重用风药

"风"为春季之主气，自然界的"风"有突发、上升、散开、来去无定、令物动摇等特性。中医学依据"风"的特征为无形、流动，通过长期的详尽观察，发现临床上有诸多疾病具有来去无踪、变化瞬息的特征，与自然界"风"的特性相似，因而引用了"风"的概念。作为六淫之一的风邪致病有以下特点：风为阳邪，其性开泄，易袭阳位；善行，数变，善动；常兼邪致病。因为风是外感病的主要病因，所以有"风为百病之长"的说法，甚至有时以风邪代指外邪。因风所致或者内生邪风，凡符合以上特点，具有风的特性的疾病，中医学称之为"风病"。有学者认为，"风"就是气的运动或运动形式，气与风异名而同类。无论是自然界的风，还是机体内的风，都是指运动的气而言。《素问·阴阳应象大论》云："阳之气，以天地之疾风名之。"《医碥》发挥曰："故气病往往称风，如肝风、肠风、胃风之类，皆气之往来鼓动若风耳。"根据风邪的性质，"风病"可以分两大类，一类是外风（病），多指外感六淫风邪；另一类为内风（病），多指内生邪风。早在《素问·风论》就论述了风病的病因、病理、症状及诊断要点，指出"风者，百病之长也"，强调"风者，善行而数变"的临床特征。《金匮要略》记载了中风、历节病、五脏风寒积聚病等风病的脉证并治规律，奠定了风病的临床学基础。《金匮要略》正式提出中风病之名，对中风病病因从"正虚邪中"立论，在治疗上多主张驱散风邪、补益正气。巢元方《诸病源候论》认为"心痛者，风冷邪乘于心"。至宋代，陈自明《妇人大全良方》提出"治风先治血，血行风自灭"的著名论点，成为临床治疗风病处方用药的指导原则之一。金元时期学术争鸣异常活跃，李杲、朱震亨进一步丰富了风病理论，首次提出了风药的概念，并对风药的临床应用进行了深入的研究，为后世研究风药奠定了基础。在《脾胃论》

中于补脾胃、建中气之中，善用风药的学术思想，对脾胃病的治疗产生重要的影响。朱震亨虽为养阴派，但在临床中也善于使用风药，如用防风、羌活、升麻、柴胡、川芎以"升阴散火"。明清时代在总结前人经验的基础上多有发挥。如赵献可《邯郸遗稿》指出："血随阳气而升降，阳气者，风也，风能上升，然必须东方之温，风始能升，故用助风益气汤。"叶桂注重内风，指出"内风，乃阳气之变动"，为后世论治内风提供了理论依据。

风病的治疗原则：外风宜祛，内风宜熄。但在外风引动内风时，祛风与熄风两法可以并用。中药学中就有相对应的散风、祛风、息风等治疗风病的药物，中医学则称之为"风药"。风药以"风"冠名，具有类似风的特性。诸如"风性轻扬""风性开泄""善行数变"及"风能胜湿"等，在风药性能中均有所体现。风药特性可以用"升、散、透、窜、通、燥、动"加以概括。升，即升浮上行，所谓"高巅之上，唯风药可及"；散，即发散，解表祛邪；透，即透泄，开郁畅气、透络开窍；窜，即走窜，走而不守；通，即宣通，通阳化气、通络行经；燥，即燥湿，燥湿化痰；动，是对上述特性的总括，即活动、流动、运动，还有变动不居之意。

对风药的概念和风药的特性以及其功效、临床应用等方面，许多医者进行了探讨。"风药"之名，源于金代张元素《医学启源》，张氏根据药物气味厚薄、阴阳升降特性，将柴胡、升麻、羌活、防风等归为"风升生"一类。其弟子李杲明确提出"风药"之名称，并广泛运用于内伤脾胃诸病治疗，"风药"一词遂为后世医家所常用。李杲之师金元著名医家张元素，从阴阳四时之象来阐发中药药理，提出了"药类法象"。并按"风升生""热浮长""湿化成""燥降收""寒沉藏"之象，将药物分成五大类。如"风升生"一类，将具有疗风、疏风、生发、上升药理作用的药物，划分到此类，并以春之象来解释这类药物之理。弟子李杲发挥其师的学术思想进行组方用药，依据"药类法象"之理创制的补中益气汤，以"湿化成"（把对应"至阴之类，通于土气"的长夏，概括为"湿化成"，即湿土同类，中央黄土具有万物之本源，化气成物之功）类的人参、黄芪、白术、当归、陈皮、甘草，来补中益气。又从"风升生"（把对应"阴中之少阳"的春，概括为"风升生"，即春季有风之象，有万物生长之象，有上升之象）类中取升麻、柴胡，升发少阳春升之气，所以脾胃不足"须以升麻、柴胡苦平，味之薄者，阴中之阳，引脾胃中清气行于阳道及诸经，生发阴阳之气，以滋春之升也；又引黄芪、人参、甘草甘温之气味上行，充实腠理，使阳气得卫外而为固也"。为临床风药的应用奠定了坚实的理论和临床基础。

脾居中焦，为气机升降中枢，人体气机运动，皆赖脾气，脾气升则浮，胃气降则沉。脏腑之气升降、交通、相济为用，全赖脾居中的斡旋作用。如肺的宣发，心火的温煦，肝胆的条达，肾水的滋养，都与脾主升清有关。风药的升发可推动脾的升清作用。风药与健脾益气药相伍，在《脾胃论》中极为常用，补中益气汤即其著名代表。脾胃虚弱，脾气不升而下陷，进而下焦阴火扰动上冲，发生病变。此时除补中益气之外，升发脾气是重要的一环，只有脾气升发，元气才能充沛，阴火才能敢降。借风药轻扬散浮之性，引提升发之气，举陷以利脾土清阳之气升发、敷布。脾胃为气机升降之枢纽，人之清浊之气皆从脾胃化生，李杲抓住脾胃为五脏气机升降之核心、精微化生之根本这个关键，重视升提阳气。《脾胃论·脾胃盛衰论》中说："……用辛甘之药滋胃，当升当浮，使生长之气旺，则万化安矣。"以气味芳香、微苦辛温之防风、羌活、白芷、藁本等品，及气微芳香、味淡辛平具有升提之功的柴胡、葛根、升麻入方，助清阳之气生发升腾。

脾为五脏之一，体阴而用阳，气血生化之源，气机活动以升为主。脾病多见清阳不升，水失化源。风药性升浮，既能助脾气上升，又能疏达脾气，资助清阳之气升腾，风药性燥，有以风胜湿、振奋脾运之功。《脾胃论》中认为，就脾胃言，脾气主升，胃气主降。胃失和降，可影响脾之升清；脾失运化，亦影响胃的和降。治必燮理升降，而风药之辛散，能斡旋中气，特别是能开散宣达，使中焦气滞之郁结不畅者得以开达舒畅。中焦气机以升降为其常，故用风药疏理气机，还必须注意配以和降之品。如李杲调中益气汤用柴胡、升麻助脾之升；用木香、陈皮助胃之降。如常见脾胃气虚，气滞中焦，见脘胀而兼有便溏者，用枳壳、木香下气除胀，助胃气降浊；用葛根、炙升麻、荷叶升清止泻，助脾气升清。此外临证治疗便秘，气机痹阻之证，也常配伍风药，以助腑气通降，其机理在于风药能畅达气机，使清阳出上窍，则有利于浊阴出下窍。如景岳济川煎治疗肾虚下燥之便秘，以升麻与方中诸药相配，即蕴涵清升浊降之理，升麻味甘辛，配肉苁蓉、当归可充分发挥后者润肠通便之功，又可因其升举之力而使润降有度，不致因滋润太过反腻滞气机；升麻配泽泻、牛膝可升清降泄肾浊；升麻配枳壳，则升降肠腑气机。方中虽无攻下之品，而实有通便之功。体现了风药升清，升发脾阳，燮理中焦，宣气降浊，调理升降的作用。

正如柯琴《名医方论》所说："补中之剂，得发表之品而中自安；益气之剂，赖清气之品而气益倍。"饮食水谷经过脾胃运化吸收，在脾气升清作用下，将精微物质布散全身，脾升则阴土始运，肺亦得以滋润。若脾胃气虚，中气不升，或脾虚湿阻，出现形体消瘦、纳少、纳呆、餐后饱胀、便溏泄泻等症状。此时加入风药能升清除湿、运土健脾。临床常合用羌活、防风、藁本、葛根等风药以升清除湿、运土健脾，风药的升发之性可促进脾主升清的作用。风药的升发脾阳，燮理中焦，调理升降的作用，在临床上得到广泛应用。周斌认为，上消化系统疾病大多伴有上消化道动力异常，以胃排空功能障碍为主，临床可见胃脘胀满、嗳气、呃逆，甚则反食、呕逆等中医认为肝胃不和、胃气上逆等"风"的症状。临证中多加用苏叶、苏梗、藿香梗、藿香、佩兰、枳壳、香橼、佛手、陈皮等轻清宣散之品，顺风气上逆之性，具有理气和胃、祛风散湿的功用，临床取得很好疗效。清阳升而浊阴降则诸症平。陈津生认为久泻、便秘、崩漏、带下诸病，凡其病机属脾虚下陷、清阳不升者，均可运用祛风升清之法或配伍祛风药治之，灵活运用羌活、独活、升麻、柴胡、防风等药，以升发清阳、舒展经络之气，使阳气升腾，浊阴自降。风性辛散升浮，升清阳、醒脾胃、通督脉。

李杲根据《难经》"损其脾胃者，调其饮食，运其寒湿"，指出"肠胃为市，无物不受，无物不入"，"若风、寒、暑、湿、燥一气偏胜，亦能伤脾损胃，观证用药者，宜详审焉"。李杲以脾胃为中心，提出弦、洪、缓、涩、沉、细各种脉象，分析风、热、湿、燥、寒所伤，而治疗善用风药。如诊得弦脉，脾胃为风邪所伤，甘草芍药汤、黄芪建中汤或甘酸之剂皆可用之；如洪脉，脾胃为热邪所伤，则用三黄丸、泻黄散、调胃承气汤或甘寒之剂皆可用之。脾胃虚弱、湿困脾机，谷气下流，其证"四肢满闷，肢节烦痛，难以屈伸，身体沉重，烦心不安，忽肥忽瘦，四肢懒倦……嗜卧，无力，不思饮食，调中益气汤主之"。黄芪、人参、甘草甘温益气；柴胡、升麻从阴引阳，一以治少阳清升之气不足，一以治脾胃的谷气下流；苍术运脾燥湿；橘皮健胃调中；更加少量木香运转肠机，使清升浊降而病除。李杲认为"君药分而最多，臣药次之，使药又次之，不可令臣过于君，君臣有序，相与宣摄，则可以御邪除病矣"。田芬兰教授临床灵活运用风药，她认为风性善动，与肝相应，风能胜湿，风药具有升发脾阳，燮理中焦，调理升降的作用；具有升发肝胆，资春生之气，以达疏肝解郁、行气导滞作用；具有固肾气，助气化，以达化气布津，辛以润燥的作用，临床在遣方用药时常常酌情选用一味两味以佐之，以增强疗效。

第六章　田芬兰教授医案精选

医案，又称诊籍、脉案、方案、病案，是历代中医医家日常诊疗活动的记录，反映了医家的学术思想和临证经验，经过演变发展，成为现代的病案、病历。中医医案是在中医药理论指导下形成并发展起来的，承载着中医药理论的实践记录和临证总结，是中医理、法、方、药综合运用的具体形式。它不仅是医疗活动的真实记录，还体现了医家的临床经验及思维活动，是中医学的重要组成部分。

中医医案源远流长，其萌芽可追溯到周代。据《周礼》记载，当时的医家已有关于疾病名称及治疗结果的记录，但其作用主要是用于评定疗效，从而确定医家等级，以发薪俸。《左传》及先秦诸子著作中，也有散在的关于医家诊治疾病的记载，均可视为医案之雏形。现今所见最早有实际内容的医案，为《史记·扁鹊仓公列传》中所载扁鹊治赵简子、虢太子、齐桓侯三案及淳于意的二十五则诊籍，均记录了患者个人信息、病名、脉症、治法及预后等，涉及临床各科，被后人视为医案之滥觞。中医医案不仅是医家临床实践的结晶，也是中医学的瑰宝，浓缩、涵盖了中医基础理论和临床各方面的知识，可谓博大精深。学习和研究医案，不仅能丰富和深化理论知识，而且可以提高临床诊疗水平，开阔视野，启迪思路。因此，医案对于中医临床、教学、科研工作者来说，当是必修之学。

中医名家的临床经验、理论水平和学术创新都体现于医案中。近哲章太炎先生指出："中医之成绩，医案最著。欲求前人之经验心得，医案最有线索可寻，循此钻研，事半功倍。"当代大家秦伯未先生也道："合病理、治病于一，而融会贯通，卓然成一家言，为后世法者，厥惟医案。"医案体现了医者的临床思维活动和辨证论治的过程，经过一系列的整理、加工、总结而成，提供疾病诊断、治疗、转归、预后、流行病史及医学史方面的资料，利于研究医者处方用药的规律，是后人借以开启心智、拓宽视野、继承发展的生动素材。医案的整理和研究，对于揣摩名医临床思维规律、训练辨证论治的技能、借鉴名医的学术思想与经验，均有重要的意义，是学习与研究中医的传统方式。

田芬兰教授一生桃李满天下，先后指导博士生、硕士生、师带徒人员 30 余人，他们中的很多人已成为行业里的翘楚。跟师过程中，他们积累了一定的临床资料，包括原始病历资料、跟师笔记、临床经验体会等。学生们不仅学到了田教授宝贵的临床经验和学术思想，提高了自身的专业技术水平，还通过阅读一些古典医籍，提高了中医基础理论水平。

本章收录百余则医案，每则医案分述辨证、治则、治法、方药等，医案涉猎广泛，旁征博引，按语精当，实用性强，不仅比较全面地展现了田芬兰教授在内科杂病方面的诊疗经验，而且充分反映了其融汇古今、独创新说的学术特点。

一、喘证医案

1. 喘证热瘀水结医案

初诊 患者刘某，男，70岁。主因"间断胸闷憋气15年余，加重伴喘促1天"就诊。患者胸闷、喘憋，平卧位及活动后加重，偶伴心悸心慌，时汗出，无胸痛，无头晕头痛，咳嗽无咯痰，无恶心呕吐，无泛酸，无发热，右侧肢体活动障碍。口干、口苦，纳可，大便干，夜寐尚安。舌暗红，苔黄厚，脉弦滑。查心电图：窦性心动过速，心率129次/分，心肌缺血。即刻血糖13.2mmol/L。血常规：白细胞（WBC）13.69×10^9/L，嗜中性粒细胞（N%）93.64%，淋巴细胞（L%）2.74%，平均血小板体积（MPV）12.7Fl。心肌酶示谷草转氨酶（AST）67U/L。心肌梗死三项示肌红蛋白（MYO）177.38ng/mL。胸部CT（口头回报）示双肺炎症，以左侧为著。考虑"冠心病、心功能不全、肺感染、脑梗死、糖尿病"。嘱吸氧、心电监护，先后给予"单硝酸组液""银杏达莫注射液"。药后患者喘憋略减，无胸痛汗出，无恶心呕吐。监测血压（BP）86/42mmHg，心率（HR）76次/分，动脉血氧饱和度97%。复查心电图示窦性心律，心肌缺血。查D-二聚体示0.3mg/L。心肌酶示AST 70U/L，肌酸激酶（CK）250U/L，低密度脂蛋白（LDH）291U/L。心梗三项示心脏肌钙蛋白（cTnI）0.21ng/mL，肌酸激酶同工酶（CK-MB）9.294ng/mL。喘貌，口唇紫绀，胸廓对称，叩诊浊音，双肺呼吸音低，可闻及少许干湿性啰音，心界叩之向左扩大约1cm，心音尚可，双下肢水肿（±），右侧巴氏征（+）。心电图示室内传导阻滞，多导联ST-T段缺血样改变。头颅CT示①左丘脑、两基底节腔隙性梗死灶及软化灶；②脑萎缩，必要时行MRI检查。胸部CT示双肺炎症。

中医诊断：喘证（热瘀水结）。

西医诊断：左心功能衰竭（心功能Ⅲ级）；冠心病；高血压病3级；社区获得性

肺炎；脑梗死。

治法：清热活血，泻肺利水。

处方：汉防己 15g　　　川椒目 9g　　　葶苈子 30g　　　大黄 12g

黄芩 12g　　　鱼腥草 30g　　　茯苓 30g　　　白术 15g

桑白皮 30g　　　泽泻 15g　　　半边莲 15g　　　车前子 30g^{包煎}

白花蛇舌草 30g

7 剂，日 1 剂，水煎服

二诊　喘憋减轻，偶有咳嗽，小便量少，大便干。黄厚苔未减，双下肢水肿（＋）。BP 120/80mmHg。原方大黄、黄芩增至 15g，煎服法同前，继服 7 剂。

三诊　患者静息状况下无明显喘憋，偶有气短、乏力，唇甲紫绀，双下肢水肿明显消退，二便尚可，舌黯红，苔薄黄。二诊方加丹参 30g、黄芪 30g，继服 6 剂。此后，继服该方 10 余剂，以巩固治疗。

按语：该患者素体偏胖，痰湿积聚，脾失健运，壅滞胃肠，阻遏气机，气血运行不畅，瘀血内停，瘀久化热，而致本病，属慢性心衰急性期的热瘀水结证，治疗以己椒苈黄丸加减。该方的使用，也是田教授"冠心 2 号方"的一次继承创新。"冠心 2 号方"用于寒瘀水结型心衰，而我们在临床上发现心衰病症中存在一类因瘀郁日久化热、痰热阻肺所致的喘促，故清热活血、泻肺利水。

方中葶苈子辛、苦，寒，祛痰定喘、泻肺行水。防己苦、辛，寒，善走下行、利水消肿。川椒目苦、辛，寒，化气行水，引诸药下行。大黄利水泄浊，活血通脉。加桑白皮泻肺平喘，茯苓、白术、泽泻、车前子、半边莲利水消肿，白花蛇舌草、大黄、黄芩、鱼腥草清热解毒、活血利水。全方共奏活血利水、清热解毒、泻肺平喘之功。二诊时黄厚苔不褪、大便干，热象未减，故于前方基础上增加大黄、黄芩剂量，以加强清热泻火之力。三诊偶有气短、乏力症状，唇甲仍紫绀，故加丹参、黄芪活血化瘀、益气固本。该方切中慢性心衰痰热水瘀互结之病机，加减诸药以增强其化痰平喘、行气活血、利水消肿之力，诸药合用，宣上、和中、渗下，使上宣中和下达，诸脏宣通，标本兼顾，扶正而不留邪，祛邪而不伤正，阴阳调和，升降周流，则脏腑畅达，病易向愈。

2. 喘证气阳两虚、瘀血内阻医案

初诊　患者宋某，女，90 岁。主因"间断胸闷、喘憋 20 年余，加重 4 个月"就诊。现症见患者胸闷、喘憋，平卧位及活动后加重，无头晕、头痛。时咳嗽，咯白黏痰，易咯出。无恶心呕吐，纳可，小便少，大便调，夜寐欠安。舌质暗淡偏胖，苔白，脉弦滑数。双肺呼吸音粗，可闻及散在湿性啰音，心音可，律不齐，HR 98 次 / 分，双下肢水肿（ +++ ）。心电图示室性期前收缩，HR 98 次 / 分。

中医诊断：喘证（气阳两虚，瘀血内阻）。

西医诊断：慢性心功能不全（心功能Ⅲ级）；冠心病（心律失常，室性期前收缩）。

治法：益气活血，温阳化瘀。

处方：党参 30g   茯苓 12g   白术 12g   炙甘草 10g

       黄芪 30g   丹参 30g   桂枝 12g   生龙骨 30g^{先煎}

       生牡蛎 30g^{先煎}   桑白皮 30g   当归 10g

7 剂，日 1 剂，水煎服

二诊 服上方 7 剂，胸闷、喘憋减轻。小便少，双下肢仍水肿，夜寐欠安。原方基础上加车前子（包煎）30g、泽泻 12g、再服 7 剂，病情向愈。

按语：西医慢性心功能不全出现呼吸困难时可按中医之喘证来辨证论治。本案之中田教授的治疗则体现了其"脾胃轴心，痰瘀互结，五脏相关"学说。患者因脾失健运，变生痰浊，上干于肺，肺气不宣，气逆而为喘。四君子汤补气健脾，桂枝甘草龙骨牡蛎汤扶助心阳、重镇安神。两方合用共治气阳两虚、瘀血内阻之证。

本案患者虽属气阳两虚，但病情未及险重，故以党参易人参，取其甘平补气、兼以养血之用；白术健脾燥湿，合党参以益气健脾为臣；茯苓渗湿健脾为佐；炙甘草甘缓和中为使。四味合用，以健脾益气、养心安神。龙骨之龙为纯阳，因其骨敛阳而成形，故龙骨有敛阳入肾之功，长埋土中，具土之善纳之气，所以能将阳气收之藏之并固之；牡蛎能开能合，类与少阳，长于水中，故敛少阳之火气而入水，两者共用，定君相之火，同时用甘草扶中焦之土、桂枝交通心肾，相火降，肾水藏，中土固，精神安。在平时运用中，只要有土虚、木（火）旺、君相之火虚摇的病人，皆可用之。成无己评述："桂枝甘草之辛甘，以发散经中之火邪；龙骨牡蛎之涩，以收敛浮越之正气。"全方共奏益气健脾、活血化瘀之功，故用四君子汤合桂枝甘草龙骨牡蛎汤治疗气虚血瘀型喘证，疗效甚佳。

3. 喘证脾阳虚衰、血瘀水停医案

初诊 患者白某，男，86 岁。主因"间断喘憋、水肿 10 余年，加重 3 天"就

诊。患者间断喘憋、水肿 10 余年，曾经心内科诊为"冠心病，陈旧性下壁心肌梗死，心功能不全"。间断口服扩冠药、利尿剂治疗，病情尚平稳。近 3 天，劳累后出现喘憋、水肿加重，口服利尿药，水肿稍轻，喘憋气短症状改善不明显，遂来诊。现症见喘憋气短、心悸，活动后加重，偶咳，痰白量少。腹胀纳呆，神疲乏力，双下肢水肿，寐差，夜间常憋醒，不能平卧，大便溏软，唇甲紫绀。舌淡暗，舌体胖大有齿痕，苔白滑，脉沉细无力。磺胺类药物过敏史。神清，喘貌，唇甲紫绀，双肺呼吸音粗，两肺底可闻及湿性啰音，律不齐，偶及早搏，心率 92 次 / 分，双下肢水肿（+），BP 150/65mmHg。心电图示窦性心律，室性早搏，Ⅱ、Ⅲ、aVF 导联可见 Q 波，余导联呈 ST-T 段缺血样改变。心脏超声示主动脉硬化，心功能减低，左心室壁心肌运动失调，心脏射血分数（EF）48%，心包少量积液。

中医诊断：喘证，水肿（脾阳虚衰，血瘀水停）。

西医诊断：慢性心力衰竭；冠心病；陈旧性下壁心肌梗死。

治法：益气健脾，温阳利水。

处方：西洋参 12g   桂枝 10g   丹参 16g   益母草 16g

        防己 30g   葶苈子 12g   冬瓜皮 20g   茯苓 30g

        枳壳 12g   炙甘草 10g

5 剂，日 1 剂，水煎服

二诊 服上药后，平时喘憋、心悸明显减轻，小便量多，肢肿大减；活动后仍气短，喘憋加重，腹胀纳少。舌苔略薄，脉象无显著变化。原方加白术 15g 以健脾益气，再进 7 剂。服药后水肿消退，活动后仅见轻微喘促，休息后即可缓解。

按语：慢性心衰属于中医学的"喘证""痰饮""胸痹""心悸""水肿"等范畴。中医著作中很多论述与其描述症状相似。田教授经多年临床积累，提出脾胃虚弱是慢性心力衰竭发生的基本因素，临床中应时刻予以重视。田教授认为脾胃居于中州，主运化水谷，只有中气充足，心脉得养，方能平安，因而治疗心病，强调"从脾胃论治"。该患者病机恰为心脾两虚，气虚阳衰，血瘀水停，故拟上方以益气温阳、活血利水，以心脾同治。

患者病情日久，复杂多变，虚实错杂，这给临床诊疗带来了一定的难度。中医发展至今，其理论体系也大大细化，若用如此细致的思维去针对病情复杂的老年病，这样"点对点"的中医模式难以胜任。因此，这一问题需要有纲领性的辨证方法来解决，而六经辨证在上千年的临床实践中，证明了它的纲领性、实用性，在其基础上统领的诸多经方更是以效验而沿用至今。"大道至简"诠释了经方在心血管疾病治疗中的地位。

运用经方治疗心血管疾病，仍需要注意一些问题：一定要在辨证清楚的基础上加以应用，力求"方证对应"，即"有是证用是方"；注意随证加减，确保药物对症有效；同时，又不可完全拘泥于条文所述症状，要弄清疾病的病因病机，判断其所归三阴三阳哪一经病，灵活处方。

本案方中西洋参、白术为主药，大补元阳之气而升清，辅以桂枝、炙甘草温补心阳，合茯苓、冬瓜皮、防己利水渗湿而降浊。治疗关键在于益气温阳、调畅气机，使清阳得升，浊阴得降，气血和调，而水饮瘀血自去。鉴于患者喘憋，水饮之邪侵犯上焦，故加用葶苈子、桑白皮泻肺平喘，发挥肺脏通调水道之功用；"血不利则为水"，故辅以活血药丹参、益母草等祛瘀不伤正。复诊水肿好转，故予健脾之品以调养机体。临床上，慢性心功能不全辨证相符者，每用即效。

4. 喘证心肾阳虚、水凌心肺医案

初诊 患者孙某，女，73 岁。主因"间断胸闷、心悸 5 年，加重伴活动后喘憋 1 周"就诊。患者于 5 年前无明显诱因出现胸闷、心悸等症状，曾就诊于天津铁路医院，考虑"冠心病、心房颤动"，予系统治疗后好转，之后患者间断服用丹参片等药物。近 2 年来，患者胸闷心悸较前发作频繁，伴活动后喘憋，时有咳嗽咳痰，经休息或服用利尿剂后缓解，反复发作。近 1 周来，患者感寒后再次出现胸闷、心悸，伴喘憋，活动后及夜间尤甚，为求系统治疗就诊于我院。现症见：患者喘憋阵作，活动及平卧后尤甚，咳嗽，痰白黏，时有胸闷心悸，无头晕头痛。纳少，大便调，小便量少，夜寐欠安。舌暗，苔黄腻，脉沉细结代。吸烟史 40 余年，每日半包。喘貌，半卧位，气短懒言，面色少华，查体欠合作，唇甲紫绀。双肺呼吸音低，双下肺可闻及湿性啰音，心音强弱不等，心律绝对不齐，HR 73 次 / 分。心电图示心房颤动、ST-T 段缺血样改变。胸部 CT 示两肺炎性病变，右中叶软组织密度影，建议治疗后复查；两侧胸腔积液，右侧显著，心脏增大，纵隔淋巴结增大。心脏超声示主动脉硬化伴瓣叶钙化，左心室舒张功能减低，左心室壁心肌运动节段性异常，肺动脉高压，全

心增大。

中医诊断：喘证（心肾阳虚，水凌心肺）。

西医诊断：心功能不全，冠心病，心律失常（心房颤动）。

治法：温补心肾，泻肺利水。

处方：冬瓜皮 30g 枳壳 12g 茯苓 20g 益母草 16g

防己 10g 太子参 25g 沉香 8g 泽泻 14g

猪苓 20g 桂枝 8g 白术 16g 山茱萸 20g

葶苈子 16g 炙甘草 10g

6 剂，日 1 剂，水煎服

二诊 6 剂后，患者喘憋、水肿减轻，夜间可平卧，活动后仍有喘促发作，气短显著。黄腻苔明显变薄，脉沉细结代。原方改太子参为西洋参 6g，加麦冬 16g，再进 6 剂。

按语：本案患者之喘证，实由心脾肾阳虚，土不制水，肾虚水泛，水饮上扰，寒水射肺所致。田教授经多年临床积累，提出脾胃虚弱是多种疾病的基本因素。本案为本虚而标实，本虚以心、脾、肾为重点，以阳虚为主，而且达到心脾肾阳气欲脱的危重阶段；标实，为痰饮交结难解，内迫脏腑。痰饮之成，责之于脾。健脾利水化饮是主要治法治则，故以上方温阳利水、健脾补肾。治疗必须权衡标本的轻重程度而有所侧重，并且兼顾其他相关脏腑；攻邪不能过急，宜时刻照顾正气；补虚不能纯用甘补，否则会使瘀痰难消，变生他证，延误病情。故加桂枝、炙甘草、茯苓、太子参等，且寓苓桂术甘汤之意，为张仲景治痰饮的主要方剂，以增强温壮心阳之力。实践证明，这是治疗心衰水肿的有效方剂。加泽泻、防己益心脾之气而利尿，且与白术、茯苓、甘草共奏益气健脾、利水消肿之效。这样，肾阳渐复，膀胱气化，水肿渐退，寒水得去，痰饮遂消，咳喘亦平，意在调平阴阳、气血兼顾、标本同治。

5. 喘证心肾阳虚、饮瘀互结医案

初诊 患者马某某，男，69 岁。主因"外感后喘憋不能平卧，心悸、气短，动则加重 1 周余"就诊。患者 1 周前外感后出现喘促、憋气、不能平卧，心悸、气短，动则加重，尿少，肢肿，胸腹胀满，唇甲青紫，纳呆，口干不欲饮。舌质紫黯，苔白腻，脉沉弦无力。既往肺源性心脏病史。喘貌，紫绀，颈静脉怒张，桶状胸，双肺底可

闻及湿啰音，心音低，HR 128 次／分，律齐，肝大，肝颈静脉回流征阳性，下肢水肿（+++）。心电图示肺性 p 波，低电压，电轴轻度右偏，心肌缺血。

中医诊断：喘证（心肾阳虚，饮瘀互结）。

西医诊断：肺源性心脏病，全心衰，心功能Ⅳ级。

治法：益气温阳，活血利水。

处方：

西洋参 12g	丹参 30g	防己 15g	葶苈子 15g
桑白皮 15g	泽泻 15g	益母草 15g	地龙 15g
枳壳 12g	苦杏仁 12g	厚朴 12g	桂枝 9g

7 剂，日 1 剂，水煎服

二诊 喘憋减轻，能平卧，尿量增多，水肿渐消，自觉乏力，纳呆。肺底啰音减少，HR 92 次／分。予原方加黄芪 30g、茯苓 15g，以增益气健脾之效，7 剂。

三诊 诸症明显减轻，水肿基本消退，纳食增多。肺底少许湿啰音，HR 84 次／分，心衰基本控制。原方加知母 30g，以防利水伤阴，继服 7 剂以巩固疗效。

按语：本案肺心病、全心衰属中医"喘证"的范畴。田教授认为，心衰与肺脾肾三脏关系密切，多因痰饮、瘀血、水湿所致，尤以脾脏最为密切，治疗常常从脾论治，并且兼顾心、肾。《金匮要略》云："膈间支饮，其人喘满，心下痞坚，面色黧黑，脉象沉紧，患病数十日，医吐下之不愈，木防己汤主之。"仲景所称的"支饮"多指咳逆倚息，短气不得卧，其形如肿，从现代医学来解释，多为肺水肿、肺瘀血、心功能不全等较严重的心肺疾病。"膈间"点明了病位；"其人喘满"，可为肺水肿造成的呼吸困难；"心下痞坚"，当为心源性肝硬化（瘀血性肝大）；"面色黧黑"，慢性缺氧表现；"其脉沉紧"，提示充血性心衰；"得之数十日"，说明病程长，呈慢性化；"医吐下之不愈"，病不在胃肠，亦非宿食黏痰，故吐下不愈。再结合经文的描述，更能清晰地看出方证的大概轮廓。《名医别录》谓："其治水肿、风肿，去膀胱气。"陶弘景云："防己是疗风水要药。"又《本草纲目·序列·十剂》云："通可去滞，通草、防己之属是也。"防己与木通性近，故《十剂》并称之。李杲谓："防己治湿热，宜于下焦，不宜于上焦者，当是也。""此方与防己、茯苓汤同为防己桂枝并用法，并肺肾两治之用，彼症水气外著，则加黄芪；此症水气内郁，则加石膏为异。"

田教授认为，仲景所论的木防己汤证与现代医学的慢性心力衰竭的临床表现高度切合，她以木防己汤作为基本方，加减化裁，研制出了"强心灵冲剂"，运用于临床，活人无数。本例患者久病气虚，日久伤阳，心阳衰微，不能下归于肾，终致肾阳虚衰，主水无能，饮瘀互结。治宜益气温阳、活血利水。组方中以西洋参、桂枝益气温阳复脉；防己、葶苈子、桑白皮、泽泻、益母草、地龙活血利水，以祛邪扶正、匡扶阳气。二诊时喘憋减轻，水肿渐消，加黄芪、茯苓以增益气利水之功。三诊时诸症明显减轻，水肿基本消退，纳食增多，为防利水伤阴，加知母以增阴液。全方共奏益气温阳、活血利水之功，同时顾护阴液。经治3周后，患者诸症皆愈。

6. 喘证脾肾阳虚、水饮凌心医案

初诊　患者石某某，男，62岁。因"间断胸闷、喘憋5年，加重伴双下肢水肿3天"就诊。既往扩张型心肌病史5年，近3天因过劳症状加重，曾查心脏彩超示全心增大，EF 36%。胸部CT示两侧中度胸腔积液。现症见：喘憋不能平卧，心悸气短，动则加重，伴尿少、肢肿，纳差。舌质淡胖，苔白滑，脉沉弦。

中医诊断：喘证（脾肾阳虚，水饮凌心）。

西医诊断：扩张型心肌病，慢性心功能不全（心功能Ⅲ级）。

治法：健脾补肾，温阳利水。

处方：
炙附子 15g	干姜 10g	肉桂 3g	黄芪 30g
太子参 20g	白术 15g	茯苓 15g	山药 15g
防己 15g	泽泻 15g	牛膝 15g	桑白皮 30g
丹参 30g	炙甘草 10g		

7剂，日1剂，水煎服

二诊　患者喘憋较前减轻，能平卧，尿量增多，水肿减轻，仍气短乏力，动则加重。原方白术、牛膝加量至30g。煎服法同前，7剂。

三诊　患者喘憋、水肿明显减轻，尿量增多，纳食亦增，自觉口干、便干。舌质淡红，苔白，脉沉细。前方去干姜、肉桂，减附子，加知母20g。煎服法同前，7剂。

四诊　患者喘憋、水肿基本消失，轻度活动无气短、心悸等，纳增，二便调。舌淡红，苔白，脉细缓。继服上方7剂，维持疗效。

按语：田教授认为慢性心功能不全根据其临床表现，属于中医学的"心悸""怔忡""水肿""喘证""痰饮"等范畴，为本虚标实之证，以心气不足、脾肾阳虚为本，水湿、痰饮、瘀血为标。久病失养、年老体虚、劳倦过度等均可导致心气不足，

气血运行不畅，脾肾阳虚，水液停聚为饮，饮邪上犯，凌心射肺，而致喘促、憋气、心悸、尿少、肢肿等症。水肿的治疗，《素问·汤液醪醴论》提出"去菀陈莝""开鬼门""洁净府"三条基本原则。张仲景宗《黄帝内经》之意，在《金匮要略·水气病脉证并治》中提出："诸有水者，腰以下肿，当利小便；腰以上肿，当发汗乃愈。"辩证地运用了发汗、利小便的两大治法，对后世产生了深远的影响，一直沿用至今。本例治以健脾益肾、温阳化气利水之法，以济生肾气丸加减。济生肾气丸出于《济生方》，由金匮肾气丸加味而成，具有温补肾阳、利水消肿的功效，主治肾阳不足、腰重脚肿、小便不利。

方中黄芪、太子参、茯苓、白术、山药等健脾益气利水，附子、干姜、肉桂温肾助阳，桑白皮、防己、泽泻、车前子利水消饮，丹参活血化瘀，牛膝补肾，引药下行。

7. 喘证脾虚湿盛、水饮凌心医案

初诊 患者李某，女，75岁。主因"间断胸闷、憋气10余年，加重伴喘促3天"来诊。患者10余年前，活动后出现胸闷、憋气间断发作，偶有胸痛，休息后可减轻，未予重视。近4年来，患者上述症状较前发作频繁，曾就诊于我院，查心电图示窦性心律，ST-T段缺血样改变。查心脏超声示主动脉轻度硬化，左心室增大，左心室舒张功能减低，左心室壁心肌节段性运动不协调，EF 54%，考虑"冠心病"，患者间断服用"单硝酸异山梨酯缓释片""阿司匹林""厄贝沙坦"等药物，病情尚平稳。3天前，患者感寒后胸闷、憋气再次发作，伴活动后微喘，咳嗽，痰白多泡沫，纳可，二便调，自服"丹参滴丸"，病情未见明显好转，遂于今日就诊于我院门诊。现症见：患者胸闷、憋气阵作，无明显胸痛，活动后喘促，偶咳，痰白易咯出，无头晕、头痛，纳可，小便量偏少，大便调，夜寐欠安。舌淡，苔白滑，脉滑、沉取无力。有冠心病、高血压病史，长期吸烟史，15支/日。微喘貌，BP 150/60mmHg，形体肥胖，双肺底可闻及湿性啰音，HR 93次/分，双下肢水肿（±）。心电图示窦性心律，ST-T段广泛缺血样改变。超声心动图示主动脉轻度硬化，左心室增大，左心室舒张功能减低，左心室壁心肌节段性运动不协调，EF 48%。

中医诊断：喘证（脾虚湿盛，水饮凌心）。

西医诊断：冠心病，心力衰竭；高血压病。

治法：健脾益气，泻肺利水。

处方：瓜蒌皮 20g　　益母草 15g　　丹参 20g　　葶苈子 10g

　　　桂枝 12g　　　枳壳 12g　　　茯苓 30g　　防己 10g

　　　西洋参 6g　　　炙甘草 10g

6 剂，日 1 剂，水煎服（加 3 片姜、4 个枣）

二诊　药后喘憋减轻，活动后时有胸闷。舌苔白略厚，脉沉无力。再拟前法，原方加薤白 12g。再服 7 剂。

三诊　胸闷减轻，无明显喘促，诸症减轻。双肺底湿啰音较前减少。复查心电图示窦性心律，ST-T 段较前无显著改变。仍守原方，继服 5 剂以巩固疗效。

按语：本案由水气上冲所致，水不化气而内停，成痰成饮，上凌无制为患。心阳虚衰，坐镇无权，水气因之上冲，则见胸痛、心悸、短气等心病证候。田教授根据长期临床实践，认为脾胃虚弱是冠心病的基本致病因素之一，提出"从脾论治心病"。脾为生痰之源，肺为贮痰之器，饮邪停留中焦，上逆犯肺，每致咳喘。故用上方健脾益气，泄肺利水。

患者老年久病体质，脾失健运，不能化水，致水气凌心射肺，故喘憋气促，胸闷憋气，咳嗽咳痰，以苓桂术甘汤加减以温化利水。方中茯苓健脾渗淡利湿；桂枝温阳降逆，并助茯苓气化以行水；炙甘草健脾补中，调和诸药。另加西洋参增加补气之功，瓜蒌皮、薤白则善宣痹通经。诸药合用共奏健脾益气、泻肺利水之效。

二、水肿医案

1. 水肿寒瘀水结医案一

初诊　患者张某，男，77 岁。主因"腹胀、水肿 1 年余，加重伴心悸 1 个月"就诊。患者间断腹胀、水肿 1 年余，曾就诊于二五四医院，予腹腔穿刺引流及利尿剂治疗后好转出院。之后复因腹水、水肿就诊于上述医院，经利尿后略见好转。近 1 个月来，患者再次出现双下肢水肿，轻微腹胀，伴心悸，患者拒绝穿刺及单纯利尿治疗，遂就诊于我院。现症见：患者双下肢水肿，心悸气短，活动及平卧加重，无明显胸闷、喘憋，腹胀纳呆，恶心欲呕，寐差，小便量少，大便 1 ～ 2 次 / 日。排便无力，舌淡胖，有齿痕，舌质紫黯，苔薄白，脉细数无力。唇甲微绀，双肺呼吸音低，两肺底可闻及少许湿性啰音，双下肢水肿（++++）。心电图示室上性期前收缩，第Ⅲ、aVF 导联 T 波倒置。B 型利钠肽（BNP）3169pg/mL。心脏超声示左心室壁心肌运动节段性异常，左心室舒张功能减低，主动脉硬化，右心负荷增大。既往类风湿关节炎病史。

中医诊断：水肿（寒瘀水结）。

西医诊断：慢性心力衰竭，冠心病；类风湿关节炎。

治法：温阳健脾，活血利水。

处方：茯苓 30g　　　白术 15g　　　柴胡 12g　　　桂枝 15g

　　　干姜 6g　　　天花粉 30g　　　黄芩 9g　　　牡蛎 30g^{先煎}

　　　炙甘草 10g　　　白芥子 9g　　　莱菔子 10g　　　猪苓 20g

　　　泽泻 15g　　　益母草 20g　　　泽兰 15g　　　陈皮 12g

　　　木香 10g

4 剂，日 1 剂，水煎服

二诊　服上药后，水肿、心悸明显减轻，小便量较前增多，腹胀减轻，仍纳少。原方加焦三仙 30g，以健胃消食，再进 4 剂。上方调服后，水肿明显消退，心悸缓解，纳食渐增，守方再进 6 剂。

按语：心力衰竭，多由久病伤阳、水饮停滞而成。田教授认为脾阳不足、健运失职，则湿滞而为痰为饮。心力衰竭始发因素在于水湿内停、三焦不利。三焦者，决渎之官也，为阴阳气血之道路。三焦不利，气机升降出入不畅，引起气机阻滞，柴胡桂枝干姜汤主之。此方出于《伤寒论》："伤寒五六日，已发汗而复下之，胸胁闷微结，小便不利，渴而不呕，但头汗出，往来寒热，心烦者，未解也，柴胡桂枝干姜汤主之。"少阳不利兼寒饮内停，治以和解少阳、展利枢机、温化水湿，临证用柴胡桂枝干姜汤，取其疏肝利胆、调畅气机、温阳利湿之功，用之于水肿，屡用屡效。此外，苓桂术甘汤是温阳化饮类群方之冠，所治痰饮病乃因中阳不足、饮停心下所致。中焦阳虚，脾失运化，则湿聚成饮；饮阻中焦，清阳不升，故头晕目眩；上凌心肺，则心悸、胸满，或短气而咳，故治宜温阳健脾利湿以化饮。方中以茯苓为君，取其甘淡性平、健脾利湿、化饮；饮属阴邪，非温不化，故以桂枝为臣，温阳以化饮。苓、桂相伍，一利一温，颇具温化渗利之效。湿源于脾，脾阳不足，则湿聚为饮，故以白术为佐，健脾燥湿，脾气健运，则湿邪去而不复聚。使以甘草，调药和中。药仅四味，作用于中焦脾胃，起到甘淡渗利、通阳化饮、温建中焦、平降冲逆的作用，配伍精当，温而不热，利而不峻，实为治痰饮之和剂，是治疗饮停中焦、痰浊气逆的显效方剂。服此方后，当小便增多，是饮从小便而去之征。

田教授善于运用"培土生金"法治疗心衰。田教授认为"培土生金"法是根据五行相生规律确定的治疗方法，是用补脾益气而补益肺气的方法，原适用于脾胃虚弱不能滋养肺脏而肺虚脾弱之候。若脾阳虚衰，脾失健运，气虚不能化水，治宜温阳健脾、活血利水。以柴胡桂枝干姜汤和苓桂术甘汤加减，与该病机相契合，临床辨证应用，每获奇效。

2. 水肿寒瘀水结医案二

初诊　患者李某，男，61 岁。主因"间断胸闷、憋气 10 年，加重伴水肿半个月"就诊。患者于 10 年前无明显诱因突发胸闷、憋气，伴心前区疼痛，曾就诊于我院，考虑急性心肌梗死，经系统治疗后好转出院。半年前开始，患者上述症状发作频繁，曾多次于外院住院治疗。住院期间查心脏超声示陈旧性心肌梗死，EF 22%；胸部 CT 示双肺间质性病变，肺水肿不能除外，双侧胸腔积液，室壁瘤不能排除，少量腹水。予利尿强心治疗后好转。半月前，上述胸闷、喘憋再次出现，伴双下肢水肿，并呈进行性加重，遂就诊于我院。接诊时患者胸闷、喘憋阵作，活动及平卧后尤甚，无明显胸痛，双下肢肿胀，尿少，纳少，无恶心呕吐，偶咳，痰白黏，大便干，夜寐欠安。舌紫黯，苔白水滑，脉沉细。有冠心病、陈旧性心肌梗死、心衰病史。呼吸急促，唇甲紫绀，颈静脉充盈，双肺呼吸音低，两肺可及干湿性啰音，心界叩之向双侧扩大，肝脾触诊不满意，双下肢水肿（+++）。心电图示完全性右束支传导阻滞（CRBBB），$V_1 \sim V_4$ 导联见异常 Q 波，ST-T 段缺血样改变。腹部超声示肝脏脂肪浸润、胆囊炎性改变，提示腹腔积液。心脏超声示主动脉硬化，左心室心功能减低，左心室壁心肌运动失调，左心室心尖占位（首疑血栓），心尖部室壁瘤。

中医诊断：水肿（寒瘀水结）。

西医诊断：心力衰竭，冠心病，陈旧心梗，室壁瘤形成，心尖部血栓。

治法：温阳利水，泄浊活血。

处方：黄芪 30g　　　　茯苓 30g　　　　白术 15g　　　　车前草 30g

赤芍 12g	泽泻 15g	猪苓 15g	桂枝 15g
枳壳 12g	陈皮 12g	党参 30g	炙甘草 12g
炙附片 12g	细辛 3g	干姜 6g	五味子 10g

4 剂，日 1 剂，水煎服

二诊 患者胸闷、喘憋较前减轻，夜能平卧，活动后阵作，双下肢水肿（++），纳少，小便量增多，大便尚调，夜寐渐安。舌紫黯，苔薄白，脉沉细。原方切合病机，水肿消退，胸闷、喘憋减轻，纳食渐增，诸症好转，见效守方，继服 7 剂巩固疗效。

按语：《素问·阴阳别论》曰："心者，君主之官……主明则下安……主不明则十二官危。"心主君火，肾主命火，君火命火互根互用。心力衰竭的本源是阳气不足，君命火衰。本病案正体现了田教授巧用温通心阳药及活血利水药治疗心力衰竭。心阳不振，失于温通，则血脉不畅，瘀血内停；心阳亏于上，不能下交于肾，致肾阳不足，气化失常，则水饮内停；此外，心血瘀阻，可加重心阳虚衰，且血瘀日久，闭阻经脉，水道不利，亦可致水湿停聚，从而形成心肾阳虚、瘀阻水泛之证。水液泛溢而水肿明显；水饮凌心射肺则气喘。因此，心衰治疗当温阳利水、泄浊活血。

中医并无"心力衰竭"一词，据其症可属中医学"怔忡""喘证""水肿""痰饮"等范畴。真武汤原方出自《伤寒论》，"太阳病发汗，汗出不解，其人仍发热，心下悸，头眩，身瞤动，振振欲擗地，真武汤主之"。其实，凡阳虚水泛的病机，或水邪泛滥而四肢或通体浮肿者，或咳喘水邪停肺者，皆可以真武汤治疗，取其温阳利水之用，一治太阳病汗后阳虚，二治少阴病阳虚水泛。田教授自拟真武汤加减，方中附子上助心阳以通脉，中温脾阳、下补肾阳以温肾散寒；桂枝温化水湿，温心阳，通心脉；茯苓、白术健脾利水，通调水道，使水液得下、痰湿得祛；赤芍具有活血化瘀通脉、利小便以助行水消肿之功；生姜温阳利水；细辛、干姜温肺化饮；佐五味子以收敛气阴；再配以降气平喘之品。全方共取温通心阳，兼以利水逐瘀、宽胸下气之功。同时，加用黄芪补中益气。现代药理研究表明，黄芪具有明显的正性肌力作用，针对心肌磷酸二酯酶的活性有明显抑制作用，能增强心肌收缩力，且具有明显的利尿效果，改善和保护肾脏功能，因而能增加心肌供血，改善心功能，提高心衰患者的心排量和心脏指数。附子含有乌头碱、次乌头碱、消旋去甲乌药碱等（乌头碱、次乌头碱有抗心肌缺血、缺氧等作用，消旋去甲乌药碱有强心作用）。

患者二诊时，虽喘憋、咳痰、心悸好转，然乏力依旧，脉尚微细，正合《伤寒论》原文"少阴之为病，脉微细，但欲寐也"的描述，四肢不温且纳差，考虑患者久病体虚，特从太阴、少阴论治，方用四逆汤、理中汤合方加减。患者初服药时，大便频繁，在《伤寒论》中也有记载，患者素有里寒，得温药，下利后自止，却无其他不适，当属"脾家实，腐秽当去故也"。通过临床验证，真武汤加减应用可以提高证属阳虚里寒、水饮上犯的心功能不全的疗效。

胸居阳位，宣展浊邪，通心脉以利气机。若浊邪害清，闭阻胸阳，则在原方中合苓桂术甘汤温通饮邪、振奋脾阳、转输气机，对水泛上焦的种种病证疗效更为显著。全方标本同治、刚柔相济、攻补兼施，共奏温阳利水活血之功。

3. 水肿热瘀水结医案一

初诊 患者郝某，女，78岁（体型偏胖）。慢性咳嗽病史8年，每于季节交替时发作，喘憋、劳累及平卧位加重，证见喘憋，大汗出，夜间不能平卧，口干口苦，咳嗽痰黏稠，喉中痰鸣。腹胀，纳呆，大便干，3～4天1次，夜寐欠安，爪甲青紫，口唇发绀，双下肢水肿（++）。舌黯红，苔黄厚，脉滑数。面色晦暗，颈静脉怒张，心率106次/分，律齐，双肺底可闻及少量湿啰音，肝肋下2cm，BP 130/100mmHg。

中医诊断：水肿，喘证（热瘀水结）。

西医诊断：慢性心力衰竭；肺源性心脏病。

治法：清热活血，泻肺利水。

处方：	汉防己 15g	川椒目 9g	葶苈子 30g	大黄 9g
	桑白皮 15g	茯苓 30g	白术 15g	泽泻 15g
	车前子 30g ^{包煎}	泽兰 15g	半边莲 15g	白花蛇舌草 30g
	枳壳 15g	鱼腥草 12g	黄芩 12g	

4剂，日1剂，水煎服

二诊 喘憋减轻，偶有咳嗽，小便量少，大便仍偏干，黄厚苔。双下肢水肿（+），BP 130/100mmHg。初诊方大黄、黄芩增至15g，继服7剂。

三诊 平静时无明显喘憋，偶有气短，乏力，唇甲发绀，双下肢水肿已消退，二便尚可。舌黯红，苔薄黄。二诊方加丹参、黄芪各30g，再进6剂。此后，继服该方10余剂，以巩固治疗。

按：慢性心力衰竭急性期常表现为咳、喘、痰、瘀、肿、悸等，临床表现为虚实夹杂、邪盛正虚、寒热互见，为难治性危急重症。本病属中医"心水"范畴。《金匮要略·水气病脉证并治》提出："心水者，其身重而少气，不得卧，烦而躁，其人阴肿。"《金匮要略·痰饮咳嗽病脉证并治》提出"水停心下，甚者则悸，微者短气，恶水不欲饮"，指出了心水病的临床表现。《中藏经》云："心有水气，则身肿，不得卧。"目前大多认为心衰是本虚标实之候，即心肾阳虚为本，血脉瘀阻、水液蓄留为标，故以温阳益气治其本，活血利水治其标。但这只是对一些长期慢性心衰患者而言，另有一些患者临床主要表现为喘促，胸闷，呼吸困难，咳嗽，咳痰黏稠或黄稠，腹胀纳呆，口干口渴，尿少，小便黄赤，大便干结，双下肢水肿，颈静脉怒张，双肺干湿啰音，肝脏肿大，腹水甚则胸腔积液或全身水肿，舌质紫黯或有瘀斑瘀点，舌下脉络迂曲，舌苔黄腻，脉滑数等。热瘀水结是心水常见的证型之一，有部分医者对这一类患者在治疗方面存在着误区，临床未给予足够的重视。

"痰、热、水、瘀"互结是该病常见证候，该患者素体偏胖，痰湿积聚，脾失健运，壅滞胃肠，阻遏气机，气血运行不畅，瘀血内停，瘀久化热而致本病，证属慢性心力衰竭急性期热瘀水结证，故以清热化痰、利水行瘀为治则，选用己椒苈黄丸加减。方中汉防己苦、辛，寒，善走下行，利水消肿；葶苈子辛、苦，寒，祛痰定喘，泻肺行水；川椒目苦、辛，寒，化气行水，引诸药下行；大黄利水泄浊，活血通脉；加桑白皮泻肺平喘；茯苓、白术、泽泻、车前子、半边莲利水消肿；白花蛇舌草、黄芩、大黄、鱼腥草清解热毒兼活血利水。全方共奏清热活血、泻肺利水之功。二诊时黄厚苔不退，大便干，热象未减，故于初诊方基础上增加大黄、黄芩剂量，以加强其清热泻火之力。三诊偶见气短、乏力，唇甲仍发绀，故加丹参、黄芪活血化瘀，益气固本。该方切中慢性心力衰竭痰热水瘀互结之病机，加减诸药以增强其化痰平喘、行气活血、利水消肿之力。诸药合用，宣上、和中、渗下，标本兼顾，诸脏宣通，扶正而不留邪，祛邪而不伤正，阴阳调和，升降周流，则脏腑畅达，病易向愈。

4. 水肿热瘀水结医案二

初诊 患者孙某，男，55岁。主因"间断胸闷、喘憋7年余，加重伴发热3天"就诊。患者胸闷、憋气，喘促时作，平卧位及活动后加重，无胸痛。发热、汗出，咳白色黏痰，畏寒，无全身骨节酸痛。头晕，无头痛，视物模糊。双下肢乏力，腹胀，纳差，大便干，4～5日一行，小便量少，夜寐尚可。舌紫黯，舌尖偏红，苔黄厚腻，脉滑数。高血压病史 20 年余，最高达 200/120mmHg，平素间断服用依那普利、复方利血平，血压控制在 140 ~ 160/90 ~ 100mmHg；糖尿病史 4 年余，平素注射甘精胰岛素 16 IU qn，血糖控制不理想。带状疱疹病史 4 天。BP 130/90mmHg。体形肥胖，右额可见多个红色疱疹，面积约为 3cm×4cm，口唇紫绀，双肺呼吸音低，可闻及湿性啰音，心音强弱不等，律绝对不齐，心率 98 次 / 分，双下肢水肿（＋）。ECG 示房颤，ST-T 段缺血样改变。

中医诊断：喘证（热瘀水结）。

西医诊断：冠心病，心律失常，心房颤动，慢性心功能不全，心功能Ⅲ级；肺炎（社区获得性肺炎）；高血压病 3 级（极高危）；2 型糖尿病；带状疱疹。

治法：清热活血，泻肺利水。

处方：

防己 15g	椒目 10g	葶苈子 30g	桑白皮 20g
茯苓 15g	白术 12g	黄芩 12g	泽泻 30g
鱼腥草 15g	大黄 12g	炙甘草 10g	车前子 30g 包煎

7 剂，日 1 剂，水煎服

二诊　患者服上方 7 剂，胸闷、喘憋减轻，小便量少，大便干，黄厚苔未减，原方大黄、黄芩增至 15g，再服 14 剂加以巩固。

按语：田教授善于治疗水饮内停所致的喘证，尤其是热瘀水结所致喘证。她使用葶苈子的量很大，追求快速利水以减轻心脏负担。而仲景所立己椒苈黄丸为痰饮水走肠间之证治，田教授深刻领会"此肠间有水气，己椒苈黄丸主之"之内涵，在继承总结前人经验的基础上，结合临床实践，利用此方治疗慢性心力衰竭热瘀水结证，疗效显著。

方中葶苈子辛、苦，寒，祛痰定喘，泻肺行水；防己苦、辛，寒，善走下行，利水消肿。椒目苦、辛，寒，化气行水，引诸药下行；大黄利水泻浊，活血通脉；桑白皮泻肺平喘；茯苓、白术、泽泻、车前子利水消肿；大黄、黄芩、鱼腥草清热解毒，活血利水。全方共奏活血利水、清热解毒、泻肺平喘之功。二诊时黄厚苔不退、大便干，热象未减，故于原方基础上增加大黄、黄芩剂量，以加强其清热泻火之力。该方切中慢性心衰痰热水瘀互结之病机，加减诸药以增强其化痰平喘、行气活血、利水消肿之力。诸药合用，宣上、和中、渗下，使上宣、中和、下达，诸脏宣通，标本兼顾，扶正而不留邪，祛邪而不伤正。阴阳调和，升降周流，则脏腑畅达，病易向愈。

5. 水肿心脾阳虚医案

初诊 患者王某，男，67 岁。主因"喘憋、水肿 10 余年，加重 2 周"就诊。患者间断喘憋、水肿 10 余年，曾经心内科诊为冠心病、心功能不全，间断口服药物治疗。近 2 周，因劳累出现喘憋、水肿加重，口服利尿药，水肿稍轻，喘憋、气短、心悸不能改善，求诊于田教授。接诊时患者喘憋、气短、心悸，动即加重，少气懒言，偶咳少量稀痰，腹胀纳呆，神疲乏力，双下肢水肿，寐差，夜间常憋醒，不能平卧，大便溏软，唇甲淡暗。舌淡胖，有齿痕，色紫黯，苔薄白，脉细数无力。有冠心病、心力衰竭病史。喘貌，唇甲微绀，双肺呼吸音粗，两肺底可闻及湿性啰音，心界叩之向左侧扩大约 1.0cm，律齐，心率 109 次 / 分，双下肢水肿（++）。心电图示窦性心动过速，ST-T 段缺血改变。心脏超声示主动脉硬化，心功能减低，左心室壁心肌运动失调，EF 47%。

中医诊断：水肿（心脾阳虚）。

西医诊断：冠心病，慢性心力衰竭。

治法：益气温阳，活血利水。

处方：

西洋参 12g	桂枝 10g	丹参 16g	益母草 16g
防己 30g	白术 14g	冬瓜皮 20g	茯苓 30g
葶苈子 12g	枳壳 12g	炙甘草 10g	

4 剂，日 1 剂，水煎服

二诊 服上药后，喘憋、心悸明显减轻，小便量多，双下肢水肿大减，腹胀减轻，胃纳渐增。活动后仍气短，喘憋加重，舌脉无著变。再以原方加黄芪 30g，以益气护阴。继进 7 剂。调服 2 周后，水肿消退，可自行上下 3 层楼，活动后仅见轻微喘促，休息后即可缓解。

按语：充血性心力衰竭，多由久病伤阳、水饮停滞而成。田教授认为患者脾阳不足，健运失职，则湿滞而为痰为饮。痰饮随气升降，无处不到，停于胸胁，见胸胁支满；阻滞中焦，清阳不升，则见头晕目眩；上凌心肺，则致心悸、短气而咳；舌淡胖，有齿痕，色紫黯，苔薄白，脉细数无力，皆为痰饮内停之证。

慢性心力衰竭属于中医广义的痰饮病范畴，张仲景在《金匮要略》中首先提出"痰饮"病名，认为该病的形成虽与肺、脾、肾、三焦功能失调有关，但与脾胃的关系尤为密切，并明确提出"病痰饮者，当以温药和之"的著名论断。苓桂术甘汤出自《金匮要略·痰饮咳嗽病脉证治》，"心下有痰饮，胸胁支满，目眩，苓桂术甘汤主之"。又云："夫短气有微饮，当从小便去之，苓桂术甘汤主之。"张仲景用苓桂术甘汤治疗阳虚水饮所致短气、心胸满闷、气上冲胸、起则头眩等症，后世医家扩而广之，将苓桂术甘汤治疗证扩大为咳、短气、眩、悸、满、小便不利。方由茯苓、桂枝、白术和甘草四味常用中药组成，其中茯苓健脾祛湿以利水；桂枝通阳化气，温化水饮；白术健脾燥湿以祛生痰之源；甘草补脾益气，调和诸药。四药合用，成为治疗痰饮的常用方剂，是益气温阳、健脾化饮的代表方，临床用于治疗慢性心力衰竭，疗效显著。

患者年逾花甲，脾阳虚衰，脾失健运，气虚不能化水，治法宜益气温阳、活血利水。田教授经多年临床积累，提出脾胃虚弱是冠心病的基本因素，治疗心病，强调"从脾胃论治"。该患者病机恰为心脾两虚、气虚阳衰、血瘀水停，故治以益气温阳、活血利水，以心脾同治。临床慢性心功能不全辨证相符者，每用即效。

三、胸痹医案

1. 胸痹寒痰瘀结医案一

初诊　患者刘某，女，62岁。主因"间断胸闷、气短20余年，加重3天"就诊。患者20年前无明显诱因出现胸闷、憋气，曾查心电图、心脏超声均未见明显异常，未予重视。之后间断出现胸闷、憋气，曾复查心电图示"心肌缺血"。患者经休息或服用通脉养心丸等药物后尚可缓解，未系统诊治。3天前，患者情绪波动后再次出现胸闷、气短，遂就诊于我院门诊，为求系统诊治收入我科。现症见：胸闷、憋气阵作，胸胁胀满，气短乏力，无胸痛及喘促，偶有头晕，无恶心呕吐，纳可，夜寐尚安，二便调。舌暗，苔白腻，脉弦滑。心率50次/分。有糖尿病病史10年，高脂血症病史15年，其父亲冠心病病史；患者吸烟史40余年。心电图示窦性心动过缓，ST-T大致正常。血脂：TG 2.32mmol/L，TC 6.38mmol/L，LDL 4.14mmol/L。血糖8.86mmol/L。糖化血红蛋白7.9%。胸部X线示两肺纹理增多。心脏超声示左心室壁心肌运动不协调，左心室舒张功能减低，主动脉硬化，主动脉瓣轻微反流。

中医诊断：胸痹（寒痰瘀结）。

西医诊断：冠心病，心绞痛，心功能Ⅰ级；2型糖尿病；高脂血症。

治法：通阳泄浊，活血化痰。

处方：瓜蒌 30g   薤白 12g   半夏 12g   丹参 30g

       檀香 15g   砂仁 6g^{后下}   枳壳 12g   桂枝 9g

       陈皮 12g   茯苓 15g

4 剂，日 1 剂，水煎服

二诊 患者胸闷憋气较前减轻，乏力缓解，气短，善太息，纳可，二便调，夜寐安，舌暗，苔白略腻，脉弦滑。以原方去瓜蒌、陈皮，加柴胡、白芍各 12g，郁金 10g，以疏肝理气。再进 8 剂，诸症皆减轻。

按语：根据临床特点，西医学所指的冠状动脉粥样硬化性心脏病（心绞痛、心肌梗死）与胸痹关系密切，心脉痹阻，而发为胸痹病。田教授认为，此患者胸阳被遏，阴邪痞结，气行不利，气结在胸而胸满。本条病证不但在胸膺部，并且扩展到胃脘两胁之间。胁下之气逆而上冲，形成胸胃合病。枳实薤白桂枝汤为治疗寒凝心脉证的代表方，又名瓜蒌薤白桂枝汤，即瓜蒌薤白白酒方加减化裁而来。原方中枳实开痞散结、下气除满，田教授以破气下气作用更为缓和的枳壳代之；桂枝上以宣通心胸之阳，下以温化中下二焦之阴气，既降逆又通阳，降逆则阴寒之气不致上逆，通阳则阴寒之气不致内结；瓜蒌苦寒润滑，开胸涤痰；薤白辛温，通阳散结；更以丹参饮活血通络。诸药合用，既宣上焦之阳，又导中焦之滞，且能化下焦之阴，使三焦之气通畅，则胸痹、气逆上冲诸症可除。

2. 胸痹寒痰瘀结医案二

初诊 患者李某，男，46 岁。主因"间断胸闷、胸痛 2 年，加重 1 天"就诊。患者 2 年前劳累后出现胸闷、胸痛阵作，曾查心电图示心肌缺血。于胸科医院查冠脉造影，自诉双支病变，具体狭窄程度不详。间断服用单硝酸异山梨酯缓释片、美托洛尔等药物，病情时有反复。1 天前，患者于劳累后再次出现胸闷、胸痛阵作，休息后可缓解，反复发作，遂就诊于我院。现症见：胸闷、胸痛间作，无喘促，偶有头晕，无恶心呕吐，纳可，小便调，大便黏滞不爽，夜寐安。舌暗，苔白腻，脉弦滑。BP 140/100mmHg，双肺呼吸音粗，未闻及干湿性啰音，律齐，HR 88 次 / 分。神清，形体肥胖，面色欠润，有高脂血症病史 2 年，未规律服药；高血压病史 2 年；吸烟、饮酒史 20 余年。心电图示窦性心律，ST-T 段缺血样变。血脂：TG 8.57mmol/

L，TC 6.88mmol/L，LDL 4.35mmol/L。心脏超声示左心室壁心肌运动欠协调，左心室舒张功能减低，主动脉硬化，二尖瓣轻度反流。

中医诊断：胸痹（寒痰瘀结）。

西医诊断：冠心病，心绞痛，心功能Ⅰ级；2 型糖尿病；高脂血症。

治法：通阳泄浊，活血化痰。

处方：瓜蒌皮 15g　　薤白 12g　　　半夏 12g　　　丹参 30g

　　　檀香 15g　　　砂仁 6g ^{后下}　枳壳 12g　　　扁豆 15g

4 剂，日 1 剂，水煎服

二诊　患者胸闷、胸痛明显减轻，时有乏力，纳可，二便调，夜寐安，舌暗，苔白腻，脉弦滑。原方见效，守方再进 6 剂而愈。

按语：冠心病发生总因不通则痛，其原因包括血瘀、气滞、寒凝、浊阻、热结等标实之证。田教授以丹参饮合瓜蒌薤白半夏汤，一宽胸化浊，一活血和胃。丹参饮最早见于《时方歌括》，主治心胃诸痛，为气血瘀滞互结于中所致者。方中重用丹参，入手少阴、厥阴血分，活血化瘀，既有养血之用，又无碍气之弊；血瘀必有气滞，而苦寒之丹参，配以檀香、砂仁温通行气，助丹参行血祛瘀，防丹参过寒而凝。调气以行血，使气血和合，诸痛皆止。仲景《金匮要略》云："胸痹不得卧，心痛彻背，瓜蒌薤白半夏汤主之。"胸痹心痛常因寒痰凝滞胸阳，半夏温以散寒凝血涩；治痰以顺气为主，半夏能走能散，交通上下三焦利气机，气顺则痰消。瓜蒌、薤白、半夏三药合用通阳散结，行气祛痰，善治胸中痹闷。纵观全方，行气祛痰化浊，而达通痹止痛之目的。临床尤适于痰瘀痹阻型的胸痹患者。

3. 胸痹气虚血瘀医案

初诊　患者杜某，男，73 岁。主因"间断胸闷、喘促 10 年余，加重 2 天"就诊。患者 10 年前无明显诱因出现胸闷、喘促症状，含服 3 粒硝酸甘油后症状未见明显好转，就诊于我院，考虑"急性心梗"，经系统治疗症状好转后出院。其后患者间断服用"依姆多"（单硝酸异山梨酯缓释片）等药物，症状控制尚可，平素可轻松上 4 层楼。半月前患者无明显诱因出现胸部闷痛，每次持续约 5 分钟，含服硝酸甘油未见缓解，遂就诊第三医院，考虑为"急性心肌梗死"，未行介入治疗，经药物治疗胸痛症状减轻后出院。2 天前患者无明显诱因再次出现胸痛、喘促症状，活动及劳累后症状加重，并伴有咳嗽咯痰，咳痰色红质稀，遂就诊于我院急诊。查血常规示白细胞 12.53×10^9/L，考虑"冠心病、心力衰竭？呼吸衰竭？肺感染"，给予单硝酸异山梨酯注射液、喘定（三羟丙茶碱注射液）、注射用氢化可的松琥珀酸钠静脉滴注治疗后症状略见好转，为求进一步系统治疗收住我科。现症见：患者时有胸闷、喘促，平卧位及劳累后加重，咳嗽咯痰，咳痰色红质稀，偶见胸痛、头晕，无头痛，无恶心呕吐，乏力，口干，纳差，大便干，小便不畅，夜寐欠安。舌淡暗，苔白腻，脉沉细。既往高血压病史 10 年余，血压最高达 160/100mmHg，平素间断服用拜新同（硝苯地平控释片），每天 1 片，血压可控制在 120/80mmHg。脑梗死病史 5 年，未遗留明显后遗症。慢性支气管炎病史 50 年余，每于季节交替时发作。体形肥胖，口唇微绀，颈静脉略充盈，双肺呼吸音粗，双下肺可闻及少许干湿性啰音，HR 105 次/分，双下肢水肿（+）。心电图示Ⅰ、aVL 导联可见 q 波，$V_1 \sim V_5$ 导联 ST-T 段上抬 0.3mV。心肌酶示 a-HBDH 210U/L，LDH 279U/L。

中医诊断：胸痹，喘证（气虚血瘀，痹阻心脉）。

西医诊断：冠心病（急性心肌梗死？陈旧性前间壁心肌梗死）；心律失常（窦性心动过速）；慢性心功能不全（心功能Ⅲ级）；高血压病 2 级（极高危）；脑梗死；肺炎？

治法：益气活血，补肾养心。

处方：党参 30g   茯苓 12g   白术 12g   炙甘草 10g

补骨脂 30g   丹参 30g   檀香 12g   砂仁 6g^{后下}

桑寄生 30g

7 剂，日 1 剂，水煎服

二诊 服上方 7 剂，胸闷、喘促减轻，偶有胸痛，无恶心呕吐，头晕未见缓解。原方基础上加天麻 12g、钩藤 30g、延胡索 12g，再服 14 剂，病情向愈。

按语：冠心病、心肌缺血属于中医"胸痹"范畴，为本虚标实之证，以心气不足、脾肾阳虚为本，水湿、痰饮、瘀血为标。久病失养、年老体虚、劳倦过度等均可导致心气不足、气血运行不畅，脾肾阳虚、水液停聚为饮，饮邪上犯，凌心射肺，而致心悸怔忡、喘息胸满、肤肿溺少、四肢不温等症。《太平圣惠方·治心痹诸方》谓："夫思虑烦多则损心，心虚故邪乘之，邪积而不去，则时害饮食，心中如满，蕴蕴而痛是谓心痹。"田教授认为脾胃居于中州，主运化水谷，病情危重时，只要中气充足，心脉得养，方能平安。此病案中，方以党参健脾益气；白术、茯苓渗湿健脾，与党参合用以益气健脾利水；炙甘草温补心阳，调和诸药。四药合用，温补不燥，和缓滋补脾胃，故名四君子汤。加丹参活血化瘀、调经除烦，可调整病人因喘憋而引起的烦躁情绪；檀香活血止痛；砂仁宽胸健脾理气；补骨脂、桑寄生补肾。全方共奏活血化瘀、健脾养心之功。故用四君子汤合丹参饮治疗气虚血瘀型喘证，疗效甚佳。

4. 胸痹脾肾亏虚、痰浊内蕴医案

初诊　患者穆某，女，58岁。主因"间断胸闷、憋气10余年，加重伴胸痛10天"就诊。患者10年前无明显诱因出现胸闷、憋气等症状，曾就诊于第三医院，查心电图示心肌缺血，考虑"冠心病"，长期服用中成药（具体药物不详）治疗，病情尚平稳。10余天前，患者感寒后再次出现胸闷、憋气等症状，偶有胸痛，自服速效救心丸后略有缓解，但反复发作，遂于近日就诊于我院。现症见：胸闷、憋气阵作，时有胸背痛，以闷痛为主，偶有心悸，无头晕头痛，偶有咳嗽咳痰，纳可，小便调，大便溏，1～2次/日，夜寐安。舌暗淡苔白腻，脉弦滑。糖尿病病史半年，服用那格列奈，血糖控制不理想。高血压病病史10余年，血压最高达170/100mmHg，现服用氨氯地平、酒石酸美托洛尔，血压控制于140/90mmHg。有磺胺类药物过敏史。神情焦虑倦怠，懒言少动，面色少华，形体肥胖，双肺呼吸音粗。心电图示窦性心律，ST-T段缺血样变。心脏超声示主动脉硬化伴瓣叶钙化，左心室舒张功能减低，左心室壁心肌运动欠协调，ET 74%。腹部超声示肝脏脂肪浸润，胆囊壁粗糙。

中医诊断：胸痹（脾肾亏虚，痰浊内蕴）。

西医诊断：冠心病（心绞痛）；高血压病；糖尿病。

治法：健脾益肾，化痰通络。

处方：

益智仁 20g	丹参 20g	香附 12g	茯苓 20g
陈皮 14g	牡丹皮 20g	柏子仁 16g	杜仲 20g
山茱萸 16g	沉香 6g	天麻 14g	瓜蒌皮 16g
薤白 12g	荷梗 12g	玄参 16g	川芎 20g
白芍 20g			

6剂，日1剂，水煎服

二诊　胸闷、憋气减轻，时有后背痛，无咳嗽咳痰，纳可，大便溏，夜寐安。原方去荷梗、牡丹皮、玄参，加扁豆16g、砂仁6g。水煎服，日1剂，再6剂而胸闷缓

解，大便成形。守方，又10剂以巩固疗效。

按语：冠心病属中医"胸痹"范畴，心居胸中，功主血脉，其病多由瘀血、痰浊、气滞、寒凝等邪气痹阻心脉引发，主要病机为胸阳痹阻、心脉不通。《素问·痹论》谓"心痹者，脉不通""不通则痛"。《素问·脏气法时论》亦云："心病者，胸中痛，胁之满，胁下痛，膺背肩胛间痛，两臂内痛。"《症因脉治·胸痛论》指出："内伤胸痛之因，七情六欲，动其心火，刑及肺金；或怫郁气逆，伤其肺道，则痰凝气结；或过饮辛热，伤其上焦，则血积于内，而闷闷胸痛矣。"饮食不当，损伤脾胃，运化失司，日久滋生痰浊，痹阻心脉发为本病，以瓜蒌薤白半夏汤主之。瓜蒌薤白半夏汤方出自《金匮要略·胸痹心痛短气病脉证治》，方中瓜蒌宽胸顺气，为治胸膈郁结之要药，薤白温通胸阳，半夏降逆泄浊，一宽一降一通可有开痹之功，根据体虚兼证随证治之。正如《冯氏锦囊》中指出"上虚而脾伤者非补中不可，下虚而脾肾败矣，非温补命门不可"，临证确可参治。田教授考虑本病案中患者年高体虚，脾肾亏虚，不能运化水湿、蒸化水液，聚湿生痰，上犯心胸；清阳不展，气机不利，心脉闭阻，致胸痹心痛。故采用健脾益肾、化痰泄浊治法，使心痛症状得以控制，体现了中医治病求本的思想。

5. 胸痹脾肾亏虚、痰瘀互结医案

初诊 患者赵某，男，72岁。主因"间断胸闷、憋气10余年，加重伴腰酸乏力1周"就诊。患者于10余天前情绪激动后出现胸闷、憋气等症状，阵发心前区疼痛，自服"速效救心丸"后缓解，未予系统诊治。近1年来，患者上述症状较前发作频繁，胸闷、憋气，乏力纳呆，腰酸倦怠，曾就诊于胸科医院，查冠脉造影可见右侧冠状动脉40%～50%狭窄，考虑"冠心病"，坚持扩冠、降脂、抗血小板聚集治疗后病情较前减轻，但是有胃脘部不适，曾查上消化道造影示慢性胃炎。1周前，患者劳累后胸闷、憋气再次发作，症状较前加重，遂于我院就诊。现症见：胸闷、憋气阵作，无胸痛，神疲乏力，腰酸，纳少，寐安。唇甲微绀。舌淡暗，苔薄白，脉弦细。有冠心病、慢性胃炎病史。剑突下轻压痛。心电图示窦性心律，Ⅱ、Ⅲ、aVF导联T波倒置。心脏超声示主动脉硬化，左心室舒张功能减低，左心室壁心肌运动不协调，EF 62%。

中医诊断：胸痹（脾肾亏虚，痰瘀互结）。

西医诊断：冠心病；慢性胃炎。

治法：健脾益肾，活血泄浊。

处方：瓜蒌皮 16g　　　薤白 14g　　　　杜仲 16g　　　　山茱萸 20g

　　　山药 20g　　　　茯苓 20g　　　　益智仁 20g　　　白术 16g

　　　牡丹皮 20g　　　泽泻 20g　　　　陈皮 12g　　　　丹参 16g

　　　沉香 5g　　　　麦冬 14g　　　　黄精 20g　　　　三七 1.5g^{冲服}

6 剂，日 1 剂，水煎服

二诊 患者胸闷、憋气减轻，仍有乏力、腰酸。守法再服原方 7 剂而愈。

按语：冠心病心绞痛属于中医学"心痛""胸痹"等范畴。《类证治裁·胸痹》云"夫诸阳受气于胸中，必胸次空旷，而后清气转运，布息转舒，胸痹之脉，阳微阴弦，阳微知在上焦，阴弦则为心痛"。田教授认为，本病属本虚标实之证，本虚主要是脾肾亏虚为主，标实主要是痰饮、瘀血多见。冠心病"其位在心……阳统乎阴，心本乎肾"。肾气不足、心肾不交乃其发病的病理关键；另一方面，脾胃为后天之本，气血生化之源，又为脏腑气机升降之枢，也为心肾交通之枢纽和本源，因此，脾、肾在冠心病发病和病理演变中起重要作用。

针对本案脾肾亏虚、痰瘀互结之证，治宜健脾益肾、活血泄浊。方中白术、山药、黄精健脾益气，脾运得健，则气血生化有源，脏腑气机升降有序；山茱萸、牡丹皮、泽泻、杜仲、益智仁等补肾以固本；配瓜蒌、薤白、陈皮、茯苓以宣痹豁痰；配合丹参、三七活血通络，则心阳来复，心血舒畅，心痛胸痹之症自除。综观全方，能健脾益肾，活血化痰，宣痹止痛，扶正固本，标本兼治。

6. 胸痹脾肾阳虚、水饮内停医案

初诊 患者刘某，女，66 岁。主因"间断胸闷、憋气 10 年余，加重 4 天"就诊。患者 10 年前无明显诱因出现胸闷、憋喘，遂就诊于当地医院，考虑"冠心病"，曾予药物治疗（具体不详），症状缓解，后又间断发作，日趋加重，上楼 1 层、步行100 米后即有憋喘发作，每于剧烈活动、情绪激动时发作加重。平素未系统治疗，未用药物控制。4 天前，患者于情绪激动后憋喘、胸闷，伴肢肿，就诊于我院门诊，查心脏彩超示主动脉硬化，左心室舒张功能减低，左心室壁心肌运动节段性异常。予"依姆多"（单硝酸异山梨酯缓释片）、"倍他乐克"、"速尿"（呋噻米）、"螺内酯"等

药物治疗后症状略缓解，憋喘阵作，活动后及平卧位加重。为求进一步中西医结合治疗，收入我科。现症见：患者胸闷、憋喘阵作，动则尤甚，尚不能平卧，无明显夜间憋醒情况，前胸后背疼痛，无放射痛，无恶心呕吐，咳嗽，咳痰白黏，纳可，腹胀，大便干，尿频，尿急，无尿痛，寐安。舌暗红，水滑苔，脉沉弱。吸烟史40余年，每日1.5盒，已戒烟。既往高血压病史2年，血压最高达145/95mmHg，平素未予以药物控制。慢性胃炎病史多年。慢性肾炎病史，具体不详。唇甲微绀，颈静脉怒张，BP 100/70mmHg。心电图示窦性心律，I、aVL、$V_3 \sim V_6$ 导联 ST 段压低 $0.05 \sim 0.1mV$，T 波低平或倒置。血脂：TC 6.9mmol/L，LDL 3.7mmol/L，余阴性。

中医诊断：胸痹（脾肾阳虚，水饮内停）。

西医诊断：冠心病（不稳定型心绞痛，心功能不全，心功能Ⅲ级）；心律失常（窦性心动过速）；高血压病（2级，高危）；高脂血症；慢性胃炎；慢性肾炎。

治法：温补脾胃，化气行水。

处方：

白术 15g	茯苓 20g	炙附片 10g	芍药 20g
丹参 15g	炒蒲黄 20g	瓜蒌 20g	桂枝 10g
生姜 3片	炙甘草 10g	葶苈子 30g	桑白皮 20g
猪苓 15g	瓜蒌仁 20g	枳壳 15g	芒硝 9g 冲服

7剂，日1剂，水煎服

二诊 憋喘较前缓解，发作频次较前减轻，其活动耐量较前增加，肢肿消退。诉纳呆，腰酸乏力，故原方去葶苈子，加党参 15g、砂仁 15g、麦芽 10g、木香 10g。7剂，服后诸症好转。

按语：田教授认为，水饮内停影响心主血脉功能，则有胸闷、心悸表现，其气机失于和降，故有腹胀、尿频等症。患者憋喘间作，动则尤甚，尚不能平卧，无明显夜间憋醒情况，伴双下肢水肿，咳嗽，咳痰白黏，腹胀，大便干，尿频。本证属脾肾阳虚，水饮内停。肾阳虚是本，脾阳虚水湿内停是标。《伤寒论》言："太阳病发汗，汗出不解，其人仍发热，心下悸，头眩，身瞤动，振振欲擗地者，真武汤主之。"与本病有相同之处，故田教授通过加减化裁，自拟"冠心2号方"。太阳病发汗过多，阳虚水泛，故以大辛大热之附子，使肾阳得复，气化得行，水为阴邪，"阴得阳助则化"，此即"壮元阳以消阴翳"；白术甘苦而温，燥湿健脾，并可淡渗水湿，使得阴邪从小便而行；茯苓甘淡平；生姜辛而微温，走而不守，宣肺温胃，助附子行散溢于肌表之湿；白芍敛阴护液，敛阴缓急防燥。诸药配伍，温脾肾，利水湿，共奏温阳利水之效。鉴于患者肢肿，喘憋，考虑患者水饮之邪上犯上焦，故加用葶苈子、桑白皮泻肺宣肺平喘，发挥肺脏通调水道之功用，"血不利则为水"，故辅以活血药丹参、蒲黄等，祛瘀不伤正。考虑患者年老体衰，胃肠功能差，肠燥便秘多发，故加用芒硝、瓜蒌仁等润肠通便，以助气行水。二诊水肿好转，故予健脾之品以调养机体。

7. 胸痹脾肾阴虚、气虚络瘀医案

初诊　患者张某，女，55岁。患者因"间断胸闷、憋气1年余，加重1周"就诊。患者1年前劳累后出现胸闷、憋气阵作，遂就诊于当地医院，考虑"冠心病"，曾予以"单硝酸异山梨酯缓释片"等药物治疗，后患者仍间断胸闷、憋气，时有胸痛，休息后可缓解。患者1周前于活动后再次出现胸闷、憋气加重，休息后未见好转。今患者为求进一步中西医结合治疗，来我院门诊治疗。现症见：患者胸闷、憋气，时有心前区刺痛，无恶心呕吐，时有烦躁，失眠，头晕，纳少，周身乏力，时有腰痛，小便量可，大便干。舌红，苔白腻，脉滑。患者有慢性胃炎病史20年。心电图示窦性心律，$V_2 \sim V_4$导联ST段压低0.05～0.15mV，T波低平或倒置。

中医诊断：胸痹（脾肾阴虚，气虚络瘀）。

西医诊断：冠心病（不稳定型心绞痛）；慢性胃炎。

治法：健脾补肾，活血通络。

处方：

莲须 16g	当归 16g	白芍 20g	何首乌 20g
茯苓 16g	柴胡 20g	女贞子 20g	旱莲草 20g
僵蚕 12g	石菖蒲 12g	地龙 14g	瓜蒌皮 15g
薤白 12g	黄精 20g	玉竹 14g	砂仁 14g 后下
肉苁蓉 12g	炙甘草 10g	三七粉 1.5g 冲服	沉香 3g

7剂，日1剂，水煎服

二诊　胸闷、憋气较前缓解，心前区刺痛发作频次较前略减少，自诉纳少，仍感乏力，腰痛。故原方去僵蚕，改沉香为4g，加半夏12g、山楂30g、知母14g、白扁豆14g，以加强健脾和胃之功。7剂，日1剂，水煎服。

三诊　纳少、乏力好转，无明显胸闷、憋气及胸痛。继服原方7剂以巩固疗效。

按语：田教授认为患者因劳倦伤脾或素体脾虚运化失司，致痰浊内生，心脉痹阻，不通则痛，故发胸闷、憋气、胸痛；气血生化乏源，无以濡养心脉，故发失眠、头晕；患者年过半百，肾气自半，精血渐衰，兼后天之本不足，则不能濡养五脏之阴，水不涵木，致使脾失健运而致纳差、口干；肾水不能上济于心，因而心肝火旺，心阴耗损，心脉失于濡养而致胸痹。

方用瓜蒌薤白白酒汤加减以祛痰开胸顺气。用瓜蒌皮而不用瓜蒌仁，乃为妙笔之处。用瓜蒌皮是因其宽胸理气之功，不用瓜蒌仁是防其过于滋腻，恐其困脾。方中女贞子、旱莲草、何首乌加强滋补肝肾之功，当归、白芍补血活血，三七化瘀止痛，沉香、薤白、炙甘草、豆蔻、肉豆蔻理气温中助阳，黄精、玉竹、山楂、白扁豆健脾益气。全方共奏健脾补肾、活血通脉之功，标本兼治，通补结合。

8. 胸痹气虚血瘀、脾肾亏虚医案

初诊 患者宋某，男，73岁。主因"间断胸闷、憋气3年，加重1周"就诊。患者3年前无明显诱因出现胸闷、憋气等症，间断服用"单硝酸异山梨酯片""速效救心丸"及中药汤剂治疗。平素病情尚平稳，未系统用药治疗。1周前无明显诱因出现胸闷、憋气等症，服用"速效救心丸"后症状缓解，此后活动及夜间睡眠期间时有发作，经休息或口服"速效救心丸"后症状缓解。昨日夜间出现心前区疼痛，持续时间小于3分钟。为求系统诊疗，入我病区住院治疗。现症见：患者间断胸闷、憋气，无明显胸痛，时咳，咯少量痰，不易咯出，纳可，小便可，大便日1行，夜寐欠安。舌淡暗，苔薄白，脉弦细数。既往糖尿病史5年，平素服用"拜糖平"（阿卡波糖片）2片/次，3次/日，"诺和龙"（瑞格列奈片）2片/次，3次/日。近日空腹血糖7mmol/L，餐后2小时血糖12mmol/L，2012年1月于"天和医院"行"下肢血管外科介入术"，术后服用"华法林"3mg qd，"硫酸氢氯吡格雷"50mg qd。2012年7月，于我院"糖足科"行"左足大脚趾"切除术，双下肢水肿（++），左下肢皮肤温度低，皮肤色暗红，左足大趾缺失。心电图示窦性心动过速，HR 100次/分，ST-T段缺血样改变。

中医诊断：胸痹（气虚血瘀，脾肾亏虚）。

西医诊断：冠心病（不稳定型心绞痛，陈旧心梗？慢性心功能不全，心功能Ⅱ级）；2型糖尿病；糖尿病足4级（左足大趾切除术后）；下肢动脉硬化闭塞症。

治法：益气活血，补肾养心。

处方：人参 30g 茯苓 12g 白术 12g 炙甘草 10g

   黄芪 30g 丹参 30g 檀香 12g 砂仁 6g^{后下}

   桃仁 12g 红花 10g 当归 12g

7 剂，日 1 剂，水煎服

二诊　服上方 7 剂，胸闷减轻，无恶心呕吐，咳嗽咯痰未见缓解。原方基础上加半夏 12g、厚朴 15g，再服 7 剂，病情向愈。

按语：田教授认为人们生活水平迅速提高，劳动强度下降，饮食结构变化，过食肥甘，嗜酒过度，损伤脾胃，运化失健，水液不归正化，变生痰浊，痰浊既生，影响气机，病殃及血，致血行迟滞，瘀血内停。由此观之，或痰生于先，影响气机，病殃及血，血行瘀滞；或血瘀于先，变生痰浊，终致痰瘀互结为患，正如朱震亨云："痰夹瘀血，遂成囊窠。"脾为后天之本，主运化，行津液。如果脾虚运化失职，津液输布失常，津液凝聚则为痰，脾虚则血少脉涩，血行不畅而成瘀。脾虚气弱，统摄无力，血溢脉外，亦成瘀血。所以，脾虚是血行不畅和离经之血的重要原因，在一定意义上说，脾不仅是生痰之源，也是生瘀之源。

因此，治疗时务求保护脾胃，故方中以白术、茯苓健脾和胃、提升中气，合人参大补元气、振奋心气；炙甘草和缓，调和诸药。四味皆为平和之品，故名四君子汤。加之丹参、檀香、桃仁、红花，活血化瘀止痛；砂仁芳香理气，醒脾和胃。全方共奏健脾补气、活血化瘀之功，故用四君子汤合丹参饮治疗气虚血瘀型胸痹疗效甚佳。复诊时，患者胸闷缓解，咳痰明显，故加半夏以化痰、厚朴以下气，一化一行，效果显著。

9. 胸痹气阴两虚、痰瘀痹阻医案

初诊　患者刘某，女，57 岁。主因"间断胸闷、憋气 5 年余，加重伴心慌 15 天"就诊。患者 5 年前无明显诱因出现间断胸闷、憋气，动辄明显，遂就诊于当地医院，行冠脉造影，提示"前降支近中段斑块，回旋支近端狭窄 50%"，平素服用"单硝酸异山梨酯缓释片"、"麝香保心丸"和"丹参滴丸"等药物治疗，病情控制尚可。15 天前无明显诱因出现间断胸闷、憋气加重，伴汗出、心慌、气短。今为求进一步中西医结合治疗，收入我科。现症见：患者胸闷、憋气间作，汗出，心慌，气短，神疲懒言，乏力纳呆，口干，寐差。舌暗红有齿痕，苔薄白，脉细。既往冠心病、高血压病史 5 年，血压最高达 170/105mmHg，自服厄贝沙坦片 1 片 qd，血压维持在

150/90mmHg 水平。慢性胃炎病史 5 年。BP 140/80mmHg，唇甲微绀，心界叩之向左下扩大 1.0cm。心电图示窦性心律，$V_4 \sim V_6$ 导联 T 波低平。查心脏超声示主动脉硬化，左心室舒张功能减低，左心室壁心肌运动节段性异常，主动脉瓣及二尖瓣轻度返流，EF 74%。

中医诊断：胸痹（气阴两虚，痰瘀痹阻）。

西医诊断：冠心病（不稳定型心绞痛）；高血压病 2 级（高危）；慢性胃炎。

治法：化痰泄浊，活血通络。

处方：

党参 20g	麦冬 20g	五味子 12g	生地黄 15g
牡丹皮 15g	炙黄芪 20g	枳壳 10g	川楝子 15g
延胡索 6g	桂枝 10g	生龙骨 20g[先煎]	生牡蛎 20g[先煎]
丹参 15g	川芎 15g	酸枣仁 30g	炙甘草 10g

7 剂，日 1 剂，水煎服

二诊 胸闷、心悸较前明显好转，仍感乏力。脾气仍虚，故在原方基础之上加太子参 15g，增强益气健脾之功。4 剂，服后，病情好转。

按语：田教授认为，患者"年四十而阴气自半，起居衰矣"，常服辛凉窜散之味，耗气伤阴，损伤脾胃，阴虚火旺，煎熬津液成痰，燔灼血液为瘀，气愈虚，瘀愈滞，痰愈凝。证属气阴两虚、痰瘀痹阻。《灵枢·口问》言"故邪之所在，皆为不足"，则正虚生"邪"而发病，痰瘀日久，气的充盛及功能发挥失常，各因素陈陈相因，日久而心脏为之损害，标本虚实不容倒置。故不可单一祛痰化瘀，否则气阴无以复，津血无以充，则胸痛、胸闷加剧，故健脾益气，行血化瘀，治以益气养阴、化瘀活血。

方用生脉散为君，一补一润一敛，益气养阴，使气充脉复。现代药理研究显示，生脉散可以提高心肌耐缺氧的能力，改善微循环。《神农本草经》述："龙骨可以疗阴阳乖离之病。如阴之不能守其阳，或为惊悸者，和牡蛎、酸枣仁共达养心定惊之效。"《本草正》曰："牡丹皮，赤者行性多，同川芎，又能调气而和血，善行血滞。"《本草求真》载："延胡索味辛则于气血能润能散，所以理一身上下诸痛。"现代药理研究表明，延胡索醇能显著扩张动物的冠状血管、降低冠脉阻力与增加血流量。延胡索醇扩张血管的作用，可能是解除疼痛作用的原因之一。枳壳理气宽胸，与川楝子共达行气推滞之功。患者服用后自觉症状较前明显缓解，但仍感乏力，证明健脾之力不足，二诊加大健脾补气之力，故病情好转，身体逐渐恢复。

10. 胸痹气滞心胸医案

初诊 患者王某，女，52岁。主因"间断胸闷、憋气1年余，加重伴胸痛、失眠5天"就诊。患者1年前无明显诱因出现胸闷、憋气等症状，于活动后症状加重，曾在胸科医院诊断为"冠心病"，给予"单硝酸异山梨酯"治疗（具体剂量不详）。治疗后，症状稍好转，但经常反复，每于劳累或情绪激动时加重，未就诊，继续服用上述药物治疗。于5天前，因情绪激动致胸闷、憋气加重，伴有胸痛，痛为胀痛、牵及两胁，善太息，失眠，时有腹胀，得嗳气则舒。自行在家中服用上述药物后，症状未见缓解。为求进一步治疗，遂来我院就诊。现症见：患者胸闷、憋气，时有胸痛，痛为胀痛、牵及两胁，善太息，失眠，时有腹胀，得嗳气则舒，偶有心悸，二便调。舌淡红，苔薄腻，脉细弦。

中医诊断：胸痹（气滞心胸）。

西医诊断：冠心病（不稳定型心绞痛）。

治法：疏肝理气，活血通络。

处方：

柴胡 20g	香附 12g	枳壳 12g	牡丹皮 20g
夜交藤 20g	当归 16g	白芍 16g	砂仁 14g^{后下}
丹参 16g	炙甘草 4g	太子参 15g	沉香 5g
玉竹 12g	知母 12g	石斛 10g	三七粉 1.5g^{冲服}

7剂，日1剂，水煎服

二诊 胸闷、憋气、胸痛、心悸、失眠减轻，但仍善太息、时有腹胀，发作频次较前减轻。患者久病体弱，而且药物效果明显，遵循古语"效不更方"，故继续服用原方4剂以巩固疗效。

按语： 对于气滞血瘀证早在《黄帝内经》时期已经有相关论述，《素问·痹论》云"痹……在于脉则血凝而不流"。此处"凝而不流"即血瘀。张仲景指出"气结在胸，胸满，胁下逆抢心"，气滞心胸，代表方剂枳实薤白桂枝汤、人参汤。元《丹溪手镜》曰"心痛，因宿寒搏血，血凝其气，气与血并"，指出了寒凝血瘀气滞引起心痛的发生。田教授认为，患者情志激动、忧思过度则伤脾，脾虚运化失司，水液运行输布不畅，凝聚为痰，郁怒伤肝，肝郁气滞，痰与气结，气血运行不畅，气滞痰浊痹阻心脉，而成胸痹，正如《灵枢·口问》云"悲哀愁忧则心动"，故发胸闷、憋气，时有胸痛，痛为胀痛，牵及两胁，善太息，失眠，时有腹胀，得嗳气则舒，偶有心悸。证属气滞心胸，治以疏肝理气，活血通络。服药后患者胸闷、憋气、胸痛、心悸、失眠减轻，仍善太息，时有腹胀，但发作频次较前减轻。故"效不更方"，继服原方治疗。

本方中柴胡善于疏肝解郁，正如《神农本草经》所论"主心腹肠胃结气，饮食积聚，寒热邪气，推陈致新"。但田教授考虑到柴胡性升散，且古人有"柴胡劫肝阴"之说，故方中加用太子参、玉竹、知母、石斛以滋阴柔肝，从而达到既治疗了疾病，又不伤正气的目的。

11. 胸痹气滞血虚医案

初诊 患者冯某，女，57 岁。主因"间断胸闷、憋气、腹胀 5 月余，加重伴失眠半月"就诊。患者 5 个月前因情绪激动而出现胸闷、憋气、腹胀、纳呆、不欲饮食、周身乏力等症状，但未就诊，自认为"心肌缺血""消化不良"，而自行服用"复方丹参滴丸""健胃消食片"等药物（具体剂量不详）。经过治疗，症状时好时坏，常因情绪激动或进食不当致症状加重，继而服用上述药物治疗。于半月前因假期饮食不节而出现胸闷、憋气、腹胀、纳呆加重，伴有失眠、心悸、烦躁、不欲饮食、口淡不渴、周身乏力等症状，仍自行服用上述药物治疗，症状未见好转。患者为求进一步中西医结合治疗，于今日来我院田教授门诊治疗。现症见：胸闷、憋气，腹胀，失眠，心悸，烦躁，纳呆，不欲饮食，口淡不渴，周身乏力，小便可，大便不爽。舌体胖大，边有齿痕，苔白滑，脉弦滑。心电图示窦性心律，$V_2 \sim V_4$ 导联 ST 段压低。

中医诊断：胸痹（气滞血虚）。

西医诊断：冠心病。

治法：调畅气机，养血安神。

处方：鸡内金 14g　　浮小麦 30g　　茯苓 20g　　佛手 12g
　　　　陈皮 12g　　　柴胡 20g　　　川芎 20g　　砂仁 14g^{后下}
　　　　白术 16g　　　山药 20g　　　太子参 20g　　远志 14g
　　　　枳壳 12g

7 剂，日 1 剂，水煎服

二诊 患者胸闷、憋气、腹胀、失眠、心悸、烦躁、纳呆、不欲饮食、口淡不渴、周身乏力等症较前好转，但自觉口渴、咽干，偶有恶心，咳痰黏难出。患者因气郁日久，郁而化火，耗伤津液，加之行气药物过多，"气有余便是火"所致。故原方加清半夏 10g，知母 14g，竹茹 12g，以降逆止咳、生津利咽。继服汤剂 7 剂以减轻症状。

患者服药后症状好转，嘱咐其继续服用柴胡疏肝丸，注意调节饮食及情绪。

按语：胸痹是指以胸部闷痛，甚则胸痛彻背，喘息不得卧为主症的一种疾病，轻者仅感胸闷如窒，呼吸欠畅，重者则有胸痛，严重者心痛彻背，背痛彻心。此乃正气亏虚，饮食、情志、寒邪等所引起的以痰浊、瘀血、气滞、寒凝痹阻心脉，以膻中或左胸部发作性憋闷、疼痛为主要临床表现的一种病证，常伴有腹胀、纳差、心悸、失眠、烦躁、周身乏力等，多由劳累、饱餐、寒冷及情绪激动而诱发。如《金匮要略·胸痹心痛短气病脉证治》所言："胸痹，心中痞气，气结在胸，胸满，胁下逆抢心，枳实薤白桂枝汤主之；人参汤亦主之。"又如《素问·至真要大论》曰："太阳之复，厥气上行……心胃生寒，胸膈不利，心痛痞满。"该病类似现代医学中的缺血性心脏病，其他疾病以膻中及左胸部发作性憋闷、疼痛为主症时也可参照胸痹辨证论治。田教授认为患者平素饮食不节，损伤脾胃，而致脾胃运化功能失调，升降失司，加之平素情绪激动，而致肝气郁结，肝气横逆犯脾胃，脾胃运化失常，气血生化之源不足，心失所养，即可发生胸痹。正如《医门法律·中寒门》云："胸痹心痛，然总因阳虚，故阴得乘之。"又如《诸病源候论·心腹痛病诸候》曰："心腹痛者，由腑脏虚弱，风寒客于其间故也。"田教授认为患者因气机郁滞，闭塞不通，心脉不畅，心失所养，故发胸闷、憋气、失眠、心悸、烦躁；患者因脾胃亏虚，运化失司，故发腹胀、纳呆、不欲饮食、口淡不渴、周身乏力、大便不爽。田教授结合其症状，考虑其为本虚标实的病因病机，从脾胃论治疾病出发，治以健脾和胃，调畅气机，养血安神。正如《类证治裁·胸痹》所言"夫诸阳受气于胸中，必胸次空旷，而后清气转运，布息展舒，胸痹之脉，阳微阴弦，阳微知在上焦，阴弦则为心痛"。方以柴胡疏肝散加减治疗，方中鸡内金、茯苓、陈皮、白术、山药、太子参以健脾和胃，砂仁燥湿化痰，柴胡、佛手、川芎、枳壳以行气宽中、活血消郁。其中柴胡与枳壳相配可升降气机，川芎为血中气药，故可活血且能调畅气机，陈皮又可增强理气解郁之功，浮小麦、远志以宁心安神定志。

二诊时，患者上述症状均好转，但自觉口渴咽干，偶有恶心，咳痰黏难出。田教授考虑患者因肝气郁结日久，气机不畅，郁而化火，内火炽盛，耗伤津液，同时原方中使用行气药物过多，而柴胡又有提升气机的作用，"气有余便是火"，故柴胡在载气上行时恐其将内火带至肺脏，炼液为痰，循喉咙而上，故发上述诸症。故原方加半夏以降逆止咳，又与柴胡一升一降来调整气机的运行；加知母、竹茹以生津利咽，化痰止咳。田教授在治疗时注重从脾胃出发，她认为脾胃居于人体中州，是人体气血生化之源，乃为后天之本，"有胃气则生，无胃气则死"。所以治疗疾病时重在调理脾胃，恢复脾胃运化的功能，达到脾升胃降、气血调达、强身壮体的目的。

12. 胸痹痰热壅盛、瘀阻心脉医案

初诊 患者王某，男，62岁。主因"间断胸闷、憋气5年，加重3月余"就诊。患者于5年前无明显诱因出现胸闷、憋气，曾就诊于胸科医院，考虑"冠心病，急性下壁心肌梗死"，予冠状动脉搭桥术后好转出院。出院后，患者胸闷、憋气间断发作，3个月前，曾就诊于八六三医院，查冠脉CT考虑单支桥血管闭塞，患者拒绝进一步介入治疗，遂就诊于我院，寻求中药治疗。现症见：胸闷、憋气阵作，活动及进食后尤甚，无明显胸痛，偶有头晕，口干，泛酸，恶心，纳可，夜尿1~2次，大便调，夜寐安，舌暗红，苔黄腻，脉沉滑。有冠心病、冠状动脉搭桥术后史；高血压病史1年；慢性胃炎病史。心律不齐，偶及早搏。心电图示窦性心律，下壁心肌梗死，ST-T段缺血改变。心脏超声示主动脉硬化，左心室舒张功能减低，左心室壁心肌运动不协调，二尖瓣轻微反流，EF 57%。

中医诊断：胸痹（痰热壅盛，瘀阻心脉）。

西医诊断：冠心病（陈旧性下壁心肌梗死，冠状动脉搭桥术后）；高血压病；胃炎。

治法：清热化痰，宣痹通络。

处方：瓜蒌皮 16g　　瓜蒌子 15g　　黄连 9g　　　清半夏 10g

　　　丹参 30g　　　檀香 10g　　　当归 12g　　砂仁 6g^{后下}

　　　桑白皮 30g　　葶苈子 15g　　泽泻 15g　　桂枝 12g

　　　白芍 12g　　　石菖蒲 10g　　郁金 10g　　远志 10g

　　　　　　　　　　　　　　　　　　　　　　　7剂，日1剂，水煎服

二诊 患者胸闷、憋气减轻。原方切合病机，见效守方，继服6剂。

服药后，患者胸闷、憋气减轻，诸症好转，再服6剂巩固疗效。

按语：田教授认为，随着社会的进步，人们的生活习惯和饮食结构发生了很大的变化，伤于饮食和劳逸失调是胸痹心痛病的重要病因，痰凝、血瘀均与胸痹心痛病密切相关。人体的津液贵在通顺，通顺则周流全身，营养脏腑百骸，逆则为痰凝、血瘀，阻于脉络。心居胸中，主一身血脉，如果痰凝、血瘀阻于心脉，心脉运行不畅，则痹而作痛，如秦景明在《症因脉治》中说："胸痹之因，饮食不节，饥饱损伤，痰凝血滞，中焦混浊，则闭食心痛之症作矣。"胸痹一证，痰浊、瘀血为患甚多。以本案之舌脉之象，为脾虚湿盛之体，因过食肥甘酸辣及过度吸烟、饮酒，致脾胃损伤，运化失健，聚湿成痰，痰为阴邪，其性黏滞，停留心胸，则窒塞阳气，脉络阻滞而酿成此证。痰浊盘踞，胸阳失展，故心悸，胸闷如窒而心痛。脾主四肢，痰浊困脾，脾气不运故肢体沉重，神疲乏力。心烦、口渴不欲饮，舌质淡红、苔黄腻，脉滑数为痰浊闭阻、郁久化热之征。痰热交阻，壅滞心胸，使血脉瘀滞，胸阳不展，发为胸痹。治当从化痰、清热、化瘀三方面着手，方不致误。

本患者胸闷为甚，结合口干及舌脉，为痰热内蕴的表现，而且热象比较重，因此用了治疗胸痹的名方小陷胸汤以清热化痰。治疗后舌苔渐渐化去，胸痛亦未发作。丹参饮出自《时方歌括》，功能活血祛瘀、行气止痛，用于气血瘀滞互结于中，心胃诸痛。加用石菖蒲以清热化痰，当归、白芍、郁金以行气活血，调和营阴。田教授临证合参，随证加减应用，治疗胸痹，每获良效。

13. 胸痹痰热瘀结、胸阳痹阻医案

初诊 患者刘某，女，59岁。主因"间断胸闷、憋气发作1周，加重1天"就诊。8天前，患者无明显诱因出现胸闷如窒、憋气等症状，活动后尤甚，偶有心前区疼痛，休息后可缓解，未予重视。昨日，患者追赶公交车时再次胸闷、憋气，症状较前加重，休息后缓解不明显，遂于今日就诊于我院门诊。现症见：患者胸闷、憋气阵作，偶有胸痛，约1分钟左右可缓解。少气懒言，自汗出，神疲乏力，寐差，大便干。舌淡暗、苔白略腻，脉弦、沉取无力。有冠心病家族病史、高血压病史。BP 150/80mmHg，神清，形体肥胖，唇甲微绀，双肺呼吸音粗。心电图示窦性心律，冠状动脉供血不足，电轴左偏。

中医诊断：胸痹（痰热瘀结，胸阳痹阻）。

西医诊断：冠心病，心绞痛。

治法：豁痰理气，活血通络。

处方：瓜蒌皮 16g   薤白 14g   茯苓 14g   丹参 20g

       枳壳 12g   莲子心 8g   女贞子 20g   旱莲草 20g

       知母 14g   沉香 5g   五味子 14g   三七粉 1.5g ^{冲服}

                                  6 剂，日 1 剂，水煎服

二诊 患者心痛减轻，仍有胸闷、心悸，且睡眠欠佳，舌质暗红，苔薄黄，脉滑。复查心电图示变化不显著。原方加郁金 14g，以增行气开郁之效。煎服法同前，继服 5 剂。

三诊 患者诸症悉减，心痛偶尔发作。心电图示心肌缺血已明显改善。守法再服二诊方 7 剂而愈。

按语：本病属于中医"胸痹""心痛"等范畴。《金匮要略》把胸痹的病机概括为"阳微阴弦"。后世医家多把"阳微"释为证虚，主要是胸阳不足；"阴弦"释为邪实，主要是寒凝、痰浊痹阻胸阳。目前，中医对本病的辨证论治，多主张从本虚和标实两方面分论。田教授认为从临床诊疗实际来看，本病的病位在心，心主血脉，其主要病机当为心脉痹阻。心脉痹阻与心虚有关，更主要的是痰浊和血瘀。胸痹心痛之心脉痹阻主要病机多为痰浊和（或）血瘀痹阻心脉。因此临床辨治本病多从痰、瘀立法，兼顾本虚，以通为主，或通补兼施。针对本患者情况，体胖为脾虚湿盛之体，脾胃损伤，运化失健，聚湿成痰，停留心胸，则窒塞阳气，脉络阻滞而酿成此证。痰浊盘踞，胸阳失展，故心悸，胸闷如窒而心痛。脾主四肢，痰浊困脾，故神疲乏力。治以豁痰理气、活血通络为主，使痰浊得除，血脉通畅，胸痹自止。

方中瓜蒌、薤白祛痰宽胸通阳，茯苓醒脾健脾，丹参散瘀通络，二至丸滋阴补肾，五味子收敛以止汗，莲子心与三七粉活血清心，枳壳和沉香配合，调理气机，以行津液，正如"善治痰者，不治痰而理气，气顺则一身津液亦随之而顺"。诸药和用，切中病机，自无停积成痰成瘀之患。

14. 胸痹痰瘀互结医案一

初诊 患者张某，女，52 岁。主因"间断胸闷、憋气 10 年余，伴胸痛加重 2 天"来诊。患者 10 年前无明显诱因出现胸闷、憋气，遂就诊于第四中心医院，考虑"冠心病"，曾予以"依姆多"（单硝酸异山梨酯缓释片）等药物治疗，后患者仍间断胸闷、憋气，时有胸痛，休息后可缓解。患者 2 天前于劳累后再次出现胸闷、憋气加重，自服"速效救心丸""丹参滴丸"后未缓解，今患者为求进一步中西医结合治疗而来我院。现症见：患者胸闷、憋气，时有心前区刺痛，无放射痛，无恶心呕吐，时有腰痛腰酸，双下肢乏力，纳尚可，小便调，大便干。舌红，苔白腻，脉滑。患者有高血压病史 2 年，最高达 180/100mmHg，服用"拜新同（硝苯地平控释片）"一段时间后自行停药，近期血压控制欠理想。腰椎退行性改变 8 年。BP 160/80mmHg。心电图示窦性心律，$V_1 \sim V_5$ 导联 T 波低平。

中医诊断：胸痹（痰瘀互结）。

西医诊断：冠心病，不稳定型心绞痛；高血压病；腰痛。

治法：健脾补肾，活血通络。

处方：五味子 12g   麦冬 20g   全蝎 3g   沉香 5g

三七粉 1.5g^{冲服}   瓜蒌皮 16g   薤白 12g   丹参 16g

肉苁蓉 20g   茯苓 20g   女贞子 20g   旱莲草 20g

太子参 15g   佛手 12g

6 剂，日 1 剂，水煎服

二诊 胸闷、憋气较前缓解，心前区刺痛发作频次较前减少，腰痛减轻，下肢乏力略减轻，诉时有烘热汗出，夜寐欠安，故原方加炙甘草 10g、浮小麦 30g、陈皮 12g、郁金 12g，以增强健脾疏肝、敛阴止汗之功。继服 7 剂以巩固疗效。

按语：田教授认为患者因劳倦伤脾或素体脾虚运化失司，而致痰浊内生，心脉痹阻，不通则痛，故发胸闷、憋气胸痛；患者年过半百，肾气自半，精血渐衰，肾阴虚衰兼后天之本不足，心脉失于濡养而致胸痹；肾精亏损，无以濡养筋脉而发生腰痛。

方用瓜蒌薤白白酒汤加减以祛痰开胸顺气。用瓜蒌皮而不用瓜蒌仁，乃为妙笔之处，用瓜蒌皮因其有宽胸理气之功，不用瓜蒌仁是恐其过于滋腻，容易困脾。加用全蝎、沉香、佛手活血通络，理气止痛；加用女贞子、旱莲草、肉苁蓉，加强健脾补肾之功；浮小麦除虚热止盗汗；五味子收敛心气；薤白理气温中助阳；太子参健脾益气。全方共奏健脾补肾、活血通脉之功。

15. 胸痹痰瘀互结医案二

初诊 患者姜某，女，65 岁。主因"间断胸闷 3 年余，伴胸痛加重 5 天"来诊。

患者 3 年前无明显诱因出现胸闷，遂就诊于胸科医院，诊断为"冠心病"，曾予以"单硝酸异山梨酯"等药物治疗（具体剂量不详）。经过治疗后患者症状稍缓解，但每因劳累后仍胸闷，时有胸痛，休息后或含服"硝酸甘油"可缓解。症状时有反复，患者 5 天前因劳累后再次出现胸闷，伴有胸痛，含服"硝酸甘油"稍缓解，未就医，后症状逐渐加重。患者为求进一步中西医结合治疗而来我院。现症见：患者胸闷，时有胸痛，疼痛向左肩及后背放射，痛为隐痛，心悸时发，夜寐差，尿频，偶有尿失禁，时有腰痛腰酸，双下肢乏力，纳可，大便可。舌淡暗，苔白腻，脉滑数。心电图示窦性心律，$V_1 \sim V_3$ 导联 T 波低平。

中医诊断：胸痹（痰瘀互结）。

西医诊断：冠心病，不稳定型心绞痛。

治法：祛痰通络，养阴安神。

处方：瓜蒌皮 16g   薤白 12g   丹参 20g   沉香 5g

延胡索 14g   赤芍 16g   牡丹皮 20g   合欢皮 30g

川芎 14g   酸枣仁 20g   何首乌 20   五味子 12g

海螵蛸 14g   三七粉 1.5g冲服   远志 14g   炙甘草 10g

7 剂，日 1 剂，水煎服

二诊 胸痛、胸闷较前缓解，夜寐安，无尿失禁，下肢乏力略减轻，仍偶有腰痛腰酸，故原方去海螵蛸加杜仲 20g、旱莲草 20g、女贞子 20g，以加强滋补肾阴之力。继服 7 剂以巩固疗效。

按语：田教授认为患者因劳倦伤脾或素体脾虚运化失能，而致痰浊内生，心脉痹阻，不通则痛，故发胸痛、胸闷；脾虚则心失所养，故发失眠；病久则伤及肾气，肾与膀胱相表里，膀胱失其开合，故发尿频、尿失禁。

方用瓜蒌薤白白酒汤合酸枣仁汤加减以祛痰通络，养阴安神。方中用瓜蒌、薤白以祛痰止痛，配以丹参、沉香、延胡索、赤芍以加强活血止痛之力，尤其在复诊加用女贞子、旱莲草、杜仲，即加强健脾补肾之功，又防止瓜蒌皮、薤白温阳过度而损伤肾阴，佐以酸枣仁、何首乌、远志以安神养心。全方共奏祛痰通络、补肾安神之功。

16. 胸痹痰瘀互结医案三

初诊 患者朱某，男，65 岁。主因"间断胸闷、胸痛、憋气 2 年余，加重伴腹胀、纳呆 2 周"来诊。患者 2 年前无明显诱因出现胸闷、胸痛、憋气等症，遂就诊于第三中心医院，诊断为"冠心病"，给予"单硝酸异山梨酯"等药物治疗（剂量不详），服药后患者症状时有反复，常因劳累而发作，仍服用上述药物治疗。2 周前，因劳累过度，而出现胸闷、胸痛、憋气加重。自行服用"复方丹参滴丸"（剂量不详）后，症状未见好转。患者为求进一步中西医结合治疗，于今日来我院田教授门诊。现症见：患者胸闷、胸痛、憋气，痛为胀痛，痛在心胸，向两胁放射，伴有腹部及两胁胀满，纳呆，口黏，恶心无呕吐，腰膝酸软，小便可，大便溏。舌淡暗，苔白腻，脉滑。心电图示窦性心律，$V_4 \sim V_5$ 导联 T 波低平。

中医诊断：胸痹（痰瘀互结）。

西医诊断：冠心病，不稳定型心绞痛。

治法：健脾祛痰，活血通络。

处方：

山药 20g	茯苓 20g	益智仁 20g	白术 16g
牡丹皮 20g	泽泻 14g	陈皮 12g	丹参 16g
沉香 5g	川芎 20g	何首乌 20g	砂仁 14g^{后下}
瓜蒌皮 16g	薤白 12g	杜仲 16g	

7 剂，日 1 剂，水煎服

二诊　胸闷、憋气较前缓解，胸痛次数减少，口黏好转，仍有腹部及两胁胀满，纳呆，恶心无呕吐，自诉腰膝酸软加重，伴有畏寒口渴，考虑为肾水不足、虚火上炎所致。故原方加肉桂 10g，以引火归元、温补肾阳。继服 7 剂以巩固疗效。

三诊　腹部及两胁胀满、纳呆、腰膝酸软、畏寒、口渴等症状缓解。二诊方继服 7 剂以巩固疗效。

按语：田教授认为患者平素脾胃亏虚，而致运化失司，脾阳虚弱，则水饮不化，聚湿生痰，痰浊内生，阳虚则血行不畅，瘀血内停，上犯心胸，清阳不展，气机不畅，心脉痹阻，故发胸闷、胸痛、憋气、腹胀、纳呆，遂成本病；脾为后天之本，肾为先天之本，脾阳亏虚日久，而损及肾阳，方用瓜蒌薤白白酒汤合丹参饮加减以健脾祛痰，活血通络。

方中使用瓜蒌皮、薤白豁痰开胸；用陈皮、茯苓、白术、砂仁以健脾祛痰；用沉香、丹参、川芎以活血通络，理气止痛；用山药、益智仁、泽泻、牡丹皮、何首乌仿六味地黄丸以滋补肾阴。二诊患者出现畏寒、口渴等症，考虑其为肾水不足、虚火上炎所致，故加用肉桂以引火归元，温补肾阳。全方共奏健脾祛痰、活血通络之功。

17. 胸痹痰瘀互结医案四

初诊 患者王某，女，64岁。主因"间断胸闷、憋气、胸痛半年余，加重伴失眠、汗出1周"就诊。患者于半年前无明显诱因出现胸闷、憋气、偶有胸痛等症状，未行就诊，自认为"冠心病"，自行在家中服用"通脉养心丸40粒 tid"治疗。经过治疗症状稍见好转，但每因劳累、情绪激动而诱发，时有反复，仍继续服用上述药物治疗，一直未就医。于1周前，因情绪激动而出现胸闷、憋气、胸痛加重，胸痛向后背放射，痛为刺痛，伴有心悸、失眠、烦躁、汗出、纳差、口干、咽干、腰痛等症状。自行服用"速效救心丸"治疗（具体剂量不详），后症状未见好转。患者为求进一步中西医结合治疗，于今日来我院田教授门诊。现症见：患者胸闷、憋气、胸痛，胸痛向后背放射，痛为刺痛，伴有心悸，失眠，烦躁，汗出，纳差，口干，咽干，腰痛，夜寐差，小便频数，大便可。舌淡暗，苔薄白腻，脉弦数。心电图示窦性心律，ST-T段缺血样改变。

中医诊断：胸痹（痰瘀互结）。

西医诊断：冠心病。

治法：祛痰化瘀，活血安神。

处方：

五味子 14g	山茱萸 20g	薤白 14g	甘松 10g
沉香 5g	丹参 16g	瓜蒌皮 16g	墨旱莲 20g
女贞子 20g	太子参 20g	首乌藤 20g	酸枣仁 20g
黄精 20g	炙甘草 10g		

7剂，日1剂，水煎服

二诊 服药后，患者胸闷、憋气、心悸、失眠、汗出、口干、腰痛较前缓解，但仍时有胸痛，偶有胃脘部不适、反酸。故原方加煅瓦楞子12g、三七粉1.5g（冲服），以通络止痛，和胃降逆。继服7剂以巩固疗效。

按语： 田教授认为患者平素身体虚弱，脾胃亏虚，运化失司，痰湿内生，痰浊阻络，瘀血内停，痰瘀互结。中焦脾胃气血生化不足，进而导致心血肝血虚。肝血虚，则肝阴不足，肝阳亢盛；心血不足则心失所养，痰瘀互结则血行不畅，不通则痛，故发胸闷、憋气、胸痛、心悸，正如《素问·调经论》言："寒气积于胸中而不泻，不

泻则温气去，寒独留则血凝泣，凝则脉不通。"肝阴血虚则肝失疏泄，故发失眠、烦躁、口干，正如《景岳全书·不寐》所说："无邪而不寐者，必营气之不足也，营主血，血虚则无以养心，心虚则神不守舍。"气虚则卫外不固，故发汗出。脾失运化，故发纳差、口干等症状。

方用瓜蒌薤白半夏汤合二至丸加减以祛痰化瘀、活血安神。本案以瓜蒌薤白半夏汤为主方，主要表现为以豁痰开结为治疗的重点方向，体现了张仲景在《金匮要略·胸痹心痛短气病脉证治》所言："胸痹不得卧，心痛彻背者，瓜蒌薤白半夏汤主之。"即痰浊去则胸中之气舒展，达到通则不痛的目的。二至丸及山茱萸的配合使用，则起了两方面的作用，一者，滋补肝肾之阴，进而补养心肝阴血，达到安神助眠的作用；二者，防止薤白、瓜蒌皮、甘松、炙甘草等温阳之品过分伤阴。方中沉香、丹参以加强活血止痛之效；五味子以收敛止汗。复诊时，患者自诉胸闷、憋气、心悸、失眠较前缓解，仍时有胸痛，偶有胃脘部不适、反酸。田教授考虑其仍存在痰瘀互结日久，脉络不通，故胸痛难解。而清代《临证指南医案·胃脘痛》所言"久痛入络""胃痛久而屡发，必有凝痰聚瘀"，则提出了痰饮蓄留胃脘，又可致胃脘部不适、反酸等症。煅瓦楞子归肝经、脾经、胃经，具有消痰化瘀、软坚散结、制酸止痛之功，田教授用来治疗胃不适、反酸等症。三七粉乃活血化瘀之要药，用以加强活血止痛之力。本方精彩之处为重用太子参和酸枣仁，此二药乃滋阴益气、补益肝血之品，《本草再新》曰太子参"入心、脾、肺三经，治气虚肺燥，补脾土，消水肿，化痰止渴"，同时太子参还具有：①益气但不升提；②生津而不助湿；③扶正却不恋邪；④补虚又不峻猛的功效。《名医别录》曰酸枣仁"主烦心不得眠，脐上下痛，血转久泄，虚汗烦渴，补中，益肝气，坚筋骨，助阴气，令人肥健"，因本品味酸收敛，甘酸化阴，主入心、肝二经，适于肝血不足、虚烦不眠及体虚多汗、津伤口渴之证。重用二药则肝阴肝血充足，又可助二至丸以佐制方中温阳药，防止其过分伤阴，用之则心血充足，心神得安，故胸痹得解，失眠得治。全方共奏祛痰化瘀、活血止痛、滋阴安神之功。

18. 胸痹痰瘀互结医案五

初诊　患者刘某，女，66岁。主因"间断胸痛、胸闷、憋气6年，加重伴心悸、纳差 1 周"就诊。患者 6 年前无明显诱因出现胸痛、胸闷、憋气等症，遂就诊于第一中心医院，当时查心电图示"心肌缺血"，诊断为"冠心病"，给予"单硝酸异山梨酯 30mg，1 天 3 次"治疗，治疗后患者症状稍好转，常因劳累或受寒而发作，仍服用上述药物治疗。于 1 周前，因节日期间劳累过度，而出现胸痛、胸闷、憋气加重。自行服用"单硝酸异山梨酯 20mg、倍他乐克 12.5mg"治疗，经过治疗症状未见好转。患者为求进一步中西医结合治疗，于今日来我院门诊。现症见：患者胸痛，痛在心前区、向后背放射疼痛，胸闷、憋气、心悸，纳差，腹胀，欲漱水不欲咽，恶心无呕吐，畏寒，周身乏力，肢体困重，小便可，大便不成形，舌淡暗苔白滑，脉沉。心电图示窦性心律，Ⅱ、Ⅲ、aVF 导联 T 波倒置。

中医诊断：胸痹（痰瘀互结）。

西医诊断：冠心病。

治法：通阳泄浊，活血止痛。

处方：三七粉 1.5g^{冲服}　茯苓 20g　　　薤白 12g　　　陈皮 12g

　　　沉香 6g　　　佛手 10g　　　川芎 20g　　　延胡索 12g

　　　丹参 20g　　　瓜蒌皮 16g　　清半夏 12g　　砂仁 14g^{后下}

　　　炙甘草 10g　　山楂 25g

7 剂，日 1 剂，水煎服

二诊　胸闷、憋气较前缓解，仍有胸痛，但发作次数减少，还存在心悸、腹胀、恶心无呕吐、周身乏力、肢体困重、口渴较前加重、咳吐痰涎增多等症状，考虑因痰浊内停日久，郁而化热，湿热内盛，耗伤津液所致。故原方加玉竹 14g、竹茹 12g 以滋阴生津，化痰祛浊。继服汤剂 7 剂以减轻症状。

患者服药后症状好转，嘱咐其继续服用西药以巩固疗效。

按语：胸痹是指以胸部闷痛，甚则胸痛彻背、喘息不得卧为主症的一种疾病，《素问·脏气法时论》曰："心病者，胸中痛，胁支满，胁下痛，膺背肩胛间痛，两臂内痛。"《医门法律·中寒门》曰："胸痹心痛，然总因阳虚，故阴得乘之。"均提出了胸痹的症状及胸痹的病因病机。田教授认为患者平素久病，加之年过六旬，脾胃亏虚，运化失司，则水湿不化，聚湿生痰，痰浊内生，痰浊痹阻心脉，血行不畅，瘀血内停，心脉失养，心阳不振，上焦阳气亏虚，下焦阴寒之邪上乘阳位，"寒主收阴引"，而致血脉凝滞，瘀血更甚，不通则痛，故发胸痛、胸闷、憋气、心悸、畏寒；脾虚失运，故发纳差、腹胀；瘀血内停，津液不得上承于口，故口渴欲饮；瘀血阻滞，而又饮入不欲咽，痰瘀互结，阻滞中焦，而见恶心、肢体困重；脾虚则气血不足，故周身乏力。治以通阳泄浊、活血止痛，方以瓜蒌薤白半夏汤、丹参饮合二陈汤加减治疗。

方中使用瓜蒌皮、薤白开胸通阳；用陈皮、茯苓、白术、砂仁、山楂以健脾祛痰，消食开胃；用沉香、丹参、川芎、三七粉、延胡索、炙甘草以活血通络，理气止痛；用炙甘草、佛手以行气养心安神，同时取佛手行气之功将阳气通行上焦以驱上行阴寒之邪气。二诊时患者出现口渴加重，咳吐痰涎增多的情况，考虑患者痰湿停滞体内日久，郁而化热，痰湿内热炽盛，耗伤体内津液所致，故加用玉竹、竹茹以滋补阴液，化生津液，祛除痰湿，通行阳气。全方共奏通阳泄浊、活血止痛、健脾祛痰之功。

19. 胸痹痰瘀互结医案六

初诊 患者王某，女，64岁。主因"间断胸闷、憋气3年余，加重1天"就诊。患者3年前因劳累出现胸闷、憋气阵作，遂就诊于当地医院，考虑"冠心病"，曾予以"依姆多"（单硝酸异山梨酯缓释片）等药物治疗，后患者仍间断胸闷憋气，时有胸痛，休息后可缓解。患者1天前于活动后再次出现胸闷、憋气加重，休息后好转，今患者为求进一步中西医结合治疗而来我院。现症见：患者胸闷、憋气，时有心前区刺痛，无恶心呕吐，时有烦躁，失眠，痰黏难咯，无咳嗽，头晕，纳少，周身乏力，便干，舌红，苔白腻，脉滑。慢性胃炎病史10年。心电图示窦性心律，$V_2 \sim V_6$ 导联 ST 段压低 $0.05 \sim 0.15$mV，T 波低平。

中医诊断：胸痹（痰瘀互结）。

西医诊断：冠心病，不稳定型心绞痛；高脂血症；慢性胃炎。

治法：健脾祛痰，活血安神。

处方：

太子参 20g	女贞子 20g	旱莲草 20g	五味子 14g
山茱萸 20g	沉香 5g	丹参 16g	酸枣仁 15g
远志 14g	白扁豆 15g	豆蔻 12g	川芎 20g
炙甘草 10g	浮小麦 30g	瓜蒌皮 16g	薤白 14g
首乌藤 20g	甘松 10g		

7剂，日1剂，水煎服

二诊 胸闷、憋气较前缓解，心前区刺痛发作频次较前减轻，诉纳少，仍感乏力。故原方加茯苓20g，以加强健脾和胃之功，7剂。

三诊 纳少乏力好转，无明显胸闷、憋气及胸痛，继服原方7剂以巩固疗效。

按语：田教授认为患者因劳倦伤脾或素体脾虚运化失能，而致痰浊内生，心脉痹阻，不通则痛，故发胸闷、憋气、胸痛；气血生化乏源，无以濡养心脉，故发失眠、头晕；患者年过半百，肾气自半，精血渐衰，肾阴虚衰兼后天之本不足，不能濡养五脏之阴，水不涵木，不能上济于心，因而心肝火旺，心阴耗损，心脉失于濡养而致胸痹。方用瓜蒌薤白白酒汤加减以祛痰开胸顺气，尤其是只使用瓜蒌皮，而不使用瓜蒌仁，取瓜蒌皮宽胸理气之功，不用瓜蒌仁是防其过于滋腻，恐其困脾。方用酸枣仁汤养心安神，主肝肾不足、虚热内扰。《金匮要略·血痹虚劳病》曰："虚劳虚烦不得眠，酸枣仁汤主之。"方中重用酸枣仁养血安神，配伍调气疏肝的川芎，酸收辛散并用，具有养血调肝之妙；加用女贞子、旱莲草、山茱萸，加强滋补肝肾之功；浮小麦除虚热，止盗汗；首乌藤、远志养血安神；五味子收敛心气；沉香、甘松、薤白、炙甘草、豆蔻理气温中助阳；太子参、白扁豆健脾益气；丹参活血通络。全方共奏滋阴益气、活血通脉之功，标本兼治，通补结合。

20. 胸痹痰浊闭阻医案一

初诊 患者白某，男，68岁。主因"间断胸闷、憋气3年余，伴胸痛加重2周"来诊。患者3年前无明显诱因出现胸闷、憋气，遂就诊于第三中心医院，诊断为"冠心病"，曾予以"依姆多"（单硝酸异山梨酯缓释片）等药物治疗，服药后患者症状时有反复，常常因阴冷天气而发。2周前，因感受寒凉，而出现胸闷、憋气加重，但未就医，自行服用"速效救心丸"（剂量不详）后，症状未见好转。患者为求进一步中西医结合治疗，于今日来我院。现症见：患者胸闷、憋气，时有胸痛，痛为隐痛，痛在心胸，固定不移，痰多气短，倦怠乏力，纳呆，便溏，口黏，恶心，咯吐痰涎，腰膝酸软，头晕耳鸣，纳食差，小便可，大便溏。舌红，边有齿痕，苔薄白腻，脉滑数。心电图示窦性心律，$V_4 \sim V_6$导联T波低平。

中医诊断：胸痹（痰浊闭阻）。

西医诊断：冠心病（不稳定型心绞痛）。

治法：通阳泄浊，豁痰宣痹。

处方：瓜蒌皮 16g　　薤白 14g　　　旱莲草 20g　　甘松 12g

太子参 25g　　女贞子 20g　　首乌藤 20g　　五味子 14g

山茱萸 20g　　沉香 5g　　　　丹参 16g　　　酸枣仁 15g

三七粉 1.5g^冲服　　知母 12g　　　枳壳 10g

6 剂，日 1 剂，水煎服

二诊　胸闷、憋气较前缓解，胸痛次数减少，口黏好转但时有口渴，仍有痰多，气短、倦怠乏力，纳呆，便溏，腰膝酸软，自诉时有心悸。故前方加砂仁 12g（后下）、玉竹 12g，以健脾养心阴。继服 7 剂以巩固疗效。

按语：田教授认为，患者饮食不当，日久损伤脾胃，运化失司，酿湿生痰，痰浊内生，上犯心胸，清阳不展，气机不畅，心脉痹阻，遂成本病。痰郁化火，火热炼液为痰，痰瘀交阻，痹阻心脉，不通则痛，故发胸闷、憋气胸痛；患者年过半百，肾气自半，精血渐衰，心病日久，伤及肝肾之阴，故发腰膝酸软。

方用瓜蒌薤白白酒汤合二至丸加减以通阳泄浊，豁痰宣痹。本方微妙之处在于二至丸的使用，二至丸具有滋补肝肾之阴的作用，使用二至丸既有滋肾养阴的作用，又有防止瓜蒌皮、薤白、甘松温热过分而伤阴。此外，二至丸也体现了田教授"养胃气、存津液"的治疗理念，方中加用沉香、丹参、三七粉以活血通络，理气止痛。全方共奏通阳泄浊、豁痰宣痹之功。

21. 胸痹痰浊闭阻医案二

初诊　患者赵某，男，64 岁。主因"间断胸闷、憋气 1 年余，加重伴胸痛 3 天"就诊。患者于 1 年前无明显诱因出现胸闷、憋气等症状，曾去第四中心医院治疗，当时查心电图示"心肌缺血"，诊断为"冠心病"，给予口服"单硝酸异山梨酯 20mg，1 天 3 次"治疗，经过治疗症状稍见好转，但经常发作，继续服用上述药物治疗。症状加重时，常常自行含服"硝酸甘油"来缓解症状，每次含服 1～2 粒。3 天前，因情绪激动，而出现胸闷、憋气加重，时有胸痛，痛为隐痛，痛处固定在心前区，偶尔向后背放射，每因活动后胸痛加重，伴有心悸、汗出、口渴、腰膝酸软。自行服用"单硝酸异山梨酯"治疗，后症状未见好转。患者为求进一步中西医结合治疗，于今日来我院田教授门诊。现症见：患者胸闷、憋气加重，时有胸痛，痛为隐痛，痛处固定在心前区，偶尔向后背放射，每因活动后胸痛加重，伴有心悸、汗出、口渴、腰膝酸软、小便频数、大便干，2～3日一行，舌暗，苔薄白略腻，脉弦。心电图示窦性心律，ST-T段缺血样改变。

中医诊断：胸痹（痰浊闭阻）。

西医诊断：冠心病。

治法：健脾养血，豁痰开结。

处方：瓜蒌皮 16g　　薤白 14g　　半边莲 20g　　甘松 12g

太子参 20g　　女贞子 20g　　首乌藤 20g　　五味子 14g

山茱萸 20g　　沉香 5g　　丹参 16g　　酸枣仁 20g

炙甘草 10g

7剂，日1剂，水煎服

二诊　胸闷、憋气、胸痛较前缓解，仍时有心悸、汗出、口渴、腰膝酸软、小便频数，偶有呃逆、不欲饮食。故原方加旱莲草 20g、半夏 12g，以健脾益肾、和胃降逆。继服7剂以巩固疗效。

按语：田教授认为，患者素体虚弱，脾胃失调，气血生化之源不足，肝血亏虚，脾虚则运化失司，痰浊内生，痰浊阻滞心脉，血行不畅，瘀血内停，痰瘀互结，心失所养，不通则痛，故发胸闷、憋气、胸痛；脾虚则生化不足，心肝肾俱虚，故发心悸、口渴、腰膝酸软、小便频数；气虚则卫外不固，故汗出。

方用瓜蒌薤白半夏汤合丹参饮加减以健脾养血、豁痰开结。本方虽以祛痰宽胸的瓜蒌薤白半夏汤为主，但考虑因痰浊阻滞心脉，血行不畅，而致瘀血内停，故合用丹参饮以活血止痛。绝妙之处在于加用半边莲，半边莲与活血药合用具有加强散瘀止痛之功。复诊时，患者自诉胸闷、憋气、胸痛较前缓解，仍时有心悸、汗出、口渴、腰膝酸软、小便频数、偶有呃逆、不欲饮食。田教授考虑其仍存在肾阴不足及胃失和降，故原方加用旱莲草、半夏以滋补肾阴、和胃降逆，同时半边莲与半夏配伍更增加了降胃气、清胃火之力。全方共奏健脾养血、滋阴益气、豁痰开结、和胃降逆之功。

22. 胸痹痰浊闭阻医案三

初诊　患者忠某，女，57 岁。主因"间断胸闷、憋气、胸痛 5 个月余，加重伴头晕 1 周"就诊。患者 5 个月前无明显诱因出现胸闷、憋气、胸痛，胸痛由前胸向后背放射、痛为闷痛等症，曾去天津市第一中心医院治疗，当时诊断为"冠心病"，给予口服"单硝酸异山梨酯 60mg，每天 1 次"治疗，经过治疗，症状稍好转。但经常因情绪激动或饱食而诱发，每发作时自行含服硝酸甘油可缓解，一直未就医，症状时有反复。1 周前，因与家人发生矛盾，而致情绪激动，出现胸闷、憋气、胸痛加重，自行含服硝酸甘油后，症状无减轻，又服用 3 天"单硝酸异山梨酯"，症状仍未见好转。患者为求进一步中西医结合治疗，于今日来我院田教授门诊。现症见：患者胸闷、憋气、胸痛，胸痛由前胸向后背及左肩部放射，痛为刺痛，胸闷重于胸痛，伴有头晕、头胀、头闷痛、腹胀、纳差、口干、口苦、失眠、胁肋胀痛、痰多气短、倦怠乏力、咯吐痰涎、大便溏、腰膝酸软。舌淡暗，苔白腻或白滑，脉滑。心电图示：Ⅱ、Ⅲ、aVF 导联 ST 段压低。

中医诊断：胸痹（痰浊闭阻）。

西医诊断：冠心病；高血压病 1 级。

治法：祛痰止痛，滋阴活血。

处方：瓜蒌皮 16g　　薤白 12g　　　杜仲 16g　　　山茱萸 20g

山药 20g　　　茯苓 20g　　　益智仁 20g　　白术 16g

牡丹皮 20g　　泽泻 14g　　　陈皮 12g　　　丹参 16g

沉香 5g　　　　何首乌 20g　　远志 16g　　　三七粉 1.5g^{冲服}

玉竹 12g　　　旱莲草 12g　　炙甘草 10g

7 剂，日 1 剂，水煎服

二诊　患者胸闷、憋气、胸痛好转，失眠、乏力、腰膝酸软减轻。自诉仍头晕、头胀、腹胀、胁肋胀痛、痰多气短。考虑此为情绪激动后，肝阳上亢，肝气郁滞，气机不畅，肝气横逆犯脾，脾失健运，痰浊内生不化，痰浊气滞互结，肝阳挟痰上蒙清窍所致，故原方加柴胡 20g、砂仁 12g（后下）以疏肝行气、健脾化痰。继服 7 剂以巩固疗效。

三诊　上述症状均好转，嘱其服用中成药"利脑心"以巩固疗效。

按语：田教授认为患者素体肥胖，痰湿内生困脾，脾失健运，气血生化之源不足，心失所养，故发胸闷、憋气；痰浊痹阻心脉，不通则痛，故胸痛；因痰浊为患，故胸闷重于胸痛。如《金匮要略·胸痹心痛短气病脉证治》载："胸痹，心中痞气，气结在胸，胸满，胁下逆抢心。"脾失运化，水液代谢失调，痰浊内停于胸腹，阻碍气血运行，故发痰多气短、倦怠乏力、咯吐痰涎、大便溏。后因情绪激动，而致肝气郁滞，同时患者脾虚日久，累及于肾，耗伤肾精，肾阴不足，不能制约肝阳，肝阳上亢，上亢之肝阳挟痰上蒙清窍，故发头晕、头胀、头闷痛、口干、口苦、失眠、胁肋胀痛、腰膝酸软；肝气横逆犯脾，脾失健运，故发腹胀、纳差。如《丹溪心法·头眩》云："头眩，痰挟气虚并火，治痰为主，挟补气药及降火药。无痰不作眩，痰因火动，又有湿痰者，有火痰者。"故当治以祛痰止痛，滋阴活血，补益肝肾。

方以瓜蒌薤白半夏汤合六味地黄丸加减治疗。方中瓜蒌皮、薤白以祛痰散结，开胸顺气。山茱萸、山药、茯苓、牡丹皮、泽泻组成六味地黄丸以滋养肾阴，绝妙之处在于使用六味地黄丸时去掉熟地黄，实为防止熟地黄过分滋腻困脾，而阻碍脾的运化。更煎杜仲、益智仁、何首乌、远志、玉竹、旱莲草、炙甘草来辅佐滋肾之力；陈皮、白术加强补脾之功；丹参、沉香、三七粉以活血止痛。复诊时，症状好转，但仍头晕、头胀、腹胀、胁肋胀痛、痰多气短。考虑此为肝失疏泄，肝气横逆犯脾，脾失健运，痰浊内生，肝阳挟痰上蒙清窍所致，因其痰浊气滞日久，应加强疏肝健脾祛痰之力，故原方加柴胡、砂仁以疏肝理气，健脾祛痰。全方共奏祛痰止痛、滋阴活血、补益肝肾之功。

23. 胸痹痰浊壅盛、痹阻心脉医案

初诊 患者房某，男，57岁。主因"间断胸闷、憋气2年，加重伴心悸半月"就诊。患者缘于2年前无明显诱因出现胸闷、憋气，曾就诊于社区医院，考虑"冠心病、心肌缺血"，休息后缓解，未予重视。近半年来，患者上述症状发作频繁，曾多次就诊于社区医院，查心电图示 ST-T 段缺血样改变。患者间断服用"通脉养心丸"，病情略见好转，仍反复发作。半月前，患者劳累后上述胸闷、憋气再次出现，遂来就诊。现症见：患者胸闷、憋气阵作，活动后尤甚，偶有胸痛，阵发心悸，腰酸乏力，双下肢不肿，纳少，偶有呃逆，偶咳白痰，腹胀，夜尿频，夜寐欠安。舌暗红，苔白腻，脉沉细无力，有冠心病病史。律不齐，偶及早搏，HR 70次/分。心电图示窦性

心律，偶发室性早搏，ST–T段缺血样改变。心脏超声示主动脉硬化，左心室心功能减低，左心室壁心肌运动不协调，心律失常，EF 65%。

中医诊断：胸痹（痰浊壅盛，痹阻心脉）。

西医诊断：冠心病，心律失常（室性早搏）。

治法：豁痰泄浊，宣痹通络。

处方：瓜蒌皮 16g　　薤白 12g　　杜仲 16g　　山茱萸 20g

　　　　山药 20g　　　茯苓 20g　　何首乌 20g　　白术 16g

　　　　牡丹皮 20g　　泽泻 14g　　陈皮 12g　　　丹参 16g

　　　　乌梅 14g　　　沉香 5g　　　砂仁 12g^{后下}　清半夏 12g

　　　　甘草 12g

6剂，日1剂，水煎服

二诊　患者胸闷、憋气减轻，活动后阵作，夜寐渐安。原方切合病机，见效守方，继服7剂。

患者胸闷、憋气减轻，纳食渐增，诸症好转，继服5剂巩固疗效。

按语：田教授经多年临床经验，认为胸痹属阳微阴弦，多责之胸阳不足，阴寒阻滞。血脉须倚温煦以运行也。若胸阳不足或胸阳被郁，均可导致浊阴上逆，阻遏清阳。喻嘉言曰："胸中如太空，其阳气所过，如离照当空，旷然无处，设地气一上，则窒塞有加。"故知胸痹者，阳不主事、阴气在上之候也。仲景则用薤白白酒，以通其阳；甚则用附子、干姜，以消其阴。以胸痹非同他患，补天浴日，在医之手眼耳。

瓜蒌薤白半夏汤出自《金匮要略》，功能通阳散结，祛痰宽胸。主治胸痹痰浊较甚、胸中满痛彻背，不能安卧者。丹参饮出自《时方歌括》，功能活血祛瘀，行气止痛，用于气血瘀滞，互结于中，心胃诸痛。方以瓜蒌薤白半夏汤通阳宽胸，行气止痛，消痰散结。丹参饮可增瓜蒌薤白半夏汤活血祛痰之功。患者年过半百，腰膝酸软，肾精不足，故加用六味地黄丸以益肾补脾。此外，古人云"倘若其人的确阴血虚甚，不耐温通，可加养血滋阴之品以固其本"，因此，田教授于诸法中佐以首乌以养血滋阴。全方以补为通，通补兼施，补而不助其壅，通而不损其正，共奏益气养心、活血化痰，兼以行气之功。邪正兼顾，标本兼治，故病可愈。

24. 胸痹痰浊壅盛、心脉瘀阻医案

初诊 患者张某，男，56 岁。主因"间断胸闷、憋气伴心悸 1 年余，加重 1 个月"就诊。患者近 1 个月来由于劳累兼感寒后出现胸闷、心悸，经休息服药后未见明显好转，遂于今日就诊于我院。现症见：胸闷、憋气阵作，伴心悸，无明显胸痛，时有头晕，无头痛，咳嗽，痰白黏，无发热，纳少，大便溏，每日 1～2 行，小便调，夜寐安。舌暗，苔白腻，脉弦滑结代。高血压病史 3 年，血压最高达 170/105mmHg，间断服用"降压避风片"，未监测血压。肝囊肿及胆囊摘除术后 11 年。吸烟史 20 余年，每日 1 包。少量饮酒史。BP 170/105mmHg。

中医诊断：胸痹（痰浊壅盛，心脉瘀阻）。

西医诊断：冠心病，高血压病。

治法：化痰泄浊，活血通络。

处方：瓜蒌皮 16g　　薤白 12g　　　陈皮 12g　　　丹参 20g

　　　红花 12g　　　川芎 20g　　　沉香 6g　　　　佛手 10g

　　　茯苓 20g　　　延胡索 12g　　半夏 12g　　　三七粉 1.5g^{冲服}

　　　砂仁 14g^{后下}

6 剂，日 1 剂，水煎服

二诊 患者胸闷、憋气明显减轻，活动后偶有心悸，仍见咳嗽，痰黏难出，纳食渐增，大便溏，每日 1 行，小便调，夜寐安。舌暗苔微黄腻，脉弦滑结代。原方去半夏，加桔梗 12g、百部 20g、枇杷叶 10g。水煎服，日 1 剂，6 剂而愈。

按语：冠心病属于中医"胸痹""心痛"范畴。针对本病胸痹的发生为平素饮食不节，脾胃运化失常，痰湿内蕴，田教授经多年临床积累，提出脾胃虚弱是冠心病的基本因素，临床中应时刻重视脾胃虚弱是冠心病发生的基本因素，而痰瘀互结是冠心病的重要致病因素，因而治疗心病，强调从"脾胃论治"。患者病机痰浊壅盛，心脉瘀阻，理应健脾化湿，故健脾、豁痰、化瘀贯穿冠心病治疗之始终。

方中药用瓜蒌、薤白、半夏燥湿化痰，宣痹散结。慎用偏寒之瓜蒌子，以瓜蒌皮为主；配伍辛苦温的半夏，使其充分发挥辛能散结、苦能降泄之功效，以竭尽祛痰之能事。且一寒一温，互制互济。再加薤白理气宽胸，通阳散结；丹参、红花、川芎行气活血，务使痰浊、瘀血得化，胸阳得振而胸痹可除，心痛自定。

25. 胸痹痰浊壅盛、瘀血内阻医案

初诊　患者杨某，女，81 岁。主因"间断胸闷、憋气 6 年余，加重伴眩晕 2 天"来诊。患者 6 年前无明显诱因出现胸闷、憋气阵作，于步行 500 米时明显，遂就诊于当地医院，考虑"冠心病"，曾予以"依姆多"（单硝酸异山梨酯缓释片）、"阿司匹林片"等药物治疗，后患者仍间断胸闷、憋气，无胸痛、放射痛，休息后 10 余分钟可缓解。患者 2 天前于晚饭后出现胸闷、憋气加重，伴眩晕，无汗出，心慌，患者舌下含服"硝酸甘油" 5mg，3 分钟后胸闷缓解。今患者为求进一步中西医结合治疗，收入我科。现症见：患者胸闷、憋气，眩晕间作，无恶心呕吐，尚感心烦，痰多色黄，无咳嗽，纳少，口苦，大便干，寐差。舌暗红，苔黄腻，脉弦滑。既往高血压病史 3年，血压最高达 200/105mmHg，曾先后服用珍菊降压片、硝苯地平缓释片等药，血压控制不佳，150 ~ 160/90 ~ 95mmHg。现服用拜新同（硝苯地平控释片）30mg，每天 1 次，血压控制尚可。慢性胃溃疡病史 5 年。心电图示窦性心律，Ⅱ、Ⅲ、aVF、V_3 ~ V_6 导联 ST 段压低 0.05 ~ 0.15mV，T 波低平。血脂四项 TC 7.2mmol/L，LDL 3.1mmol/L，余阴性。心脏超声示主动脉硬化，左心室舒张功能减低，左心室壁心肌运动节段性异常，左心负荷大，主动脉瓣及二尖瓣轻度反流，EF 62%。

中医诊断：胸痹（痰浊壅盛，瘀血内阻）。

西医诊断：冠心病（不稳定型心绞痛）；高血压病 3 级（极高危）；高脂血症；慢性胃溃疡。

治法：燥湿化痰，理气和中。

处方：茵陈 15g　　　郁金 10g　　　制半夏 10g　　　丹参 20g

　　　蒲黄 20g　　　瓜蒌 20g　　　黄连 10g　　　枳壳 10g

　　　陈皮 15g　　　五灵脂 20g　　　石菖蒲 15g　　　茯苓 15g

　　　竹茹 20g　　　炙甘草 10g

7 剂，日 1 剂，水煎服

二诊　胸痛较前缓解，发作频次较前减轻，其活动耐量较前增加，诉纳少，故原方去石菖蒲、黄连，加砂仁 15g、木香 10g，以运中焦，防痰湿滋生。4 剂，服后，病情减轻。

按语：患者年老体弱，脾失运化，而致痰浊内生，日久成痰热，因痰热胶固，络损血瘀，故症状以胸闷、憋气为主，"留而不去，其病为实"，且多证兼夹，不能单方

取效。方用二陈汤燥湿化痰，理气和中，健脾祛痰，主治痰湿内阻，胸膈痞闷。正合田教授的从脾论证心病之法。

《本草蒙筌》载："茵陈行滞，止痛，宽膈，化痰。"《重庆堂随笔》载："石菖蒲赖以祛痰秽之浊而卫宫城，足见其化痰祛湿之功。"《本草汇言》谓郁金"散瘀血之药也"。配以五灵脂活血化瘀止痛；瓜蒌清热涤痰，宽胸散结。半夏燥湿化痰；茯苓、陈皮理气和中。故临证中，也要看到痰瘀化热是对临床病机转归的补充。这也是在胸痹"本虚标实"的病机总纲之内，只是在原有基础上更加强调阳邪在胸痹的发病中起着重要的作用，在治疗上应分清攻与补的辨证关系，两者相互作用，共同达到祛邪扶正之效。

26. 胸痹痰浊壅盛、瘀阻心脉医案一

初诊 患者李某，男，81岁。主因"间断胸闷、憋气20年余，加重伴心前区刺痛1周"来诊。患者20年前无明显诱因出现间断胸闷、憋气症状，遂就诊于当地医院，诊断为"冠心病"，平素服用"单硝酸异山梨酯"等药物治疗，病情控制尚可。1周前，患者因受凉致使胸闷、憋气症状加重，同时伴心前区针刺样疼痛，偶可放射至后背，遂就诊于我院门诊。查心脏超声示主动脉硬化，左心室舒张功能减低，左心室壁心肌运动节段性异常，左心负荷增大，主动脉瓣及二尖瓣轻度反流，EF 62%，予"丹参滴丸"及"冠心舒通胶囊"治疗，昨日患者症状加重。今为求进一步中西医结合治疗，收入我科。现症见：患者胸闷、憋气时作，活动后尤甚，偶有心前区针刺样疼痛，可放射至后背，偶有咳嗽，痰少易咯，无头痛、头晕，无恶心、呕吐，无腹痛、腹胀，无发热，纳尚可，二便调，夜寐安。10年前行小肠疝气手术，现右下腹可见3cm手术瘢痕。否认外伤输血史。双眼白内障术后10年。心电图示窦性心律，ST-T段缺血样变。

中医诊断：胸痹（痰浊壅盛，瘀阻心脉）

西医诊断：冠心病（不稳定型心绞痛）；慢性心功能不全（心功能Ⅲ级）；社区获得性肺炎；小肠疝气术后；白内障术后。

治法：化痰泄浊，活血通络。

处方：瓜蒌皮 30g　　　薤白 12g　　　制半夏 12g　　　丹参 30g

| 檀香 15g | 砂仁 6g^{后下} | 红花 12g | 桃仁 12g |
| 赤芍 15g | 茯苓 20g | 羌活 12g | 炙甘草 10g |

7 剂，日 1 剂，水煎服

二诊　患者胸闷减轻，偶有憋气及心前区刺痛。舌质偏暗，双下肢水肿（±）。BP 130/80mmHg。原方桃仁、红花增至 15g，继服 7 剂。

三诊　患者静息状况下无明显胸闷，偶有活动后气短、憋气，未诉明显心前区刺痛，双下肢水肿明显消退。二便尚调，舌暗红苔薄白。二诊方加延胡索 12g、陈皮 9g，继服 6 剂。

此后，继服三诊方 10 余剂，以巩固治疗。

按语：田教授认为"脾胃为后天之本"，该患者素体偏胖，脾胃不足，气血亏虚，痰浊内蕴，气机不畅，瘀血内停，痹阻心脉而致本病，证属冠心病胸痹之痰浊壅盛、瘀阻心脉证，因此要重视脾胃的作用，治疗以瓜蒌薤白半夏汤加减。

方中瓜蒌皮、薤白宽胸下气，半夏、砂仁共达化痰散结之效，桃仁、红花有行气止痛功效，辅以茯苓安神利水。全方共奏化痰泄浊、活血通络之功。二诊时患者胸闷减轻，偶有憋气及心前区刺痛，故于前方基础上增加桃仁、红花剂量以加强其活血止痛之力。三诊偶有活动后气短、憋气症状，故加延胡索、陈皮增强行气之功。田教授不拘泥于古方，而是善于创新，她临诊时，常常使用瓜蒌皮，而不使用瓜蒌仁，因恐瓜蒌仁过于滋腻而困脾，影响脾的运化，故该方只使用瓜蒌皮。本方切中冠心病痰浊壅盛之病机，加减诸药以增强其化痰泄浊、活血通络之力，诸药合用，使得诸脏宣通，标本兼顾，可使痰浊疏散畅通，又使得气机条畅。脏腑调达，病易向愈。

27. 胸痹痰浊壅盛、瘀阻心脉医案二

初诊　患者李某，男，69 岁。主因"间断发热 5 天，伴心慌、喘憋 5 小时"就诊。患者于 5 天前受凉后出现发热，体温最高达 38.6℃，伴恶寒、恶心，咳嗽少痰，小便量少。自服"散利痛"（复方对乙酰氨基酚）、"康泰克"（美扑伪麻片）、"连花清瘟胶囊"等药，仍间断发热，遂于昨日就诊于我院急诊。血常规：WBC 7.76*10⁹/L，N 83.64%。胸片示左肺炎性改变（口头）。予"哌拉西林钠舒巴坦钠""痰热清""赖氨匹林""地塞米松"等药物治疗。患者于今晨 4 时突发心慌、喘憋，遂再次就诊于

我院急诊，查心电图示心率 120 次 / 分，室性节律。考虑为药物中毒。予"单硝酸异山梨酯""呋塞米""托拉塞米""胺碘酮""低分子肝素""利多卡因"等药物治疗，患者病情较平稳，为求进一步系统诊疗，转入我科。现症见：患者心慌，喘憋，无发热，时胸闷、胸痛、恶心，无明显头晕、呕吐，纳少，二便尚可。舌质暗，苔白腻，脉弦。曾于 2004 年及 2010 年于外院行心脏起搏器植入术，并于 2004 年行心脏支架术。于 2000 年因心律失常行射频消融治疗。高血压病史 40 年，血压最高达 160/100mmHg。陈旧脑梗死病史 10 年，未遗留明显后遗症。牛皮癣病史 40 年。牛皮癣家族史，周身皮肤可见多发片状白色脱屑。唇甲紫绀。心电图心率 120 次 / 分，室性节律。

中医诊断：胸痹（痰浊壅盛，瘀阻心脉）。

西医诊断：冠心病，慢性心功能不全（心功能Ⅳ级）；肺炎（社区获得性肺炎）；电解质紊乱（低钠低氯血症）；酸碱平衡失常（代谢性酸中毒合并呼吸性碱中毒）；心脏起搏器术后（PCI 术后）；陈旧性脑梗死；牛皮癣。

治法：补益脏腑，养阴生津。

处方：

白扁豆 16g	白术 16g	川贝母 6g	茯苓 20g
荷梗 12g	芦根 30g	牡丹皮 20g	竹茹 12g
前胡 12g	知母 14g	山药 20g	三七粉 1.5g 冲服
西洋参 5g	玄参 20g	砂仁 14g 后下	

4 剂，日 1 剂，水煎服

二诊　患者心慌、喘憋症状明显减轻，无发热，未见明显胸闷胸痛，偶有咳嗽，纳少，二便调，夜寐尚安。效不更方，继前治疗，继服原方 14 剂，患者好转出院。

按语：中医学非常重视"胃气"，认为"人以胃气为本"，胃气强盛则五脏俱盛，胃气弱则五脏俱衰。"有胃气则生，无胃气则死"。所谓胃气，一是指胃的生理功能和生理特性，胃为水谷之海，有受纳腐熟水谷的功能，又以降为顺以通为用，这些功能和特性的通称，谓之胃气。胃气理论源于《黄帝内经》，《素问·平人气象论》谓"平人之常气禀于胃。胃者，平人之常气也。人无胃气曰逆，逆者死""有胃气则生，无胃气则死"，《素问·玉机真脏论》曰"五脏者，皆秉气于胃，胃者，五脏之本也"。说明胃气之盛衰有无，关系到人体生命活动及生死存亡。张景岳认为："夫胃气关于人者，无所不至，即脏腑，声色，脉侯，形体，无不皆有胃气，若失，便是凶候。"《医门法律》概括为："胃气强，则五脏俱盛；胃气弱，则五脏俱衰。"叶桂《临证指南医案·不食》载："有胃气则生，无胃气则死，此百病之大纲也。"胃主受纳，腐熟水谷，有如水磨，将水谷磨为食糜，下传小肠分清泌浊，浊者系糟粕，下达大肠，经大肠转化排出体外，清者即为精微营养物质，由脾运化转输五脏，遍布全身，化为气血精津，滋润濡养机体，是支持生命的重要物质基础和能量来源。

刘纯在《药治通法补遗》中提出"毒药伤人，首犯胃气，故伤胃气者谓之毒"，因此任何药物中毒，必定是首先损害胃气。田教授认为，患者药物中毒后，伤及五脏六腑，而致气血津液不足，此时应保护脾胃功能，此即"有胃气则生，无胃气则死"，脾胃得运，五脏得生。加之既往冠心病史，故应"培土以生金"，滋阴生津，补脾益胃以濡养五脏六腑。方中白扁豆、白术、茯苓、荷梗、砂仁、山药以健脾益气，同时予荷梗、芦根、西洋参、玄参、知母以养阴生津，兼以牡丹皮、三七粉凉血活血恢复脏腑之供血，竹茹、前胡以祛痰平喘。数药共用以补脾胃气血津液不足，扶助正气以达到驱毒外出、恢复健康的目的。

28. 胸痹肝胆失调、邪阻三焦医案

初诊　患者张某某，女，44 岁。主因"反复发作心前区疼痛 2 年余，频繁发作 1 月余"就诊。患者反复发作心前区疼痛 2 年余，近 1 个多月频繁发作，多发作于精神紧张、情绪激动或劳累后，持续 1 ~ 2 小时，伴失眠多梦，头昏胸闷，口苦纳呆，遇事易惊，胆怯心悸。自疑为冠心病而恐惧及焦虑不安，四处求医。多次心电图检查未见异常，运动心电图、动态心电图、食道电生理检查结果均正常。曾服用中西药未见明显疗效。呼吸平稳，胸廓无畸形和压痛，两肺呼吸音清晰，心率 87 次 / 分，律齐，各瓣膜听诊区未闻及病理性杂音。肝脾及胆囊（－）。舌淡红，苔薄黄，根部厚腻，脉弦。X 线胸片提示心脏形态正常，两肺无异常。

中医诊断：胸痹（肝胆失调，邪阻三焦）。

西医诊断：心脏神经官能症。

处方：柴胡 12g　　黄芩 12g　　生龙骨 30g^{先煎}　　生牡蛎 30g^{先煎}

制半夏 10g　　太子参 15g　　桂枝 5g　　茯苓 30g

大黄 10g　　麦冬 20g　　厚朴 10g　　朱砂 1.0g^{冲服}

鸡内金 10g　　砂仁 10g^{后下}

7 剂，日 1 剂，水煎服

二诊 7 天后胸痛等症状明显改善，原方去朱砂，继服。

三诊 守二诊方连续服药 24 剂，临床症状消失，恢复正常工作。

按语：心脏神经官能症的病因系中枢神经功能失调影响自主神经功能导致心血管功能异常。心脏神经官能症的发生发展与情志变化存在密切关系，随着神经心脏病学的发展，业已证实，外来精神刺激对心脏神经官能症的影响主要是通过中枢神经系统的作用，使交感神经处于兴奋状态，儿茶酚胺分泌增加，从而使心血管系统的功能发生紊乱，产生一系列交感神经张力过高的表现。但如何调节患者自主神经平衡成为治疗心脏神经官能症的一个备受关注的问题。现代研究表明，柴胡加龙骨牡蛎汤对中枢兴奋性有双向调节作用，而西药在调节患者自主神经平衡方面常无明确优势。田教授认为，心脏神经官能症属中医"心悸""胸痹""脏躁"范畴，而肝胆失调，邪阻三焦型是临床上的常见证型之一，为情志不遂所致，木火内郁，土被木克，而变化痰涎，痰涎闭阻，木火郁极，挟痰逆乱，三焦壅滞，变证种种。治疗上应和解少阳，安神定惊。

柴胡功能在于和解少阳枢机而通利三焦；龙骨牡蛎汤可豁痰镇惊，安神定志，气入血，宣畅条达，阴阳气血调和，而病痊愈。柴胡加龙骨牡蛎汤适用于情志不遂所致的肝胆失调，邪阻三焦型心脏神经官能症的治疗。在运用柴胡加龙骨牡蛎汤加减治疗的同时，应注意精神治疗，确立病人战胜疾病的信心也至关重要。

29. 胸痹脾虚痰瘀互结医案

初诊 患者郭某某，女，68 岁。患者主因"阵发性胸闷、胸痛 12 余年，劳累或饱食加重 1 年"就诊。既往冠心病、心绞痛 12 年，多次心电图显示 ST-T 段改变，未系统治疗。心绞痛严重时需含服"硝酸甘油"，近 1 年来常因劳累或饱食加重。每周心绞痛发作 5～6 次，每次持续 5～12 分钟，需服"硝酸甘油"才能缓解。舌质暗红，苔白腻，脉弦滑。心电图示 Ⅱ、Ⅲ、aVF、V_4～$_6$ 导联 ST 段均下移 0.05～0.1mV。生化检查：血脂异常；GPT、BUN、Cr 均在正常范围。

中医诊断：胸痹（脾虚痰瘀互结）。

西医诊断：冠心病，劳累性心绞痛。

治法：健脾益气，活血化瘀，祛痰宣痹。

处方：黄芪 30g   丹参 30g   全瓜蒌 30g   薤白 15g

| 半夏 15g | 茯苓 15g | 赤芍 15g | 川芎 15g |
| 枳壳 12g | 陈皮 12g | 砂仁 12g^{后下} | 桃仁 12g |

14 剂，日 1 剂，水煎服

二诊　服药 2 周病情改善，心绞痛发作次数每周减至 4 次，每次发作持续 5 ~ 12 分钟，继服原方 14 剂。

三诊　服药 2 周，心绞痛发作次数减至每周 2 次，每次持续 3 ~ 5 分钟，未再服用"硝酸甘油"，心电图大致正常。

按语：冠心病心绞痛属中医"胸痹""心痛"范畴。该病的基本病机是"本虚标实"。田教授认为"脾胃为后天之本"，患者每因饱食发病，则脾虚不能运化。脾失健运则水湿不运，易生痰饮，流于机体四处。患者舌质暗红，苔白腻，脉弦滑，是痰瘀互结的表现。痰瘀互结在古代文献中并没有作为一个独立证候出现，但有与之相似的症状描述，如朱震亨指出"痰夹瘀血，遂成窠囊"，《张氏医通》云"痰挟死血，随后攻注，流走刺痛"，唐容川《血证论》中指出"痰也可化为瘀"，因而治疗上常须化痰亦祛瘀。明代秦景明在《症因脉治》中指出痰瘀为患可致胸痹："胸痹之因，饮食不节，饥饱损伤，痰凝血滞，中焦混浊，则闭食闷痛之症作矣。"痰瘀互结于胸中，心气闭塞，胸阳不振，发为胸痹，故以瓜蒌薤白半夏汤为基本方加味治疗。

方中瓜蒌、薤白豁痰通阳，理气宽胸；配半夏、茯苓、陈皮燥湿化痰，降逆散结；黄芪补气健脾；由于痰浊可加重血瘀，瘀滞亦可加甚痰阻，二者每亦胶结难解，相互影响，故合活血和络之品丹参、赤芍、川芎、桃仁等。全方共奏健脾益气、活血化瘀、祛痰宣痹之功。治疗 4 周后，心绞痛症状消失，心电图大致正常。

30. 胸痹气虚血瘀痰阻医案

初诊　患者陈某某，女，65 岁。患者主因"间断胸痛、心悸 2 年，加重 1 周"就诊。患者 2 年前因过度劳累引发胸痛、心悸，查心电图示 ST-T 段缺血样改变，心脏彩超示主动脉硬化。西医诊断为"冠心病""心绞痛"。曾服硝酸酯类药及"阿司匹林"，胸痛发作减轻，但因出现头胀痛及胃胀满而停药。现症见：胸部闷痛、心悸、乏力，劳累后症状加重，纳呆，便溏。舌质淡暗，苔白腻，脉沉细无力。

中医诊断：胸痹（气虚血瘀痰阻）。

西医诊断：冠心病，心绞痛。

治法：健脾益气，活血祛痰。

处方：黄芪 30g   党参 15g   茯苓 20g   白术 15g

        丹参 15g   三七粉 3g^{冲服}   川芎 15g   郁金 10g

        瓜蒌皮 15g   薤白 12g   半夏 10g   山楂 12g

        炙甘草 10g

7 剂，日 1 剂，水煎服

二诊 患者服药后，胸痛、心悸减轻，大便成形。但仍常觉胸闷、憋气，倦怠，纳呆。原方去川芎、郁金，加砂仁 12g（后下）。煎服法同前，7 剂。

三诊 患者胸痛未作，胸闷、憋气减轻，偶发心悸，纳呆。舌淡红，苔白，脉滑细。继予二诊方去三七，加远志 12g。煎服法同前，7 剂。

四诊 患者诸症消失，一般活动后无心绞痛发作，饮食二便均正常，心电图 ST-T 段低平也有所改善。继服芪参益气滴丸每日 3 次，每次 1 袋。2 周后停药。

按语：冠心病心绞痛属祖国医学"胸痹""心痛"范畴，本病的病理变化主要表现为本虚标实，其本虚可有气虚、阳虚、阴虚、血虚，其标实为气滞、寒凝、痰浊、血瘀，临床上常表现为虚实夹杂，气虚血瘀痰阻型在冠心病心绞痛中最为常见。目前，中医对本病的辨证论治，多主张从本虚和标实两方面分论。田教授认为从临床来看，本病的病位在心，心主血脉，心脉痹阻主要是痰浊和血瘀，胸痹心痛之心脉痹阻主要病机多为痰浊和（或）血瘀痹阻心脉。因此临床辨治本病多从痰、瘀立法，兼顾本虚，以通为主，或通补兼施。针对本患者情况，体胖，为脾虚湿盛之体。脾胃损伤，运化失健，聚湿成痰，停留心胸，则窒塞阳气，脉络阻滞而酿成此证。痰浊盘踞，胸阳失展，故心悸，胸闷如窒而心痛。脾主四肢，痰浊困脾，故神疲乏力。治以豁痰理气、活血通络为主，使痰浊得除，血脉通畅，胸痹自止。针对该证的特点，治以扶正去邪，标本兼顾，以健脾益气、活血祛痰为法。

方中党参、黄芪健脾益气，扶助心气；茯苓、白术健脾利湿；丹参、三七养血活血；川芎、郁金为血中气药，行气活血止痛；瓜蒌、薤白、半夏祛痰宣痹通阳；炙甘草甘温益气，通经利脉，行血气而治心痛、心悸。

31. 胸痹气滞血瘀医案

初诊 患者曹某，男，64 岁。主因"间断心前区疼痛 2 年，加重 3 天"来诊。

患者 2 年前因心前区疼痛就诊当地医院，诊为"急性心肌梗死"，经治疗症状好转出院。其后心前区疼痛偶有发作，每自服"复方丹参滴丸"等治疗。3 天前，患者心前区疼痛加重，窜及左胸胁，胸闷，气短，每日发作 3～4 次，每次均需含"复方丹参滴丸"方得缓解。现症见：心前区疼痛，窜及左胸胁，胸闷、气短偶作，伴善太息，寐差头晕，精神抑郁不宁。舌暗淡边有瘀斑，苔白，脉弦细。血压 130/90mmHg，痛苦面容，心率 84 次 / 分，心律齐，双肺（－），腹肝脾（－），双下肢不肿。心电图示 Ⅱ、Ⅲ、aVF 导联病理性 Q 波、S-T 段下移，$V_1～V_3$ 导联 S-T 段下降 0.2mV，T 波均呈倒置。血脂：胆固醇 6.5mmol/L，甘油三酯 5.1mmol/L，高密度脂蛋白 0.92mmol/L。

中医诊断：胸痹（气滞血瘀）。

西医诊断：冠心病，陈旧性下壁心肌梗死，心绞痛。

治法：疏肝解郁，滋养心血。

处方：
柴胡 20g	川楝子 12g	青皮 15g	木香 6g
香附 12g	沉香 12g	瓜蒌皮 16g	薤白 12g
茯苓 20g	白术 15g	山楂 30g	白豆蔻 16g
太子参 25g	黄芪 20g	丹参 30g	川芎 20g

7 剂，日 1 剂，水煎服

二诊　用药后，患者血压平稳 125/80mmHg。心前区疼痛诸症减轻，自觉腹胀，加白芍 15g、龙眼肉 15g、何首乌 20g 以滋养阴血。14 剂，日 1 剂，水煎服。

三诊　服用二诊方后，已无不适。BP 120/80mmHg。复查心电图，S-T 段均回升基线，T 波转为直立。复查血脂：胆固醇 5.4mmol/L，甘油三酯 2.7mmol/L，高密度脂蛋白 1.27mmol/L。

按语：冠心病、心肌缺血属于中医"胸痹""心痛"等范畴，情志刺激是发生胸痹心痛的重要因素。冠心病患者，在发病过程中多有不同程度的生气郁怒，精神抑郁、紧张，情绪激动病史。田教授根据多年临床积累认为情志伤肝，肝失疏泄可导致气血痹阻，心脉不通；或肝郁化热暗耗阴血，心失所养；甚或肝失疏泄，水津不布聚而为疾，痹阻心脉，皆可导致胸痹心痛的发生。

方中柴胡、川楝子、青皮、木香、香附、川芎疏肝解郁，行气活血，治血气诸痛共为主药，重在调肝；茯苓、白术、太子参、黄芪补脾胃，助气血生化之源；瓜蒌皮、薤白宽胸化痰通络。本方集疏肝、泻肝、养肝、柔肝、活络之功，共奏疏肝解郁、益气活血通络之效，标本兼治，攻补兼施，气血并调而诸症消失。

32. 胸痹痰热瘀结、胸阳痹阻医案

初诊　患者王某某，男，54岁。主因"胸闷、心痛频作8天，加重1天"来诊。患者8天前无明显诱因出现胸闷心痛，未予重视，1天前患者胸闷、心痛症状加重，遂求诊于田教授。现症见：胸膺闷痛不适伴心悸、神疲、心烦、口渴不欲饮水，乏力、肢体沉重，大便不爽。形体肥胖，神清，双肺呼吸音清晰，未闻及干湿性啰音，BP 150/90 mmHg，HR 92次/分，腹软，肝脾未触及，双下肢不肿。舌质淡红，苔黄腻，脉滑数。心电图示窦性心律，ST-T段缺血样改变，电轴左偏。

中医诊断：胸痹（痰热瘀结，胸阳痹阻）。

西医诊断：冠状动脉粥样硬化性心脏病。

治法：豁痰理气，活血清热。

处方：

瓜蒌 16g	茯苓 14g	丹参 20g	延胡索 14g
枳壳 12g	莲子心 8g	知母 14g	沉香 8g
玉竹 14g			

4剂，日1剂，水煎服

二诊　患者心痛发作次数明显减少，但仍有胸闷、心悸，且睡眠欠佳。舌质淡红，苔薄黄，脉滑。心电图复查示窦性心律，电轴左偏，冠状动脉供血不足。仍守原方加郁金14g、薏苡仁16g，以增行气开郁、祛痰化浊之效。继服4剂，以巩固疗效。

三诊　患者诸症悉减，心痛偶尔发作。心电图示心肌缺血已明显改善。守法再服二诊方4剂。

四诊　患者自诉未出现胸闷、心悸、心痛等症状，稍觉头晕乏力。舌质淡红，苔薄白，脉细。考虑患者为久病体虚，故改用四君子汤加减调理。处方：

太子参 16g	茯苓 12g	炒白术 15g	山药 14g
薏苡仁 14g	炙甘草 8g		

4剂，日1剂，水煎服

一个月后随诊，未再发作心痛。

按语：本病属中医的"胸痹"范畴，病位在心，但与脾虚、痰浊关系密切，证属

本虚标实，痰热闭阻型。患者体胖，为脾虚湿盛之体，因过食肥甘酸辣及过度吸烟、饮酒，致脾胃损伤，运化失健，聚湿成痰。田教授认为痰为阴邪，其性黏滞，停留心胸，则窒塞阳气，脉络阻滞而酿成此证。痰浊盘踞，胸阳失展，故心悸、胸闷如窒而心痛。脾主四肢，痰浊困脾，脾气不运故肢体沉重，神疲乏力。心烦、口渴不欲饮，舌质淡红、苔黄腻，脉滑数为痰浊闭阻、郁久化热之征。治以豁痰理气、活血清热，方投真心平。四诊时痰浊闭阻已除，热象已退，只有头晕乏力，为脾虚之证，故改用四君子汤调理脾胃。

方中瓜蒌、薤白宽胸理气而豁痰为君药，茯苓、知母、莲子心、枳壳清热去湿兼以行气为臣药，丹参、延胡索、沉香、益母草活血化瘀而不留邪共为佐使。全方豁痰理气而止痛，活血清热而不恋邪，药证相符，疗效迅捷。

从本案辨治过程可知，脾胃为后天之本，运化之源，冠心病的发生正是由于脾胃亏虚，致痰、湿、饮邪内停，由此气血运行失常，或气滞，或血瘀，终致痰瘀互结、痹阻心脉而发病。因此健脾和胃，豁痰、利湿、祛瘀为本病的治疗大法。

33. 胸痹痰瘀闭阻、胸阳不宣医案

初诊　患者郝某，女，56岁。主因"胸闷痛间断性发作2周，加重伴心悸2天"就诊。2周前患者因劳累后出现胸闷痛，患者自服"硝酸甘油"后可缓解，其后胸闷胸痛间断发作，2天前患者胸闷痛加重，服"硝酸甘油"后缓解时间较前延长，伴见心悸，气短，遂就诊于田教授。现症见：胸闷痛，心悸，气短，口黏，肢体沉重，腰膝酸软，大便不爽，小便可，夜寐欠安。舌质略暗，苔白腻，脉滑。心电图示窦性心律，心肌缺血。BP 160/95 mmHg，神清，双肺呼吸音清，心律齐，HR 95次/分，无杂音，双下肢无水肿。

中医诊断：胸痹（痰瘀闭阻，胸阳不宣）。

西医诊断：冠心病。

治法：益肾健脾，祛痰活血。

处方：瓜蒌皮16g　　薤白12g　　　陈皮12g　　　沉香10g
　　　柴胡20g　　　川芎20g　　　丹参16g　　　白术16g
　　　砂仁10g^{后下}　　杜仲16g　　　龟板8g　　　　山茱萸20g
　　　山药20g　　　茯苓20g　　　泽泻14g　　　牡丹皮20g

7剂，日1剂，水煎服

二诊 服药后，胸闷痛及气短明显减轻，无口黏，肢体沉重，仍腰膝酸软，舌质淡红，苔薄白，脉细。心电图示窦性心律，心肌缺血。患者现无口黏，苔转薄白，考虑痰浊渐化，故以原方减瓜蒌薤白汤加减，处方：

杜仲 20g	续断 16g	龟甲 10g	山茱萸 20g
山药 20g	枸杞子 20g	女贞子 20g	茯苓 20g
猪苓 20g	泽泻 14g	牡丹皮 20g	丹参 20g
当归 16g	沉香 8g		

7剂，日1剂，水煎服

三诊 服药后，患者未诉胸闷，诸症明显减轻。查心电图示心肌缺血明显改善。法当益肾健脾，祛痰活血，守二诊方加减。处方：

杜仲 14g	益智仁 15g	龟甲 10g	山茱萸 16g
山药 20g	丹参 20g	当归 16g	沉香 8g
益母草 16g	砂仁 12g^{后下}	茯苓 20g	香附 12g
陈皮 14g	牡丹皮 20g	柏子仁 16g	

7剂，日1剂，水煎服

四诊 服上药后，患者未诉胸闷，诸症明显减轻。查心电图示窦性心律，正常心电图。继予原方每2日1剂，每日服一次调理脾肾。

按语：本案所患系属中医"胸痹"范畴，痰瘀互结是重要的致病因素。本患者素体肥胖，"肥人形盛气衰""肥人多痰湿"，且本患者已年近六旬，肝肾亏虚，肾之阴阳为五脏阴阳的根本，同样为心之阴阳的化源，气血阴阳亏损大多与肾之阴阳亏损有关。脾、肾、心诸脏虚损，气机运行不畅，气为血之帅，血行不畅而成瘀。田教授提出心胸阳虚，阴乘阳位，痰瘀阻碍了心胸气机之升降，胸阳痹阻，故胸闷痛。此谓正虚邪实，当标本兼治。

方中瓜蒌、薤白宽胸理气而豁痰，脾肾两虚之症当配伍杜仲、续断、龟板、山茱萸、山药、枸杞子、女贞子、益智仁、茯苓、白术、砂仁等健脾益肾药物，同时佐用陈皮、沉香、柴胡、川芎、丹参、牡丹皮、益母草等行气活血药物，从而达到扶正祛邪、邪去正安的治疗目的。

34. 胸痹心阳不足、血瘀水停医案

初诊 患者商某某，女，29 岁。主因"胸闷、憋气伴发热、咳嗽 1 月余"就诊。患者 1 个月前出现发热，轻咳，继而胸闷、憋气，动则心悸、气短、汗出。查体示心浊音界向两侧扩大，心音遥远，低钝，HR 112 次 / 分，心律不齐，可闻及早搏，未闻及病理性杂音。心电图示 T 波低平，室性早搏。心脏彩超示心包积液（中等量）。西医诊断为"病毒性心肌炎并心包积液"，经西药治疗近半月，发热已退，咳止，余证无明显变化，四肢欠温。舌质淡略暗，苔白腻，脉细弱。

中医诊断：胸痹（心阳不足，血瘀水停）。

西医诊断：病毒性心肌炎并心包积液。

治法：益气温阳，活血利水。

处方：黄芪 60g　　党参 30g　　茯苓 30g　　桑白皮 30g

　　　丹参 30g　　白术 20g　　桂枝 10g　　炙甘草 10g

　　　泽兰 15g　　薤白 10g　　瓜蒌皮 15g　　半夏 12g

7 剂，日 1 剂，水煎服

二诊 患者憋气、心悸减轻，舌脉同前。心率为 92 次 / 分，律不齐，偶可闻及早搏。继守原方，7 剂，煎服法同前。

三诊 患者胸闷、心悸明显减轻，舌淡红，苔白，脉滑细。继服原方 7 剂。

四诊 患者诸症基本缓解，心率为 80 次 / 分，律齐。复查心电图大致正常，心脏彩超示心包积液消失。

按语：本证为本虚标实之证，田教授指出因心之阳气亏虚，胸阳不振，无力温运血脉，致血液瘀滞，水湿蕴积，治血治水，当先治气。

方中黄芪、党参、白术为主药，大补元阳之气而升清；辅以桂枝、炙甘草温补心阳；合瓜蒌皮、薤白、丹参、半夏等通阳化瘀，宽胸利水；茯苓、泽兰、桑白皮利水渗湿而降浊。治疗关键在于益气温阳，调畅气机，使清阳得升，浊阴得降，气血和调，而水饮瘀血自去。

35. 胸痹心阳亏虚、血脉瘀闭证医案

初诊 患者焦某某，男，82 岁。主因"阵发性胸闷、憋气，伴胸痛 1 年，加重 6

天"来诊。患者神志清，精神差，胸部憋闷，阵发左胸疼痛，常痛及肩背部，动即痛重，一日需多次含服"硝酸甘油"。现症见：头晕，心悸，气短乏力，畏寒肢冷，口干，纳少，二便尚可，夜寐欠安。舌紫黯，苔薄白，脉弦细弱。冠脉造影提示多支病变。

中医诊断：胸痹（心阳亏虚，血脉瘀闭）。

西医诊断：冠心病，不稳定性心绞痛。

治法：温阳通络，活血化瘀。

处方：人参 15g　　　瓜蒌 15g　　　薤白 15g　　　桂枝 10g

薏苡仁 20g　　　丹参 20g　　　炮附子 10g　　　水蛭 3g

4 剂，日 1 剂，水煎服

二诊　服药 4 日后，诉胸闷、憋气及胸痛程度稍有减轻，发作频次减少，仍活动后症状加重。舌质暗红，苔薄白，脉弦细弱。方获小效，以原方改炮附子为乌头 6g（先煎），再进 5 剂，煎服法同前。

三诊　胸痛少发，偶有活动后胸闷、憋气。二诊方去乌头、薏苡仁，加入姜黄 10g，守方加减。调理 2 月余诸证好转。

按语：本证属于中医"胸痹"范畴。《素问·举痛论》有曰："寒气入经而稽迟，涩而不行，客于脉外，则血少，客于脉中，则气不通，故卒然而痛。"患者年事已高，肾气渐衰，心气不足，血脉失于气之鼓动，阳之温煦，则气血运行滞涩不畅，瘀久作痛，故见胸痛等一系列症状。田教授指出发病时间正逢冬季，自然界阳气潜藏，寒气当令，寒邪内侵，胸阳受损，寒凝气滞，血行迟滞，故而瘀阻作痛。《金匮要略》提出"阳微阴弦……，即胸痹而痛，所以然者，责其极虚也"，故治宜温阳通络，活血化瘀。

方中附子长于治在脏的寒湿，使之得以温化。而乌头长于起沉寒痼冷，并使在经的风寒得以疏散，故寒去痛减。全方切合病机，阴阳兼顾，标本同治。

36. 胸痹血瘀兼气阴两虚医案

初诊　患者刘某，男，48 岁。主因"间断胸闷、心悸 1 年余，加重 1 周"就诊。患者 1 年前出现反复胸闷，每于劳累后发作，休息后数分钟可缓解。经诊断为"冠心病"，心绞痛。服"异山梨酯""单硝酸异山梨酯"等药物，症状反复。1 周来因劳累症状加重，夜间阵发，1天前突然心前区疼痛，发作数次，自汗，心烦不安，乏力，口干。舌质紫黯、舌边有瘀点，苔少，脉弦。心电图示Ⅱ、Ⅲ、aVF、$V_1 \sim V_6$导联ST段压低，T波普遍低平。

中医诊断：胸痹（气阴两虚兼血瘀）。

西医诊断：冠心病（稳定型劳力性心绞痛）。

治法：益气养阴，活血化瘀。

处方：沙参 16g　　麦冬 20g　　五味子 14g　　茯苓 16g

　　　　山药 16g　　白术 16g　　杜仲 16g　　　丹参 15g

　　　　牡丹皮 20g　枳壳 12g　　葛根 14g

7剂，日1剂，水煎服

二诊　服药7剂后发作次数明显减少，且每次发作时症状明显减轻，但仍有胸闷，偶觉心烦，夜寐欠安。原方加酸枣仁 30g，夜交藤 30g，茯神 20g，14剂。

三诊　服药2周后自觉症状基本消失，心电图也基本接近正常，继服14剂。

四诊　继服上方2周，诸症皆除，心电图完全恢复正常。

按语：冠心病心绞痛属于中医"胸痹""真心痛""厥心痛"范畴。结合患者舌脉证属气阴两虚。气虚证表现为倦怠乏力、少气懒言、舌质淡、脉弱；阴虚证表现为口燥咽干、五心烦热、潮热盗汗、舌红绛而干、脉细；因此，气阴两虚证候表现以畏寒或肢冷而手足心热，舌偏红舌体胖有齿痕而脉弦细，或舌淡有齿痕少津而脉细弱为主。故其病因可分三类：第一，急性热病耗伤气阴。热邪亢盛可灼伤津液或迫津外泄而致津伤，而阴津耗损太甚则致气随津耗，因津气相随，津能载气之故；第二，慢性杂病耗伤气阴，其以正气虚损为主，由于病程较长，脏腑虚损，久虚不复，气血津液生化乏源，亦可致气阴并损；第三，治疗不当耗伤气阴，或因热病过用，或因杂病滥服温燥、寒凉之品。凡失治误治者，既可直接损伤气阴，又可因疾病恶化或迁延不愈损伤气阴。田教授指出其病机系由气虚、气滞所引起之瘀血，瘀塞心脉，不通则痛，正如《黄帝内经》所述"心痹者，脉不通"。

方中沙参、白术、茯苓补脾益胃，沙参、麦冬等滋阴生津清热药物，既不过于滋腻又不过于苦寒，药性较平和，以达到顾护脾胃、阴津的目的。杜仲、山药、旱莲草等，体现了重视先天之本的目的。丹参、牡丹皮、枳壳等行气活血通经止痛。诸药合用共成益气养阴、活血化瘀之良方。临床上应用治疗冠心病心绞痛取得了较好的疗效。

37. 胸痹脾肾阳虚、阴虚血瘀医案

初诊 患者王某，女，79岁。主因"间断胸闷、心悸20年余，加重1天"来诊。患者20年前无明显诱因出现胸闷伴心悸，遂就诊于当地医院，考虑"冠心病，窦性心动过速"，既往常自服"速效救心丸"（具体量不详）等药物以缓解症状，2011年患者因突发胸闷、心悸就诊于总医院，查冠脉造影放置支架2枚，此后间断服用"依姆多"（单硝酸异山梨酯缓释片）"倍他乐克""阿司匹林"，后症状仍间断发作，活动后加重。昨日夜间，患者再次出现喘促、憋气、心悸，不能平卧，自服上述药物后症状不见缓解，就诊于我院，求进一步中西医结合治疗，收入我科。现症见：患者胸闷、心悸阵作，动则尤甚，尚不能平卧，时觉头晕，无恶心呕吐，腰痛乏力，小腹不适，纳少，寐欠安，尿等待，大便稀频，舌瘦色淡，舌尖红，脉细弱，关尺甚。既往高血压病史20年，血压最高达200/100mmHg，平素未予以药物控制；脑萎缩病史；2年前肾炎病史，未复查；慢性萎缩性胃炎病史多年。BP 170/100mmHg，叩诊见心界向左下扩大2.0cm。心电图示窦性心律，心率115次/分，I、aVL、$V_3 \sim V_6$ 导联ST段压低0.1mV，T波成不对称性倒置，$RV_5 + SV_1 > 3.5mV$。

中医诊断：胸痹，心悸（脾肾阳虚，阴虚血瘀）。

西医诊断：冠心病（卧位型心绞痛，PCI术后），心律失常（窦性心动过速）；高血压病3级（高危）；脑萎缩；慢性萎缩性胃炎；慢性肾炎。

治法：温补脾肾，益阴活血。

处方：
制附子 10g	桂枝 10g	金樱子 10g	芡实 10g
丹参 30g	煅龙骨 30g^{先煎}	黄连 5g	续断 10g
杜仲 30g	山药 10g	山茱萸 15g	砂仁 5g^{后下}
威灵仙 10g	蜈蚣 1条	当归 10g	五味子 10g
麦冬 10g	炙甘草 15g	党参 10g	大枣 5枚

7剂，日1剂，水煎服

二诊 胸闷、心悸症状较前缓解，发作频次较前减轻，尚能平卧，诉腰酸乏力，尿频较前明显改善，查心电图示HR 72次/分钟，I、aVL、$V_3 \sim V_6$ 导联S-T段压低0.05mV，T波倒置，$RV_5 + SV_1 > 3.5mV$。改用金匮肾气丸小量间断服用善后。

按语：本病证属脾肾阳虚，阴虚血瘀，与田教授自拟的冠心2号方治疗脾肾阳虚、水饮泛溢的病症有相似之处，故将其加减变化以温补脾肾为主，兼益阴活血化

瘀。本病病位在心，而与肝、脾、肺、肾四脏密切相关。

方中丹参入心、肝，清而兼补，降而行血，清血中之火。当归补血、养血，为血中气药。黄连酌清心火，龙骨功专宁心，更加五味子、麦冬合用，使元气得固，阴液内守，阳不外脱。制附子、杜仲、续断、金樱子、芡实温阳补肾益脾，固精缩尿止泻。用金樱子必用芡实，用补于遗之内，用涩于利之中。加用炙甘草汤，治以益气养阴通脉，为治疗心悸的名方。其次汤者荡也，丸者缓也，故用金匮肾气丸小量调理善后，颇能收良效。

四、眩晕医案

1. 眩晕肝肾阴虚、肝阳上亢医案一

初诊 患者陈某，女，75 岁。主因"间断头晕 10 年余，加重伴右上肢活动不利 1 周"就诊。患者于 10 年前无明显诱因出现头晕症状，就诊于当地门诊，诊为"高血压"，最高达 200/100mmHg，平素服用"贝那普利，qd""避风降压片"，后血压控制在 130/80mmHg，头晕症状时有反复。1 周前，患者头晕症状加重，伴右手手指发麻，未系统诊治。今晨就诊于我院门诊，查血压 160/90mmHg，为求进一步系统诊治，收入我科。现症见：患者头晕时作，无头痛，无视物模糊，无恶心呕吐，偶有胸闷、憋气，未诉心前区疼痛，无咳嗽咯痰，无腹胀腹痛，纳尚可，二便调，夜寐安。舌暗苔白，脉弦细。既往冠心病病史 10 年余，平素间断服用"速效救心丸"，病情控制尚可，陈旧性脑梗死病史 18 年。心电图示窦性心律，ST-T 段缺血样改变。即刻血糖：11.0mmol/L。

中医诊断：眩晕（肝肾阴虚，肝阳上亢）。

西医诊断：高血压病 3 级（极高危）；冠心病（不稳定型心绞痛），慢性心功能不全（心功能Ⅱ级）；陈旧性脑梗死。

治法：平肝熄风，补肝益肾。

处方：天麻 12g	钩藤 30g 后下	石决明 30g 先煎	栀子 10g
黄芩 12g	益母草 30g	牛膝 12g	杜仲 12g
桑寄生 15g	夜交藤 30g	茯神 30g	

7 剂，日 1 剂，水煎服

二诊 服上方 7 剂，头晕减轻，偶有胸闷、憋气。效不更方，继前治疗，再服 7

剂，病情向愈。

按语：患者年事较高，肝肾亏虚，肝阳上亢，田教授认为，治疗此类疾病时宜标本兼顾。现患者属眩晕发作期，急则治其标，平肝潜阳的同时，还应选用补益肝肾之品以治其本。方选天麻钩藤饮之类加减，"高者抑之"，主以平潜，可重用珍珠母、钩藤、菊花、天麻、牡蛎等药物，佐以苦寒泻火药抑制肝阳，无须滋阴养液之品，灵活加用活血通络药。《景岳全书》中有言："过于怒者，伤肝而气逆，肝气逆者，平之抑之……若暴怒伤肝，逆气未解，而为胀满，或疼痛者，宜解肝煎、神香散，或六郁汤或越鞠丸。"清代张锡纯善治肝病，特别是对肝阳之气亢逆病证的治疗有独特见解。他认为"肝为将军之官，其性刚果，若但用药强制，或转激发其发动之力"，可导致"气血上攻而病加剧"。所以，他在采用龙骨、牡蛎、代赭石、牛膝等镇肝降逆之品的基础上，又加入生麦芽、茵陈以疏理肝气，是顺应肝木升发条达之性，既有利于肝气的疏泄调畅，也有利于肝气、肝阳、肝风的潜降平熄。肝喜条达，故临床治疗肝阳上亢证，运用质地沉重的镇肝熄风之品的同时，亦应配伍疏肝理气之药，辛味药物多能散、善行，故多选柴胡、香附、青皮、陈皮、郁金、川楝子、乌药、薄荷、厚朴、苏叶、麦芽、茵陈等辛香之品，方剂如四逆散、柴胡疏肝散、逍遥散、越鞠丸、半夏厚朴汤、大七气汤等。

方中以天麻、钩藤为君。天麻能够平抑肝阳、平熄肝风；钩藤能够清解肝火、熄风止痉。石决明善平肝潜阳，山栀、黄芩能清肝经之热，三者共为臣药。益母草功能活血利水，川牛膝功善引血下行，直折亢阳。田教授临证时不但重视脾胃后天之本的培育，也重视先天之本的补益，故用杜仲、桑寄生补益肝肾，夜交藤、朱茯神功擅安神定志，共为佐药。诸药合用，共奏平肝熄风、活血清热、补肝益肾之功。

2. 眩晕肝肾阴虚、肝阳上亢医案二

初诊 患者张某，女，79岁。主因"头晕、耳鸣10余年，加重1周"就诊。患者10余年前劳累后出现头痛、头晕间断发作，自测血压偏高，曾服"依那普利"降压，后因咳嗽停药，平素血压波动于150～180/95～110mmHg之间。1周前，患者情绪波动后头晕、耳鸣较前加重，偶有头痛，腰膝酸软，双下肢麻木，无肢体活动障碍，口干喜饮，夜尿频，3～4次/晚，纳少，大便排便无力，1～2日一行，夜寐欠安。舌暗红，少苔，脉弦细沉取无力。既往有冠心病、糖尿病、高血压病史，服

用"依那普利"，干咳史。BP 160/90mmHg，形体消瘦，面色无华，毛发无光泽。心电图示窦性心律，左心室高电压，ST-T 段缺血样改变。心脏超声示主动脉硬化，左心室肥厚，高血压性心血管改变，左心室壁心肌运动失调，EF 56%。尿常规示葡萄糖（+），蛋白（±）。

中医诊断：眩晕（肝肾阴虚，肝阳上亢）。

西医诊断：高血压病 3 级；冠心病；糖尿病。

治法：滋补肝肾，平肝潜阳。

处方：天麻 15g　　牛膝 15g　　全蝎 3g　　石菖蒲 12g

　　　牡丹皮 20g　杜仲 15g　　菟丝子 20g　旱莲草 20g

　　　女贞子 20g　泽泻 16g　　玉竹 12g　　肉苁蓉 20g

　　　海螵蛸 20g　黄精 20g　　麦冬 16g。

6 剂，日 1 剂，水煎服

二诊　服上药后，患者头晕减轻，失眠亦减，舌脉同前。BP 160/80mmHg。继服原方 7 剂，煎服法同前。

三诊　患者头晕明显减轻，无头痛，夜尿 1～2 次，时有耳鸣，腰酸，舌脉同前，BP 150/90mmHg。原方加熟地黄 15g，以滋补肾阴，继服，7 剂，煎服法同前。

四诊　患者诸症明显减轻，BP 140/90mmHg。继服三诊方 1 个月，血压基本稳定，病情平稳。

按语：脑为髓海，肾主藏精。本例由于用脑过度，渐渐耗伤精髓，属肝肾阴虚，肝阳上亢，阳化风动上扰清窍而致。肝肾阴虚而阳浮于上，肝阳浮动，上冒巅顶，故眩晕、耳鸣、头痛且胀。阳扰心神，故少寐多梦。若肝肾阴亏，水不涵木，肝阳上亢者，则兼见腰膝酸软，舌红少苔，脉弦细数。若肝阳亢极化风，则可出现眩晕欲仆，肢体麻木，此乃中风之先兆，宜加防范。叶桂认为："所谓缓肝之急以熄风，滋肾之液以驱热，如虎潜、侯氏黑散、地黄饮子、滋肾丸、复脉等方加减。"其后诸多医家亦对此证专设治则，遣方用药，灵活变通。王旭高亦有"治肝风八法"。肝阴虚或肝肾俱虚，肝阳上亢者总以滋阴潜阳法进行治疗，在具体应用上要根据病情轻重权衡阴虚和阳亢的偏重主次，灵活选方用药。

患者方中天麻平肝熄风；牛膝、菟丝子、杜仲滋补肝肾之阴；全蝎重镇潜阳；旱莲草、女贞子、麦冬养肝血、敛肝阴以达病所。综观全方，诸药合用，潜镇以治标，滋养以治本，共奏潜阳平肝、养阴宁神之效。

3. 眩晕肝肾阴虚、肝阳上亢医案三

初诊　患者林某，男，52 岁。主因"间断头晕、头痛 5 年余"就诊。患者 5 年前饮酒后出现头晕、头痛等症状，恶心未呕吐，曾自测血压 160/100mmHg，经休息后症状减轻，曾先后服用"硝苯地平缓释片""依那普利"等药物，皆因服用后不适，未予坚持，并未系统监测血压。近来上述症状反复出现，遂于今日就诊于我院。现症见：患者头晕、头痛发作，耳鸣如蝉，腰酸，无恶心呕吐，无明显视物旋转，偶有心悸，无胸闷憋气，纳可，夜尿频，2 ~ 3 次 / 晚，大便调，夜寐欠安。舌暗红，苔薄黄，脉弦，沉取无力。高血压病史，血压最高达 190/100mmHg。平素工作紧张，饮食起居不规律，性情急躁，吸烟史 30 余年，少量饮酒史。家族性高血压病史。服用"硝苯地平缓释片"后偶有心悸，服用"依那普利"后出现干咳。BP 190/100mmHg。心电图示窦性心律，左心室高电压。

中医诊断：眩晕（肝肾阴虚，肝阳上亢）。

西医诊断：高血压病 3 级。

治法：滋养肝肾，平肝潜阳。

处方：

菊花 14g	决明子 20g	夏枯草 20g	青蒿 16g
泽泻 20g	枳壳 12g	瓜蒌皮 16g	莱菔子 25g
茯苓 20g	川芎 20g	熟地黄 16g	怀牛膝 16g
天麻 16g	沉香 5g	石菖蒲 12g	僵蚕 12g
苦丁茶 15g			

6 剂，日 1 剂，水煎服

二诊　患者眩晕、头痛明显减轻，仍有尿频。原方去青蒿、菊花，加杜仲、旱莲草、女贞子各 20g，再服 10 剂而愈。

饮食起居调理：忌烟酒，清淡饮食，起居有常。

按语：眩晕为临床常见病症，中老年人多发。本例患者平素饮食起居无常，肾阴暗耗，水不涵木，肝阳上亢，循经上扰清窍，发为眩晕。肝肾阴虚，肝阳上亢，故见头晕、头痛；阴虚火旺，虚热扰神，因而失眠多梦；耳鸣、夜尿频多，腰膝酸软，脉弦沉取无力，皆为肝肾阴亏之征象。

眩晕一证，虽因致病因素不同，临床表现各异，但其病位在脑窍，与肝、肾密切相关。《素问·至真要大论》指出"诸风掉眩，皆属于肝"，肝为刚脏，肝气易升易

动，达巅而致眩晕。本病以肝肾阴虚为本，阴虚不能敛阳，肝阳上亢，清窍受扰而为标，正如叶桂所云："水亏不能涵木，厥阳化火鼓动，烦劳阳升，病期发矣。"治疗上采用滋养肝肾，平肝潜阳。方中女贞子、旱莲草、熟地黄、泽泻、杜仲补益肝肾，泻肝肾之虚火；天麻、菊花、夏枯草、决明子平肝潜阳；以川芎活血行气；怀牛膝引血下行；并加用石菖蒲、瓜蒌皮、沉香、僵蚕以化痰通络。并嘱患者保持情绪乐观，饮食以清淡为主，忌烟酒、辛辣油腻之品。

4. 眩晕脾阳虚弱、气血亏虚医案

初诊　患者李某某，女，65岁。主因"间断头晕、头痛10余年，加重伴右手麻木3天"就诊。既往高血压病史10余年，3天前曾就诊于外院，查血压示185/100mmHg，予"硝苯地平缓释片10mg，tid"口服，血压降至160/90 mmHg，但头晕等症状未见明显好转。患者形体偏胖，间断头晕、头痛，右手麻木，双下肢水肿（＋）。舌质淡，苔白腻，脉沉滑。

中医诊断：眩晕（心脾阳虚）。

西医诊断：原发性高血压病。

治法：温阳健脾，化痰消饮。

处方：

茯苓 30g	桂枝 15g	白术 12g	炙甘草 10g
葛根 15g	怀牛膝 15g	泽泻 12g	半夏 12g
地龙 12g	山药 12g	天麻 12g	钩藤 12g 后下

7剂，日1剂，水煎服

二诊　患者服药7剂后，头晕、头痛减轻，双下肢水肿减轻，小便量增多。舌淡红，苔白，脉弦滑。继服原方，7剂，煎服法同前。

三诊　继续服用7剂后，患者血压维持在140～150/80～90mmHg，头晕等症状消失，双下肢水肿基本消失。舌淡红，苔薄白，脉细滑。继守原方，7剂。

按语：《灵枢·海论》曰："肾为先天之本，主藏精生髓，髓聚而充脑，髓海不足，则脑转耳鸣，胫酸眩冒，目无所见，懈怠安卧。"若先天不足，肾阴不充，或老年肾亏，或久病伤肾，或房劳过度，导致肾精亏耗，不能生髓，而脑为髓海，髓海不足，则发生眩晕。《灵枢·卫气》曰："上虚则眩。"《丹溪心法》卷四云："肾家不能纳气归元，使诸气逆奔而上，此气虚眩晕也！"故朱震亨也倡导肾气虚致眩晕之说，

阐释了高血压病与肾虚脑窍失养有关。肾阳不足则无力温煦、激发、推动血液运行，最易波及心、脾，心阳不振，脾阳势微，三焦气化失职，水液代谢失常，可伴随水气上凌心肺，水湿泛滥引起的心悸、喘促、水肿等症，《金匮要略》云："病痰饮者，当以温药和之。"此方以温阳化气、健脾利水、治痰饮为治则。

方中桂枝温阳化气利水，并能平冲降逆；白术、山药健脾运湿；茯苓、泽泻淡渗利水，通畅三焦；甘草和中益气；天麻、钩藤平肝潜阳；葛根、牛膝，一升一降，清升浊降，清利头目；半夏、地龙祛痰通络。该方治疗心脾阳虚，痰饮内停之眩晕，疗效较满意。

5. 眩晕气虚痰瘀医案

初诊　患者高某，女，57 岁。主因"间断眩晕 30 余年，加重伴恶心 2 天"就诊。患者于 30 年前无明显诱因出现头晕阵作，就诊于当地社区医院，查血压 160/90mmHg，未规律服药。患者诉近 2 天来，眩晕频作，每于血压升高时自觉眩晕加重，视物旋转，头胀痛，耳鸣，恶心。曾于 2 天前就诊于我院，查血压 185/90mmHg。心脏彩超示主动脉硬化，左心室后壁厚度 12mm，左心室舒张功能减低。颅脑 CT 提示右基底节腔隙性脑梗死及软化灶，予"氨氯地平 1 片"治疗，血压控制不理想。现患者为求进一步中西医结合治疗，收入我科。现症见：患者眩晕时作，活动后尤甚，视物旋转，头胀痛，耳鸣，偶感胸闷，无胸痛，乏力，恶心无呕吐，无语言不利及肢体活动障碍，纳呆食少，腹胀，口干，寐差，大便不畅，小便可。舌紫黯有齿痕，苔白腻，脉沉涩。高血压病史 30 余年，血压最高达 220/110mmHg，曾先后服用"避风降压片""寿比山（吲达帕胺）片"等药，血压控制不佳，波动在 150 ~ 170/90 ~ 100mmHg 水平。慢性萎缩性胃炎病史 4 年余。2007 年行阑尾切除术。心电图示 V_3 ~ V_6 导联 ST 段压低 0.05 ~ 0.1mV，T 波呈不对称性倒置，RV_5+SV_1=4.0mV。

中医诊断：眩晕（气虚痰瘀）。

西医诊断：高血压病 3 级（极高危）；慢性萎缩性胃炎；阑尾切除术后。

治法：健脾化痰，祛瘀通络。

处方：陈皮 10g　　半夏 10g　　茯苓 30g　　泽泻 30g

　　　葛根 20g　　丹参 20g　　当归 15g　　川芎 15g

生牡蛎 20g	黄芪 15g	杜仲 10g	桑寄生 15g
川楝子 10g	延胡索 20g	白芷 10g	枳壳 10g
酸枣仁 20g	首乌藤 20g	竹茹 10g	

7 剂，日 1 剂，水煎服

二诊 患者自觉眩晕、头痛症状较前缓解，每于晨起尚感头沉，偶乏力，纳谷见增，寐尚安。BP 140/90mmHg，HR 75 次 / 分。前方基础上加天麻 10g、白术 15g，黄芪量增至 30g。7 剂，服法同前。

三诊 患者诉症状好转，偶呃逆。BP 135/80mmHg，HR 78 次 / 分。故前方基础上加苏梗 10g、吴茱萸 3g，半夏量增至 15g。

按语：患者平素脾虚，中气不足，心神失养，脾虚则痰浊内生，上蒙清窍，故发眩晕。脏腑功能衰退，加之久病正虚，阴阳失调，多表现以气虚为主，故田教授以"治病先健脾，脾健五脏安"之法，拟健脾化痰、祛瘀通络之治法。以二陈汤加减治之。方中黄芪补气，配以川楝子、延胡索理气疏肝，气调则血安，助黄芪益气升阳，补气而不滞气，临床用药中不忘扶助阳气，阳气运行，有助于祛痰消瘀。加用杜仲、寄生补肾气。中医理论认为"百病多由痰作祟""瘀血为百病母胎"。痰与瘀均为病理产物，二者在某种情况下可相兼为病。首诊中，重在调气祛瘀化痰，痰瘀皆为阴邪，体稠质重，易于胶结，阻滞气机，故出现纳呆食少、头痛等邪侵阳位的征象，治以理气调气，气行则血行，气行则予痰以出路，故在二陈汤基础上加用行气活血药，共筑祛邪之效。方中枳壳轻灵以泄降上焦为主，竹茹助痰化，痰化则津液得以输布，上承于口，中焦得以畅达，络脉通则助瘀消，瘀消则痰易化，两者相辅相成；合丹参、当归、川芎、延胡索活血通脉，祛瘀消浊止痛；泽泻防湿饮成痰，起到未病先防之效；葛根、黄芪合用，使清阳得以升至头目，故眩晕停作；辅以白芷上达头目，治疗头面诸疾。二诊中，患者诉头沉间作，考虑脾为气血生化之源，亦为生痰之源，故脾运气旺，循行通畅，痰瘀无以生成，故加用黄芪、白术补气健脾，兼以化痰祛瘀，调补脾胃以杜痰湿滋生之源。《本草新编》言"天麻能止昏眩，通血脉，开窍"。后诊中加用苏梗理气宽中，配以吴茱萸调气行气，则郁易散，呃易止。

6. 眩晕气血亏虚医案

初诊 患者黄某，男，53 岁。主因"间断头晕、头痛、失眠半年，加重伴上肢麻木 2 天"就诊。患者半年前因工作繁忙，经常熬夜，饮食不规律而出现头晕、头痛、失眠、腰痛等症，但未就诊，自认为"劳累过度"所致，而自行服用"六味地黄丸""朱砂安神丸"等药物（具体剂量不详）。经过治疗，症状稍见好转，后常因工作劳累而致症状加重，继续服用上述药物治疗。2 天前，患者因任务重而加班加点工作，出现头晕、头痛加重，昼夜难眠、心悸、憋气、烦躁不安、双上肢麻木、周身乏力、腰膝酸痛、时有汗出等症状，未行就医，自行服用上述药物治疗，症状未见好转。为求进一步中西医结合治疗，于今日来我院田教授门诊治疗。现症见：患者头晕、头痛，昼夜难眠，心悸、憋气，烦躁不安，双上肢麻木，周身乏力，腰膝酸痛，时有汗出，小便频数，大便可。舌淡红，苔薄，脉弦涩。BP 160/110mmHg。

中医诊断：眩晕（气血亏虚）。

西医诊断：高血压病 2 级。

治法：补益气血，调养心脾。

处方：

五味子 14g	山茱萸 16g	川芎 16g	丹参 20g
当归 10g	白芍 15g	白术 15g	酸枣仁 12g
柏子仁 16g	远志 14g	炙甘草 12g	天麻 14g
僵蚕 12g	石菖蒲 12g	何首乌 20g	

7 剂，日 1 剂，水煎服

二诊 患者头晕、失眠、心悸、烦躁不安、双上肢麻木、周身乏力、腰膝酸痛、时有汗出等症较前好转，仍有头痛、憋气等症状，自觉口渴口干。田教授考虑患者气血亏虚日久，致津液耗伤，气虚则推动无力，血行不畅，不通则痛。故前方加北沙参 14g、麦冬 12g，以滋养津液，三七粉 1.5g（冲服），以活血止痛。继服汤剂 7 剂以减轻症状。

患者服药后症状好转，嘱其将上述方剂制成散剂继续服用，注意按时休息。

按语：眩是指眼花或眼前发黑，晕是指头晕甚或感觉自身或外界景物旋转。二者常同时并见，故统称为"眩晕"。轻者闭目即止，重者如坐车船，旋转不定，不能站立，或伴有恶心、呕吐、汗出，甚则昏倒等症状。如《灵枢·大惑论》中说："故邪中于项，因逢其身之虚……入于脑则脑转，脑转则引目系急，目系急则目眩以转矣。"现代医学中的高血压病、低血压、梅尼埃综合征等疾病，若以眩晕为主症者，均可归入中医学的"眩晕"范畴。田教授认为患者平素工作繁忙，经常熬夜，不能按时休息，饮食不规律而致脏腑超负荷工作，出现脾胃运化失调，水谷精微不足，气血亏虚，气虚则清阳不升，血虚则清窍失养，故而发为眩晕。正如张介宾在《景岳全书·眩晕》中曰："眩晕一证，虚者居其八九，而兼火兼痰者，不过十中一二耳。"并且张景岳重点指出"无虚不作眩"，确立从虚论治眩晕的观点。田教授认为患者因工作劳累，饮食不节而致脾胃亏虚，气血生化之源不足，脑髓失养，故发头晕；气虚则血行不畅，瘀血内停，不通则痛，故发头痛；心血不足则心悸、憋气，气血亏虚则导致肝血不足，故发昼夜难眠、烦躁不安；气血不足则经络失养，故发双上肢麻木、周身乏力、腰膝酸痛、时有汗出。田教授根据"无虚不作眩"的理论，治以补益气血、调养心脾。方以归脾汤加减治疗，方中山茱萸、当归、白芍、白术、炙甘草、何首乌以健脾益气，其中白芍与炙甘草兼以柔肝和络以止痛；酸枣仁、柏子仁、远志养肝血，安心神；丹参、川芎、天麻、僵蚕、石菖蒲以活血化瘀，祛痰通络；五味子以敛汗。

二诊时，患者上述症状均好转，但仍有头痛、憋气等症状，自觉口渴口干。田教授考虑患者因气血亏虚日久，而致津液耗伤，加之大量使用健脾益气药物，恐其日久而化火伤阴，更加损伤津液，故发口渴口干。遂加北沙参、麦冬以滋养津液；患者气虚日久则无力推动血液运行，血行不畅，瘀血内停，不通则痛，故头痛不去，故前方加三七粉以加强活血止痛之力。田教授在治疗时根据"无虚不作眩"的理论，提出了"从脾论证眩晕"的观点，正如《景岳全书·眩晕》所言："原病之由有气虚者，乃清气不能上升，或亡阳而致，当升阳补气；有血虚者，乃因亡血过多，阳无所附而然，当益阴补血，此皆不足之证也。"田教授认为该病主要病机是脾胃亏虚，气血不足，所以在治疗时重在补益脾胃，养血益气，同时兼顾活血化瘀，祛痰通络，健脾利湿，遵循"血行风自灭"的治疗方法，重在健脾胃、平肝风，全方共奏补益气血、调养心脾之功。

7. 眩晕痰浊壅盛医案

初诊 患者赵某，女，52岁。主因"间断头晕、头胀痛8年，加重1周"就诊。患者8年前无明显诱因出现头晕、头胀，无视物旋转，无恶心呕吐，自测血压不高。近1周来，头晕、头胀频作，无视物旋转，每于情绪激动时出现胸闷、憋气、气短等症状，含服"速效救心丸"5粒，5分钟可以缓解。现患者为求进一步中西医结合治疗，收入我科。现症见：患者头晕、头胀痛时作，头项强痛，后背沉重感，心烦易激，无视物旋转，偶感胸闷，乏力，纳呆食少，腹胀，口干，寐差，大便不畅，小便可。舌淡暗有齿痕，苔白腻，脉弦滑。高血压病史 5 年余，血压最高达 170/90mmHg，曾先后服用"非洛地平片""珍菊降压片"等药，血压控制尚可；颈椎病病史 4 年余；2007 年行肝血管瘤微创术。BP 155/90mmHg。心电图示 $V_4 \sim V_6$ 导联 ST 段压低 0.05 ~ 0.1mV。

中医诊断：眩晕（痰浊壅盛）。

西医诊断：高血压病 2 级（高危）；颈椎病；肝血管瘤术后。

治法：健脾祛痰，通络止痛。

处方：

白术 20g	半夏 15g	天麻 30g	茯苓 30g
葛根 20g	丹参 20g	厚朴 15g	香附 10g
川楝子 10g	延胡索 20g	白芷 10g	枳壳 10g
六神曲 20g	炒麦芽 20g	竹茹 10g	佛手 15g

7 剂，日 1 剂，水煎服

二诊 患者自觉头晕、头胀痛症状较前缓解，每于晨起尚感头晕，乏力，纳谷渐增，寐尚安。BP 130/85mmHg，HR 70 次 / 分。故在原方基础上加黄芪 20g、菊花 20g，7 剂。服后诸症皆安。

按语：脾胃为后天之本，主运化水谷，气血生化之源，同时又是气机升降之枢纽。《黄帝内经》中言："脾气散精，上归于肺，通调水道，下输膀胱，水精四布，五经并行。"脾胃两脏的升降相因与燥湿互济共同参与水液代谢，"无痰不作眩"，素体肥胖、恣食肥甘厚腻、饮酒过多或过度劳倦等因素损伤脾胃，或肾阳虚衰，不能温煦脾土，或肝木横逆，克伐脾土，均可致水液代谢失调，升清降浊失常，而致水湿内停，聚湿生痰，痰浊中阻，清阳不升，浊阴不降，若痰湿郁久化热，可夹杂湿热而上蒙清窍，或五脏气血乏源，肝失濡养，肝风内动，夹痰上逆；津血同源，痰浊之邪，滞于脉道，酿生瘀血，因痰致瘀，痰瘀交结，阻塞脉道，则清窍失聪，而发为本病。同时，健忘是高血压病临床症状之一。《黄帝内经》中有"上气不足，下气有余，肠胃实而心脾虚，虚则营卫留于下，久之，不以时上"的论述，由此可知高血压病与脾相关。

该患者形体偏胖，平素嗜食肥甘厚味而损伤脾胃，中焦枢机不利，不能正常运化水液，停聚中焦化湿，影响气机升降，故上不能升举清阳出现头晕、头胀等不适症状，中不运化出现腹胀、纳呆等症状，证属痰浊壅盛，上扰清窍。故治疗本病应遵从田教授从脾论治，健脾以祛痰的思路，方用半夏白术天麻汤加减。方中半夏、白术燥湿化痰，使脾胃得健，湿邪得驱，气机升降得顺，气血调和，上可达清窍；与茯苓配伍达到驱湿并给湿邪以出路的作用；合厚朴、枳壳、香附调气理气，气顺枢机得利；葛根上达头目，与白芷共同清利头目之湿邪；延胡索止痛；六神曲、麦芽调理中焦脾胃之运化，以杜绝水湿再犯。全方共奏化痰泄浊、活血通络之功。二诊中，患者头痛、头胀较前减轻，仍时有乏力、眼胀，考虑其病情日久，脾气仍虚，影响气机之运化，尚不能使阳气布达四肢，故乏力间作。气血不能上荣头目，故加用黄芪以加强健脾补气之功，菊花以清利头目。

8. 眩晕痰浊中阻医案一

初诊　患者傅某，女，70岁。主因"间断性头晕30年余，加重1周"就诊。患者于30余年前无明显诱因出现头晕间作，曾就诊于附近医院，测量血压偏高，最高达230/130mmHg，先后服用"硝苯地平片""酒石酸美托洛尔""卡托普利"等药，服药后头晕较前减轻，血压波动于150～170/90mmHg，未予重视。近1周来，患者头晕再次加重，自测血压达170/85mmHg，自服上述药物后未见明显好转，遂于今日就诊于我院。现症见：头晕间作，无明显头痛，耳鸣，倦怠乏力，无胸闷胸痛，口中黏腻，纳少，大便干，1～2日一行，小便调，夜寐安。舌淡胖，边有齿痕，苔白略腻，脉弦滑。冠心病史8年余，偶有胸闷憋气；糖尿病史6年，间断服用格列吡嗪、糖利平等药物；15年前因子宫肌瘤行子宫摘除术。BP 150/85mmHg，形体肥胖，唇甲微绀，双肺呼吸音粗。心电图示ST-T段缺血样改变。

中医诊断：眩晕（痰浊中阻）。

西医诊断：高血压病3级；冠心病；2型糖尿病。

治法：化痰祛湿，健脾和胃。

处方：

半夏 9g	天麻 12g	白术 16g	石菖蒲 15g
枳壳 12g	瓜蒌皮 16g	莱菔子 25g	菊花 12g
茯苓 20g	川芎 20g	当归 12g	怀牛膝 16g
蔓荆子 10g	肉苁蓉 20g		

5剂，日1剂，水煎服

二诊 头晕减轻，仍有乏力心悸，口苦。舌淡胖苔黄略腻，脉弦滑。原方加竹茹、栀子各 10g。5 剂，日 1 剂，水煎服。

三诊 二诊服药后眩晕明显减轻，厚腻苔明显变薄，上方得效。效不更方，再连服 10 剂，眩晕遂解，血压亦趋于平稳。

按语：眩晕是目眩与头晕的总称。本证的病因病机，古人早有论述，如仲景在《金匮要略》中指出："痰饮停积于心下，清阳不升。"李杲在《兰室秘藏》中提出"脾胃气虚，浊痰上逆之眩晕，主以半夏白术天麻汤"，并说"足太阴痰厥头痛，非半夏不能疗；眼黑头眩，风虚内作，非天麻不能除"。朱震亨更力倡"无痰不作眩"之说，提出"治痰为先"的方法。临床证明，因痰而致眩晕者非常多见。

患者素体饮食劳倦太过，伤于脾胃，导致脾胃健运失常，聚湿生痰，痰湿中阻，则清阳不升，浊阴不降，导致眩晕。方中瓜蒌皮、半夏、茯苓燥湿化痰，白术健脾化痰，天麻祛风化痰，牛膝导痰湿出下窍，当归、川芎活血化瘀。诸药同用，脾胃得健，则清升浊降，而眩晕自平。

9. 眩晕痰浊中阻医案二

初诊 患者任某，男，60 岁。主因"间断头晕、头胀、腹胀 2 年，加重伴手足麻木 2 天"就诊。患者于 2 年前无明显诱因出现头晕、头胀、食后腹胀、口淡、纳差、咳吐痰涎、时有恶心、乏力等症状，即去天津医科大学总医院治疗。当时测血压为 180/110mmHg，诊断为"高血压病 3 级"，给予"硝苯地平控释片 30mg，qd"口服治疗，经过治疗症状好转。后长期服用上述药物治疗，症状尚平稳，但每因劳累或情绪激动后，即出现上述症状加重。于 2 天前因情绪激动而出现头晕、头胀加重，伴有手足麻木、腹胀、纳差、咳吐痰涎、时有恶心无呕吐、周身乏力、活动后易疲劳、动则汗出等症状，当时自测血压为 160/100mmHg，自行在家中服用"硝苯地平控释片 30mg，qd"及"依那普利 10mg，qd"治疗，经过治疗症状未见好转。患者为求进一步中西医结合治疗，于当日来我院田教授门诊治疗。现症见：患者头晕、头胀，手足麻木，急躁易怒，时有胸闷、心悸、憋气，腹胀，口淡纳差，偶有咳吐痰涎，时有恶心无呕吐，周身乏力，活动后易疲劳，动则汗出，夜寐差，尿可，大便黏腻不爽。舌黯苔黄腻，脉滑。

中医诊断：眩晕（痰浊中阻）。

西医诊断：高血压病3级（极高危）。

治法：化痰祛湿，健脾和胃。

处方：

鸡内金 14g	茯苓 20g	佛手 12g	陈皮 12g
柴胡 20g	川芎 20g	白术 16g	山药 20g
远志 14g	太子参 20g	白芍 20g	郁金 12g
栀子 10g	天麻 10g	石菖蒲 12g	僵蚕 12g
砂仁 14g^{后下}			

7剂，日1剂，水煎服

二诊 头晕、头胀、手足麻木、急躁易怒等症状较前好转，仍时有腹胀、纳差、咳吐痰涎、恶心、周身乏力，自觉头部隐痛，双上肢沉重，舌淡暗，苔白腻，脉滑。田教授考虑患者痰浊内停日久，阻滞血脉，瘀血内停，不通则痛，故原方去白芍、郁金、栀子、天麻、石菖蒲、僵蚕。加用荜茇 12g、沉香 5g、三七粉 1.5g（冲服），以祛痰活血止痛。继服7剂以巩固疗效。

经过治疗后，患者症状好转，血压控制在 120～140/60～80mmHg 之间，嘱其清淡饮食，适当锻炼。

按语：汉代张仲景认为，痰饮是眩晕的重要致病因素之一，在其《金匮要略·痰饮咳嗽病脉证并治》说："心下有支饮，其人苦冒眩，泽泻汤主之。"《丹溪心法·头眩》中则强调"无痰则不作眩"，提出了痰水致眩学说。《医学正传·眩晕》言："大抵人肥白而作眩者，治宜清痰降火为先，而兼补气之药；人黑瘦而作眩者，治宜滋阴降火为要，而带抑肝之剂。"指出眩晕的发病有痰湿及真水亏久之分，该书还记载了"眩晕者，中风之渐也"，认识到眩晕与中风之间有一定的内在联系。

田教授认为患者素体肥胖，嗜食膏粱厚味，致脾胃运化失调，故腹胀、口淡纳差、周身乏力、活动后易疲劳、动则汗出；脾虚失运，则水湿内停，湿热熏蒸，炼液为痰，痰浊中阻，故咳吐痰涎、时有恶心无呕吐；痰浊内停则血行不畅，痰瘀互结上蒙清窍，故头晕、头胀；痰瘀阻滞经络，故手足麻木。因其病机在于脾虚湿盛，予以化痰祛湿，健脾和胃。以自拟健脾祛痰汤加减治疗，方中鸡内金、茯苓、陈皮、白术、山药、太子参健脾和胃，使脾胃运化功能正常，则可使水湿得化，痰浊得祛；天麻、石菖蒲、僵蚕祛痰化瘀，疏经通络；栀子、砂仁祛除湿热；方中加用柴胡、郁金确是本方的重点之处，因二者为调畅气机之品，痰瘀互结，必导致气机不畅，故加二药以舒畅气机，此乃"气为血之帅""气行则血行"的具体表现。

复诊时，患者头晕、头胀、手足麻木、急躁易怒较前好转，但仍时有腹胀、纳差、咳吐痰涎恶心、周身乏力，自觉头部隐痛，双上肢沉重，舌淡暗苔白腻，脉滑。田教授考虑患者脾虚湿盛，痰瘀互结日久，经脉阻滞，气血运行不畅，"不通则痛"，故头部隐痛，双上肢沉重，单纯使用行气药物恐难达到效果，故加用沉香、三七粉以加强活血止痛的作用，加用萆薢以增其健脾利湿之力。因其手足麻木好转，故前方去天麻、石菖蒲、僵蚕；舌苔已变为白腻苔，表明热证已减轻，故去栀子，防止其清热过分而伤阳。全方共奏化痰祛湿、健脾和胃、活血通络之功。

10. 眩晕痰浊中阻、上蒙清窍医案

初诊 患者姜某，女，61 岁。主因"间断头晕 10 余年，加重伴后头发沉、发胀、恶心呕吐 1 天"就诊。患者于 10 余年前无明显诱因出现间断性头晕，就诊于医院，查血压偏高，最高达 205/110mmHg，曾服"厄贝沙坦片"、"寿比山"（吲达帕胺）、"利血平"，血压控制尚可。自述昨日夜间因头晕惊醒，伴后头发沉、发胀，恶心呕吐数次，呕吐物为水及胃内容物，周身乏力，无头痛，无语言及四肢不利，无心慌、胸闷、心前区疼痛，自服"盐酸氟桂利嗪胶囊 2 粒""利血平 1 片"，持续 1 小时后症状有所缓解。今晨仍头晕、恶心呕吐，遂就诊于我院门诊，时测血压 205/110mmHg，为求进一步系统诊疗收入我病区住院治疗。现症见：患者间断性头晕，伴后头发沉、发胀，恶心、无呕吐，周身乏力，无头痛，无视物旋转及视物模糊，无言语不利及四肢症状，无心慌、胸闷、心前区疼痛，无咳嗽咯痰，纳可，间断性胸骨前连及后胸烧灼样疼痛，二便调，夜寐差，夜间易醒，多梦。舌淡红苔黄腻，脉沉弦无力。既往高血压病史 10 余年，血压最高达 205/110mmHg，自述曾服"厄贝沙坦片""寿比山"（吲达帕胺），现服用"利血平 1 片，qd"，血压控制尚平稳，可控制在 130/80mmHg；反流性胃炎病史 2 年余，间断性胸骨前连及后胸烧灼样疼痛，未规律服用胃药；1 月余前诊断为桥本氏甲状腺炎，服用中药汤剂 1 个月，症状有所缓解；胆结石胆囊摘除术后 20 年余；阑尾炎术后 6 年余。口唇微绀，双侧甲状腺Ⅱ°肿大，双肺呼吸音粗。

中医诊断：眩晕（痰热中阻，上蒙清窍）。

西医诊断：高血压病 3 级（极高危）；反流性胃炎；桥本氏甲状腺炎；阑尾炎术后；胆结石胆囊摘除术后。

治法：理气化痰，泄热和胃。

处方：

酸枣仁 30g	丹参 30g	茯苓 30g	竹茹 12g
枳实 12g	陈皮 12g	半夏 12g	炙甘草 9g
黄连 10g	夏枯草 10g	郁金 10g	石菖蒲 12g

7 剂，日 1 剂，水煎服

二诊 服上方 7 剂，头晕减轻，无恶心呕吐，咳嗽阵作，咯吐黄黏痰。将原方竹茹改为 15g，加厚朴 12g，再服 14 剂，病情向愈。

按语：眩和晕是两个部位同时发病所表现的两组症候群。古代医家将其病位首归于肝，总的病机为肝风化火，风火相搏。《素问·至真要大论》曰"诸风掉眩，皆属于肝""眩晕，肝风病也"。《素问·标本病传论》曰："肝病，头目眩，胁支满。"取眩晕之动象，肝为风脏，风，阳邪也，主动，故可将其类比于风，若人体金衰不能制木，木旺扇动成风，且木可生火，火亦属阳并主动，则可现风与火相互搏结，风烈源于风为火逼，火逸因于火为风扇，则头目因旋转而眩晕，可理解为眩晕的根本所在。"头痛巅疾，下虚上实，过在足少阴巨阳，甚则入肾。蒙招尤，目眩耳聋，下实上虚，过在足少阳厥阴，甚则入肝。"下虚即肾虚，肾虚者头痛；上虚，即肝虚，肝虚者头晕，肾厥则巅疾，肝厥则目眩，此其所以异也。《素问·脏气法时论》谓"肝病者，两胁下痛引少腹，令人善怒，气逆作头痛""厥阴之胜，耳鸣头眩，愦愦欲吐"；金元时期的著名医家朱震享在《丹溪心法·头眩》中曰"无痰者不作眩"，主张治眩晕应治痰为先。虽有牵强，但临床确有因痰致眩。纵观古今对高血压病病因病机的阐述，诸医家多认为其发病主为脏腑的气血阴阳失调，并产生相关病理因素，如风、火、痰、瘀、虚等，共同作用于机体而发病。

若痰浊困阻中焦，积久化热生火，痰火相搏上扰清阳所致眩晕，同属痰浊致眩的范围，仅痰湿痰热的偏重不同，如《丹溪心法·头眩》言"无痰则不作眩，痰固火动，又有湿痰者，有火痰者"，即是对因痰湿、痰热导致眩晕的精辟论述。痰浊郁而化热，痰火上犯清窍，表现为眩晕、头目胀痛、心烦口苦、渴不欲饮，苔黄腻，脉弦滑，用黄连温胆汤清化痰热。黄连温胆汤是由唐代孙思邈《千金要方》中温胆汤演化而来，具有清热、化痰、开窍、醒神、活血化瘀之功效。方中半夏降逆和胃，燥湿化痰；枳实行气消痰，使痰随气下；陈皮理气燥湿；茯苓健脾渗湿，安神定志；郁金、菖蒲开窍醒神；黄连泻心火。诸药配伍，辅以加减法，更显本方灵活精巧。

本患者病久年高，痰瘀相合，久而化热，脾胃渐虚，而形成痰瘀中阻，上蒙于清窍发为眩晕。田教授认为本病以痰瘀实邪为主，兼以脾胃虚损，用药时时体现"脾胃轴心，痰瘀互结，五脏相关"的学说。脾胃得运，则五脏俱安，故使用茯苓、陈皮、半夏以健脾祛痰，黄连、半夏辛开苦降，亦为半夏泻心汤之主药，如此则痰瘀得去，中州乃和。从现代药理分析，黄连可直接扩张血管；郁金可减轻主动脉及冠状动脉内膜斑块的形成及脂质沉积；陈皮、茯苓可增强心脏收缩力，增加心排血量，对冠状动脉有扩张作用；酸枣仁、丹参、茯苓、石菖蒲均具镇静安神之功。诸药相配，与现代医学中治疗上述疾病的几条基本原则改善微循环、镇静安神有异曲同工之妙。

11. 眩晕脾肾亏虚、虚阳上亢医案

初诊　患者宁某，女，69岁。主因"间断头晕30余年，加重伴恶心、呕吐6小时"就诊。患者30年前无明显诱因出现头晕阵作，测血压偏高，诊断为高血压病，血压最高达200/110mmHg，平素服用"缬沙坦80mg，bid""拜新同30mg，qd"，未系统监测血压。6小时前，患者无明显诱因出现头晕，伴恶心呕吐，呕吐物为胃内容物，视物旋转，无明显头痛，左侧肢体活动不利，较前无明显变化，胸闷、憋气阵作，无喘憋，自测血压220/110mmHg。为求系统诊治收入我科。现症见：患者头晕，伴恶心呕吐，呕吐物为胃内容物，视物旋转，无耳鸣，无明显头痛，左侧肢体活动不利，较前无明显变化，语音清晰流利，胸闷、憋气阵作，无喘憋，纳呆，二便调，夜寐尚安。舌淡暗苔薄白，脉弦细。脑梗死病史1年，遗留有左侧肢体活动不利；糖尿病病史1年，系统控制较理想；冠心病、右束支传导阻滞病史2个月。BP 160/100mmHg。心电图示窦性心律，右束支传导阻滞，ST-T段缺血样变，HR 72次/分。同型半胱氨酸23.2μmmol/L。颅脑CT示左小脑、双基底节区梗死及软化灶，脑萎缩，脑白质稀疏，脑干、右丘脑密度欠均匀。胸部CT示两肺纹理增多，左下肺纤维条索影，左下肺局部胸膜肥厚；纵隔内多发小淋巴结影。心脏超声示左心室壁心肌运动欠协调，左心室舒张功能减低，主动脉硬化，主动脉瓣少许反流，EF 60%。

中医诊断：眩晕（脾肾亏虚，虚阳上亢）。

西医诊断：高血压病 3 级（极高危）；脑梗死后遗症；糖尿病；冠心病，心律失常（右束支传导阻滞）。

治法：温补脾肾，潜阳熄风。

处方：
山茱萸 15g	熟地黄 20g	白术 12g	杜仲 15g
牛膝 30g	泽泻 30g	当归 10g	桂枝 15g
半夏 9g	党参 15g	黄芩 9g	黄连 6g
干姜 6g	炙甘草 10g	天麻 15g	钩藤 30g 后下

4 剂，日 1 剂，水煎服

二诊 患者头晕减轻，未再恶心呕吐，无耳鸣，无明显头痛，左侧肢体活动不利，偶有胸闷、憋气，纳少，二便调，夜寐尚安，舌淡暗苔薄白，脉弦细。前方加山药 10g、扁豆 12g，以健脾祛湿益胃。再进 8 剂，诸症减轻。

按语：眩晕是临床常见的病症，常见于现代医学的高血压、低血压、颈椎病、脑动脉硬化、内耳性眩晕等。中医学诸多医籍亦对眩晕有很多论述，但总结起来无非是"风""痰""瘀""虚"，临床上更常见的是虚实夹杂，而"虚"是"风""痰""瘀"之基础，由气血两虚、肝肾阴虚、脾胃虚弱导致肝风内动、痰浊中阻、瘀血阻滞，故治疗上亦应针对这一点，从"虚"着手，兼顾其他。

患者肾精不足，气化失司，推动不利，气为血帅，故而影响血运，加重脑部缺血则眩晕。患者头昏，舌淡、苔白腻，脉沉细无力，乃一派肾阳虚衰之征，此为"本虚"；兼见恶心呕吐，视物旋转，胸闷憋气等症，提示痰浊内蕴，升降失常，是为"标实"。《素问·上古天真论》曰："肾者主水，受五脏六腑之精而藏之。"《医方集解》谓："肾精不足则志气衰，不能上通于心，故迷惑善忘也。"故田教授选用右归丸温补肾阳治其本；半夏泻心汤治疗中气虚弱，寒热互结，升降失常所致肠胃不和。配合使用，补泻兼施，标本兼治，上下调和，升降复常，清气上升，浊气下降，眩晕得除。

12. 眩晕风阳上扰证医案

初诊 患者商某，男，52 岁。患者主因"反复头晕三年，加重 2 天"就诊。患者既往高血压病史 3 年，反复出现头晕目眩，每因情绪激动或劳累后出现。近日因工作紧张后头晕加重，血压波动。现症见：头晕伴头痛，心悸，手脚麻木，烦躁，夜难入眠，口苦，两胁胀满，大便干结，小便黄。舌红，苔黄腻，脉弦数。BP 180/100mmHg。

中医诊断：眩晕（肝阳上亢）。

西医诊断：高血压病。

治法：平肝潜阳。

处方：

天麻 15g	黄芩 15g	栀子 15g	钩藤 15g 后下
牛膝 30g	茵陈 30g	茯苓 20g	石决明 30g 先煎
益母草 12g	胆南星 15g	夜交藤 30g	珍珠母 30g 先煎

7 剂，日 1 剂，水煎服

二诊 患者头晕、心悸减轻，大便通畅，诉仍手脚麻木，夜寐不安，舌红，苔黄略腻，脉弦滑。于原方加石菖蒲 30g、全蝎 10g。煎服法同前，7 剂。

三诊 头晕等证消失，口苦、手脚麻木减轻，舌红，苔薄黄，脉弦细。继服二诊方 7 剂，后制成丸药巩固疗效，3 个月随访血压基本平稳。

按语：眩晕的病因病机，历代医家各说不一。《黄帝内经》"诸风掉眩，皆属于肝""髓海空虚，脑转耳鸣"，朱震亨云"无痰不作眩"，张景岳言"无虚不作眩"，孙思邈在《千金药方》中提出风热痰致眩，陈修园将眩晕病机概括为风火痰瘀四个字。田教授认为，高血压病从临床上来看实证居多，虚证较少，实责之于肝，虚责之于肾。《灵枢·海论》载"髓海空虚，脑转耳鸣，胫酸眩冒，目无所见"，髓海空虚而致眩晕；另有气血空虚，脑失濡养而致眩晕；亦与肝有关，肝旺乘脾，思虑过度亦劳伤心脾，气血生化之源不足，脑失濡养。总之多与肝、肾有关。本患者为肝阳上亢所致，治以天麻钩藤饮加减。天麻性味甘平，乃肝经气分之药，且治诸痰，如眩晕头痛，肢体麻木并有定悸之作用。正如《本草汇言》云："主头风、头痛头晕虚旋，癫痫强痉，四肢挛急，语言不利，一切中风、风痰。"牛膝性味苦酸而甘平，入肝、肾二经，善引气血下注而补肝肾。生石决明咸寒，入肝经，平肝潜阳，清肝明目。上三味药为治疗眩晕之要药。

13. 眩晕肝阳上亢医案一

初诊　患者何某，男，27 岁。主因"头晕、头痛反复发作 3 个月"就诊。患者 3 个月前劳累后出现头晕、头痛等症状，恶心无呕吐，曾自测血压 170/100mmHg，经休息后症状减轻，开始未予重视。之后上述症状仍反复出现，遂于近日就诊于我院。现症见：头晕、头痛发作，恶心无呕吐，无明显视物旋转，偶有心悸，无明显胸闷憋气，纳可，二便调，夜寐欠安。舌暗红，苔黄略腻，脉弦数。有家族性高血压病史。BP 190/110mmHg。

中医诊断：眩晕（肝阳上亢）。

西医诊断：高血压病 3 级。

治法：平肝潜阳，清火熄风。

处方：

菊花 14g	决明子 20g	夏枯草 20g	僵蚕 12g
泽泻 16g	枳壳 12g	瓜蒌皮 16g	莱菔子 25g
茯苓 20g	川芎 20g	生地黄 16g	怀牛膝 16g
天麻 16g	沉香 8g	苦丁茶 14g	石菖蒲 12g

6 剂，日 1 剂，水煎服

二诊　头晕明显减轻，偶有头痛，项背部板紧感，夜寐欠安。舌暗红苔薄黄，脉弦数。BP 160/100mmHg。原方去莱菔子、泽泻、石菖蒲，加用引经药羌活 10g、蔓荆子 10g，以止头痛；加远志 15g、夜交藤 30g，以养心安神。6 剂，日 1 剂，水煎服。

按语：高血压属于中医"头痛""眩晕"范畴。经云："诸风掉眩，皆属于肝。"肝为风木之脏，体阴而用阳，其性刚劲，主动主升。

田教授结合患者素体阳盛，饮食起居失常情况，认为其属阴阳失衡，阴亏于下，阳亢于上，上扰清窍而发为眩晕。病性为本虚标实，本在肝肾阴虚，标在阳亢火升。方中生地黄、怀牛膝以滋阴平肝，加用决明子、天麻、僵蚕潜阳熄风，再伍菊花、夏枯草、苦丁茶以清肝泻火，佐以茯苓、石菖蒲培土养肝。诸药合用，使阴液得补，肝阳平息，而诸症自愈。

14. 眩晕肝阳上亢医案二

初诊　患者胡某，女，60 岁。主因"间断头晕、头痛 1 年余，加重伴胸闷 1 周"

就诊。患者 1 年前无明显诱因出现头晕、头痛，遂就诊于当地医院，当时测血压为 165/100mmHg，诊断为"高血压"，给予"依那普利药物"治疗（剂量不详），服药后患者血压控制在 110～130/60～85mmHg 之间，常因情绪激动而诱发，但未就医，仍服用上述药物治疗。于 1 周前，因情绪激动，而出现头晕、头痛加重，痛为胀痛，痛在头顶连及颈项，时有头胀，胸闷，气短，倦怠乏力，恶心，咯吐痰涎，纳呆腹胀，口黏口苦，耳鸣，急躁易怒，当时测血压 175/120mmHg，自行服用上述药物后，症状未见好转。患者为求进一步中西医结合治疗，于今日来我院田教授门诊治疗。现症见：患者头晕、头痛，痛为胀痛，痛在头顶连及颈项，时有头胀，伴有胸闷，四肢麻木，痰多气短，倦怠乏力，纳呆腹胀，口黏口苦，耳鸣，急躁易怒，恶心，咯吐痰涎，小便可，大便干。舌红，苔薄白，脉弦滑。

中医诊断：眩晕（肝阳上亢）。

西医诊断：高血压病 2 级。

治法：平肝潜阳，祛痰通络。

处方：

菊花 12g	川芎 16g	天麻 20g	石决明 20g 先煎
瓜蒌皮 16g	薤白 14g	丹参 16g	沉香 5g
延胡索 14g	赤芍 16g	石菖蒲 14g	僵蚕 12g
葛根 16g	石斛 12g	知母 12g	三七粉 1.5g 冲服
泽泻 14g			

7 剂，日 1 剂，水煎服

二诊 头晕、头痛较前缓解，胸闷次数减少，口黏口苦，耳鸣好转，但仍有下肢麻木，痰多气短，倦怠乏力，纳呆腹胀，考虑其为痰浊阻滞经络，瘀血内停所致，故加用川牛膝 12g 以引血下行。继服 7 剂以巩固疗效。

按语：田教授认为患者平素饮食多肥甘厚味，而致脾胃亏虚，加之体胖，痰湿内生；且性格急躁易怒，易致肝阳上亢，上亢之肝阳挟痰，蒙蔽清窍，不通则痛，故发头晕、头痛、头胀；痰浊瘀血痹阻心脉，故胸闷；痰浊阻滞经络，故发四肢麻木；痰湿困脾，脾失运化，故发痰多气短、倦怠乏力、纳呆腹胀、口黏口苦、耳鸣、恶心、咯吐痰涎等症。方用天麻钩藤饮合瓜蒌薤白白酒汤加减以平肝潜阳，祛痰通络。方中菊花、川芎、天麻、石决明、葛根平肝潜阳熄风，瓜蒌皮、薤白、石菖蒲祛痰，丹参、沉香、延胡索、赤芍、三七粉活血通络，僵蚕疏通经络。二诊时自述下肢仍有麻木感，故加用川牛膝以引血下行，增强通经活络之力。全方共奏平肝潜阳、祛痰通络之功。

15. 眩晕肝阳上亢医案三

初诊 患者王某，男，43 岁。主因"间断头晕 1 年半，加重 1 周"就诊。患者于 1 年半前无明显诱因出现头晕不适，时测血压 160/100mmHg，遂就诊于某医院，予降压治疗，后间断服用"替米沙坦片""富马酸比索洛尔片""苯磺酸左旋氨氯地平片"等药，血压控制不理想，血压最高达 160/110mmHg。1 周前患者无明显诱因出现头晕不适间作，自服上述药物血压控制仍欠佳，遂于今日就诊于我院门诊，考虑"高血压"。为求进一步系统诊疗疾病遂收入我病区住院治疗。现症见：患者头晕阵作，无视物旋转，无头痛，无胸闷憋气，无胸痛，无恶心呕吐，偶咳，纳尚可，大便日行 3 次，尚成形，小便调，夜寐欠安。舌暗红苔黄腻，脉沉细。既往脂肪肝病史。心电图示窦性心律，ST-T 段缺血样改变。心脏彩超示左心室肥大。血流变示全血呈高黏血症状态。

中医诊断：眩晕（肝阳上亢）。

西医诊断：高血压病 3 级（极高危）；脂肪肝。

治法：平肝潜阳，清热健脾。

处方：

天麻 12g	钩藤 30g	茯苓 30g	石决明 30g^先煎
枳实 12g	陈皮 12g	半夏 12g	炙甘草 9g
黄芩 10g	川牛膝 30g	杜仲 12g	夜交藤 30g
桑寄生 12g	栀子 12g	茯神 12g	益母草 12g

7 剂，日 1 剂，水煎服

二诊 服上方 7 剂，头晕减轻，无恶心呕吐，咳嗽未见明显好转，咯吐黄黏痰。原方加竹茹 15g、厚朴 12g，再服 14 剂，病情向愈。

按语：本方为治疗兼有热象的肝阳上亢、肝风内动证的常用方。田教授用药善于护佑脾胃，重视中焦后天之气的培育。故方中半夏、陈皮燥湿化痰，健脾理气，止呕降逆，重点在治痰湿；天麻、钩藤、石决明平肝熄风；栀子、黄芩清肝泻火；杜仲、桑寄生补益肝肾；夜交藤、茯神养心安神；益母草活血利水；川牛膝活血通络，引血下行。二诊在原方基础上加竹茹、厚朴清肝胆之热，降胆胃之逆，重点在治热。诸药合用，共奏清热平肝、潜阳熄风之效。故用天麻钩藤饮加减治疗肝阳上亢型眩晕疗效显著。

16. 眩晕肝阳上亢医案四

初诊 患者陈某某，女，62岁。主因"头晕、头痛10余年，加重伴耳鸣1周"就诊。患者头痛、头晕10余年，加重1周。伴耳鸣，腰膝酸软，心悸失眠。舌红绛，少苔，脉弦细，沉取无力。平素血压波动于150～180/95～110mmHg，曾服"依那普利"降压，后因咳嗽停药。BP 170/100mmHg。

中医诊断：头晕（肝肾阴虚，肝阳上亢）。

西医诊断：高血压病。

治法：滋补肝肾，平肝潜阳。

处方：

天麻 15g	怀牛膝 15g	桑寄生 15g	生龙骨 30g先煎
白芍 30g	川芎 10g	杜仲 15g	石决明 30g先煎
延胡索 15g	酸枣仁 15g	炙甘草 10g	龟甲 15g先煎
钩藤 15g后下			

7剂，日1剂，水煎服

二诊 患者头痛减轻，心悸失眠亦减，舌脉同前，血压为160/95mmHg。继服原方治疗，7剂。

三诊 患者头痛、头晕明显减轻，仍耳鸣，腰酸，舌脉同前，血压为150/90mmHg，继予二诊方去延胡索，加熟地黄15g。煎服法同前，7剂。

四诊 患者头痛消失，余症明显减轻，血压为140/90mmHg。继服三诊方1个月，血压基本稳定。

按语：头痛有虚实之分，该患者属肝肾阴虚，肝阳上亢，阳化风动上扰清窍而致头痛。故治以滋阴潜阳之法。田教授认为头为"诸阳之会""清阳之府"，又为髓海之所在，居于人体之最高位，五脏精华之血，六腑清阳之气皆上注于头。若肝肾阴不足，水不涵木，阴不维阳，肾水不滋，肝阳上亢而发为头痛。

方中天麻、钩藤平肝熄风；怀牛膝、桑寄生、杜仲滋补肝肾之阴；生龙骨、石决明、龟甲重镇潜阳；白芍养肝血，敛肝益阴，配甘草缓急止痛；酸枣仁宁心安神；川芎活血止头痛，并引诸药上行以达病所。综观全方，诸药合用，潜镇以治标，滋养以治本，共奏潜阳、平肝、养阴、宁神之效。

17. 眩晕肾精亏虚、瘀血内阻医案

初诊　患者郭某，男，58 岁。主因"间断性头晕 5 年余，加重 1 周"就诊。患者于 5 年前无明显诱因出现头晕间作，曾就诊于我院，测量血压偏高，最高达 230/130mmHg，先后服用"硝苯地平缓释片""缬沙坦"等药，服药后头晕较前减轻，血压波动于 150/90mmHg 左右，未予重视。近 1 周来，患者劳累后头晕再次加重，自测血压未见明显波动，伴腰酸乏力，遂于今日就诊于我院。现症见：头晕间作，耳鸣如蝉，颈肩部紧束感，无明显头痛，倦怠乏力，腰膝酸软，纳少，大便干，小便频，夜尿 2 次左右，夜寐欠安。舌暗红，苔白略腻，脉弦细。有颈椎病病史 3 年余；慢性咽炎病史。BP 160/80mmHg，唇甲微绀，双肺呼吸音粗。心电图示窦性心律，偶发房早，ST-T 段缺血样改变。

中医诊断：眩晕（肾精亏虚，瘀血内阻）。

西医诊断：高血压病 3 级；颈椎病。

治法：益肾填精，活血通络。

处方：
益智仁 20g	当归 16g	丹参 20g	香附 10g
茯苓 20g	陈皮 14g	牡丹皮 20g	柏子仁 16g
杜仲 14g	山茱萸 16g	沉香 5g	天麻 12g
僵蚕 12g	石菖蒲 12g	三七粉 1.5g^{冲服}	

6 剂，日 1 剂，水煎服

二诊　头晕减轻，仍有颈部紧缩不适，腰酸乏力。原方加葛根 14g、川牛膝 30g。日 1 剂，水煎服，5 剂。

按语：眩晕为临床常见症状，可出现于各种疾病发展过程中。眩晕常反复发作，严重者可影响正常工作、生活。眩晕一证，虽以风、火、痰为主要病因，阴虚阳亢为基本病机，但老年性眩晕多兼血脉瘀滞为患，这与老年人经脉气血衰退、肝胃阴精亏虚有关。《素问·上古天真论》指出女子"六七三阳脉衰于上"，男子"五八肾气衰"

"七八肝气衰、筋不能动"，既说明老年人经脉气血自然衰退的过程，也反映经脉气血阴精衰退是老年性病变的病理基础。然气血阴精衰退多兼血脉瘀滞为患。张景岳曾指出："凡人气血犹源泉也，盛则流畅，少则壅滞，故气血不虚不滞，虚则无有不滞者。"

田教授认为本案患者概由肾精不足，瘀血内停，法拟补肾填精、活血通络并用。全方以杜仲、益智仁、山茱萸补肾益精，丹参、牡丹皮、香附行气活血祛瘀，合用养血活血之当归、三七，加葛根升清降浊，川牛膝引血下行。

总之，眩晕虽虚证多，大部分是虚实夹杂，临证时，应将辨症、辨证、辨病有机结合，灵活配伍，谨记《素问·标本病传论》"知标本者，万举万当，不知标本，是谓妄行之训"。

五、心悸医案

1. 心悸心脾两虚医案一

初诊 患者王某，女，65 岁。主因"间断心悸、胸闷半年余，加重伴纳差、腹胀 3 天"就诊。患者半年前无明显诱因出现心悸、胸闷阵作，活动后症状加重，未行就诊，自行服用"稳心颗粒""通脉养心丸"等药物治疗，症状稍缓解，但时有发作，继续服用上述药物治疗。于 3 天前，无明显诱因出现心悸、胸闷加重，同时伴有纳差、胃脘部不适、食后腹胀等症状，仍未就诊，继续服用上述药物及"健胃消食片"治疗，症状未见好转。为求进一步治疗，遂于今日就诊于我院田教授门诊。现症见：患者心悸不能自已，胸闷，纳差，胃脘部不适，食后腹胀，失眠多梦，周身乏力，无恶心呕吐，偶咳少痰，小便量可，大便稀。舌淡红，苔白，脉细弱。既往高血压病史5 年，血压最高达 190/110mmHg，现服用"硝苯地平控释片"，血压控制尚可，控制在 120 ～ 130/70 ～ 80mmHg。

中医诊断：心悸（心脾两虚）。

西医诊断：冠心病；高血压病 3 级（极高危）。

治法：健脾和胃，养心安神。

处方：

益智仁 20g	当归 16g	丹参 22g	香附 12g
茯苓 20g	陈皮 14g	牡丹皮 20g	柏子仁 16g
杜仲 16g	山茱萸 16g	沉香 5g	炙甘草 10g

砂仁 14g ^{后下}	何首乌 20g	远志 14g	月季花 12g
三七粉 1.5g ^{冲服}	白扁豆 14g	浮小麦 30g	

7 剂，日 1 剂，水煎服

二诊　心悸、胸闷较前缓解，发作频次较前减少，诉纳差、胃脘部不适、食后腹胀仍存在，时有腰痛、夜间盗汗，考虑患者久病体弱，肾阴亏虚，加用补其肾阴之品，调整处方：

柏子仁 16g	牡丹皮 20g	醋龟甲 4g	盐益智仁 15g
当归 16g	陈皮 14g	丹参 22g	益母草 16g
醋香附 12g	茯苓 20g	紫河车 5g	

10 剂，日 1 剂，水煎服

三诊　患者腰痛及夜间盗汗较前明显好转，心悸、胸闷未再发作，诉纳差、胃脘部不适、食后腹胀缓解，效不更方，以巩固疗效。

按语：田教授认为患者病症较多，初诊时心悸不能自已，胸闷，纳差，胃脘部不适，食后腹胀，失眠多梦，周身乏力，无恶心呕吐，偶咳少痰，小便量可，大便稀，舌淡红，苔白，脉细弱。田教授临证时强调应"抓主症，对症用方"。《伤寒论》提出"但见一症便是，不必悉具"是一个具有普遍指导意义的原则，也是抓主症方法的一条重要原则。主症就是疾病的主要脉症，是疾病基本的、本质的病理变化的外在表现。每一种病证都有它特异性的主症，可以是一个症状，也可能由若干个症状组成。抓主症方法即依据疾病的主要脉症而确定诊断并处以方药的辨证施治方法。如临床常见的寒热错杂性心下痞证，其本质病理是中焦寒热错杂、脾胃升降失常。这样的病变必然引起"心下痞、呕而下利"等症状，这"心下痞、呕而下利"便是主症；临床上若见到这样的现象，医生便立刻可以确诊上述病变的存在，并处以辛开苦降、寒温并用的泻心汤，这一过程便是"抓主症"。由此可见，主症是诊断标准，也是投方指征。刘渡舟所谓"主症是辨证的关键，反映了疾病的基本病变，是最可靠的临床依据"，说的正是这层意义。

本例患者辨证为心悸，证属心脾两虚，治以健脾和胃、养心安神。方中茯苓、陈皮、香附、沉香、白扁豆、砂仁健脾益气；当归、丹参、月季花、牡丹皮、三七粉养血活血；柏子仁、远志宁心安神；杜仲、山茱萸、何首乌、益智仁、浮小麦补益肝肾，温脾敛阴；炙甘草调和诸药。全方共用，共奏健脾和胃、养心安神之效。服药后患者心悸、胸闷、纳差、胃脘部不适、食后腹胀等症状明显好转，但出现腰痛及夜间盗汗等症状，考虑其为肾阴亏虚所致，故加用补其肾阴之品。服药后症状好转。《日用本草》载："紫河车治男女一切虚损劳极，安心养血，益气补精。"《本草备要》载："龟板能滋阴……治阴血不足，劳热骨蒸。"该病人在辨证治疗过程中，体现了五脏辨证的思想，抓住主症，分清轻重缓急，同时根据"病不同，药亦不同"的原则，而随证加减，从而达到治疗的目的。

2. 心悸心脾两虚医案二

初诊 患者张某，女，78 岁。主因"间断胸闷、憋气 5 年余，加重伴心悸、气喘 1 天"就诊。患者 5 年前无明显诱因出现胸闷、憋气阵作，活动后症状明显，遂就诊于当地医院，考虑"冠心病"，予以"鲁南欣康（单硝酸异山梨酯）""阿司匹林肠溶片"等药物治疗，患者仍间断胸闷、憋气，无胸痛、放射痛，严重时舌下含服"硝酸甘油 5mg"，3 ~ 5 分钟可缓解。患者 1 天前无明显诱因出现胸闷、憋气加重，伴心慌气短、盗汗，今患者为求进一步中西医结合治疗，就诊于我院田教授门诊。现症见：患者心悸不能自已，胸闷、憋气，失眠多梦，周身乏力，无恶心呕吐，偶咳少痰，纳少，小便量少，大便干燥。舌淡暗，苔白，脉细弱。既往高血压病史 8 年，血压最高达 180/115mmHg，现服用"卡托普利片""硝苯地平控释片"，血压控制尚可，控制在 130 ~ 140/80 ~ 90mmHg；慢性胃炎病史 5 年；糖尿病病史 10 年，现口服"阿卡波糖 1 片，tid"，血糖控制欠佳。BP 150/90mmHg，两肺底可闻及少许湿啰音及散在干鸣，心界叩之向左下扩大 2cm，二尖瓣听诊区可闻及 2/6 收缩期吹风样杂音，双下肢水肿（＋）。

中医诊断：心悸（心脾两虚）。

西医诊断：冠心病，不稳定型心绞痛，慢性心力衰竭（心功能 II 级）；高血压病 3 级（极高危）；慢性胃炎；2 型糖尿病。

治法：健脾益气，补血养心。

处方：黄芪 20g　　太子参 25g　　白术 20g　　当归 16g

　　　茯苓 20g　　炙甘草 10g　　远志 14g　　酸枣仁 15g

　　　香附 10g　　浮小麦 30g　　何首乌 20g　　猪苓 12g

西洋参 7g	莲须 14g	山药 20g

7 剂，日 1 剂，水煎服

二诊　心悸、胸闷、憋气较前缓解，发作频次较前减轻，其活动耐量较前增加，诉小便量较前明显增多，查其双下肢水肿（±），诉腰酸痛，仍口渴，偶有头晕，考虑患者年老体弱，肾阴阳两虚，补其肾之阴阳，处方：

麦冬 16g	黄精 20g	海螵蛸 20g	玉竹 12g
天麻 14g	肉苁蓉 20g	泽泻 16g	女贞子 20g
旱莲草 20g	菟丝子 20g	杜仲 20g	牡丹皮 20g
石菖蒲 12g	全蝎 3g	怀牛膝 14g	

5 剂，日 1 剂，水煎服

三诊　患者腰酸痛较前明显好转，心悸未再发作，诉纳差，大便干燥，增加降气和胃，理气宽胸之品，调整处方：

肉苁蓉 20g	麦冬 20g	半夏 12g	白扁豆 15g
茯苓 20g	火麻仁 30g	白芍 20g	莲须 20g
枳壳 12g	厚朴花 12g	石斛 20g	沉香 5g
知母 16g	桔梗 12g	百部 16g	香薷 14g
陈皮 12g	瓜蒌皮 16g	丹参 16g	三七粉 1.5g [冲服]

7 剂，日 1 剂，水煎服

按语：患者年老体弱，病症较多，糖尿病、高血压病史已久，小动脉持久痉挛，血糖持续升高损害微血管，最终累及冠状动脉缺血缺氧，而致冠心病形成。患者初诊时心悸不能自已，胸闷、憋气，失眠多梦，周身乏力，无恶心呕吐，偶咳少痰，纳少，小便量少，大便干燥，舌淡暗，苔白，脉细弱。辨病为心悸，证属心脾两虚，治以益气补血、健脾养心，配伍清热利尿之猪苓。服药后患者心悸、胸闷、憋气等症状明显好转，小便量明显增多，双下肢水肿较前明显缓解。二诊时考虑患者既往糖尿病病史，中医辨病为消渴，证属阴阳两虚。选用肾阴阳双补之女贞子、旱莲草、杜仲、菟丝子等，以阴阳双补，即所谓治病求本；配伍石菖蒲，正如《重庆堂随笔》云"石菖蒲赖以祛痰秽之浊而卫宫城"，足见其化痰祛湿之功。

田教授在本患者辨证治疗过程中，体现了五脏阴阳气血的辨证方法，抓住主症，权衡轻重缓急，即所谓病不同，药亦不同，这是本病治疗成功的关键。

3. 心悸心脾两虚医案三

初诊 患者李某某，女，48 岁。患者主因"心悸、胸闷 2 年，加重 1 周"就诊。患者既往心悸、胸闷 2 年，1 周前因过劳加重。现症见：心悸不安，胸闷憋气，纳呆乏力，夜寐差，多梦易惊。舌淡红，苔薄白，脉沉细数。心电图示窦性心律，频发室性早搏。

中医诊断：心悸（心脾两虚）。

西医诊断：心律失常，室性早搏。

治法：健脾益气，养血安神。

处方：

太子参 15g	丹参 30g	麦冬 20g	茯苓 15g
生地黄 15g	枳壳 12g	五味子 15g	酸枣仁 30g
远志 15g	柏子仁 30g	当归 15g	炙甘草 10g
石菖蒲 15g			

7 剂，日 1 剂，水煎服

二诊 患者心悸、胸闷减轻，仍夜寐差，纳呆。予原方加珍珠母 30g，7 剂。

三诊 患者心悸等症状明显减轻，夜寐亦好转，纳食增多，舌淡红，苔薄白，脉滑细。继守二诊方治疗，7 剂。

四诊 患者心悸等症基本消失，睡眠明显好转，继服二诊方 7 剂，巩固疗效。

按语：本病属于中医"心悸""胸痹"等范畴，其名最早在《伤寒论》就有记载："脉浮数者，法当汗出而愈，若下之，身重、心悸者，不可发汗，当自汗出而解，所以然者，尺中脉微，此里虚故也。"这里指出心悸为里虚所致。《丹溪心法·惊悸怔忡》指出"惊悸者血虚，……怔忡无时，血少者多；有思虑便动属虚；时作时止者，痰因火动"，提出心悸当"责之虚与痰"，《证治准绳·惊悸恐》认为"心悸之由，不越二种，一者虚也，二者饮也"。

本例为心脾不足、气血两虚之证。田教授认为气血虚弱，不能正常发挥推动、濡养的功能，故出现心悸、气短、乏力等症状。太子参、茯苓健脾益气，丹参、麦冬、五味子、生地黄、当归养血活血；远志、石菖蒲祛痰开窍；酸枣仁、柏子仁宁心安神；枳壳调气，引药下行；甘草调和诸药。全方合用，共奏健脾益气、养血安神之功。二诊，仍夜寐差，纳呆，故加珍珠母镇静安神。

4. 心悸阴虚火旺医案

初诊　患者王某，女，60岁。主因"间断胸闷、憋气10年余，加重伴心悸乏力3天"就诊。患者10年前无明显诱因出现胸闷、憋气阵作，遂就诊于当地医院，考虑"冠心病"，服用"依姆多（单硝酸异山梨酯）"治疗，后患者仍间断胸闷憋气，无胸痛、放射痛，休息后10余分钟可缓解。患者3天前因家中有事思虑过多诱发胸闷、憋气加重，伴心悸，活动后加重，乏力，无汗出，心慌，服"速效救心丸"等药物后，能暂时缓解，仍有心悸、乏力，今患者为求进一步中西医结合治疗，于今日来我院田教授门诊治疗。现症见：患者心悸，乏力，心烦失眠，胸闷憋气间作，口干，盗汗，思虑劳心加重，伴耳鸣腰酸，急躁易怒。舌红少津，有瘀点，少苔，脉细数。既往高血压病史5年，血压最高达200/120mmHg，现服用"厄贝沙坦氢氯噻嗪"，血压控制尚可。

中医诊断：心悸（阴虚火旺）。

西医诊断：冠心病（不稳定型心绞痛）；高血压病3级（极高危）。

治法：滋阴清火，养心安神。

处方：

益智仁 20g	当归 16g	丹参 22g	香附 12g
茯苓 20g	陈皮 14g	牡丹皮 20g	柏子仁 16g
杜仲 20g	山茱萸 16g	沉香 5g	何首乌 20g
女贞子 20g	旱莲草 20g	桔梗 12g	知母 14g
桑叶 12g	玄参 16g	炙甘草 10g	西洋参 6g

6剂，日1剂，水煎服

二诊　患者胸闷、憋气较前好转，仍有心悸阵作，乏力，患者诉口渴明显，故加芦根20g、半夏10g，以解渴生津、降逆；西洋参加至8g，以增加补气之力，7剂。

三诊　患者胸闷乏力减轻，无口渴，时有盗汗，故二诊方去芦根、半夏，沉香减至4g，西洋参减至6g，加秦艽12g、羌活10g，7剂，服后心悸基本痊愈。

按语：田教授认为患者久病，形体消瘦，脾胃虚弱，耗伤阴液，导致肾阴亏损，阴虚火旺，正如《素问玄机原病式·火类》所载"水衰火旺而扰火之动也，故心胸躁动，谓之怔忡"。

田教授善于使用二至丸，取其滋补肾阴之意。女贞子，《神农本草经》列为"上品"，云："补中，安五脏，养精神，除百疾，久服肥健，轻身不老。"李时珍称之为

"上品无毒妙药"。旱莲草，李时珍言能"乌鬓发，益肾阴"。二至丸，方名出自清代汪昂撰《医方集解》，其文云"补腰膝，壮筋骨，强阴肾，乌髭发，价廉而功大。冬青子（即女贞实，冬至日采。不拘多少，阴干，蜜酒拌蒸，过一夜，粗袋擦去皮，晒干为末，瓦瓶收贮，或先熬干，旱莲膏旋配用），旱莲草（夏至日采，不拘多少，捣汁熬膏，和前药为丸），临卧酒服。女贞甘平，少阴之精，隆冬不凋，其色青黑，益肝补肾"。久病必兼瘀血，方中当归、丹参活血化瘀，行血中瘀滞。补肾与化瘀并用，达滋阴降火、养心安神之功。在治疗上应分清攻与补的辨证关系，两者相互作用，共同达到祛邪扶正之效。

5. 心悸肝郁乘脾、清浊不分医案

初诊 患者侯某，男，44 岁。主因"间断心悸、周身麻木 4 天"就诊。患者 4 天前，由于情志不畅出现心悸阵作，心律不齐，紧张焦虑，并自觉周身麻木，口干，纳可，大便溏薄，夜寐欠安，多梦易醒。曾自服"稳心颗粒"，病情未见明显好转，遂于今日就诊于门诊。现症见：心悸阵作，情志紧张后尤甚，胸闷阵作，无胸痛，善太息，无头晕头痛，纳可，大便溏，夜寐欠安。自诉平素遇事胆小，紧张焦虑。舌淡苔薄白，脉弦。心电图示室上性期前收缩，ST–T 段大致正常。超声心动图示左心室舒张功能减低，心律不齐。

中医诊断：心悸（肝郁乘脾，清浊不分）。

西医诊断：心律失常（室上性早搏）。

治法：疏肝解郁，升清降浊。

处方：

柴胡 20g	茯苓 20g	白术 16g	山药 20g
砂仁 14g^{后下}	鸡内金 14g	川芎 15g	佛手 12g
白扁豆 15g	玉竹 15g	青皮 12g	太子参 20g
远志 14g	浮小麦 30g	郁金 12g	炙甘草 10g
苍术 14g	半夏 12g		

6 剂，日 1 剂，水煎服（加 3 片生姜、4 枚大枣）

二诊 药后心悸减轻，无明显胸闷，仍见太息，夜寐欠安，舌苔薄白，脉小弦，再拟前法。原方加合欢皮 30g。再服 6 剂。

三诊　心悸减轻，夜寐渐安，无胸闷，诸症减轻。复查心电图示窦性心律，大致正常。仍守原方，续服 5 剂以巩固疗效。

按语：心律失常从心病论治有不效者，多究于肝气郁结。本病案正体现了田教授疏肝解郁治此种心悸。这类患者每见心悸阵作，情绪低落，伴见头晕、失眠、口干、脉弦，治以疏达肝胆气机为要，主用小柴胡汤加减。小柴胡汤为治少阳病之主方。少阳经包括足少阳胆经和手少阳三焦经，其性喜条达而恶抑郁，其气喜疏泄而恶凝滞，为表里阴阳经顺接之枢纽，掌内外出入之途，司上下升降之机。凡邪气侵犯少阳，使少阳经腑同病，可致肝胆疏泄不利，气机不舒，气血津液不行，内外上下不通，诸病生焉。

方中柴胡疏利肝胆气机，为和解少阳之主药；半夏、生姜和胃降逆；太子参、甘草、大枣益气调中，既能鼓舞胃气以助少阳枢转之力，又能补脾胃以杜绝少阳之邪内传之路。诸药共伍，少阳经腑同治，又旁顾脾胃，使气郁得达，火郁得发，枢机自利。

6. 心悸脾肾亏虚、心神失养医案

初诊　患者谢某，男，58 岁。主因"阵发心悸 2 月余，加重 5 天"来诊。患者近 2 个月来经常出现心悸，活动后尤甚，乏力气短，平素服用"参松养心胶囊"或"稳心颗粒"等药物，症状略见减轻，时有发作。近 5 天来，患者劳累并情绪波动后，上述症状加重，甚至安静时也有心悸发作，倦怠乏力、健忘、夜寐欠安等症，遂于今日就诊。现症见：患者心悸阵作，活动后尤甚，健忘，倦怠乏力，易汗出，时有头晕，食少，大便溏，夜寐欠安。舌暗淡苔白略腻，脉细弱。慢性胃炎、十二指肠憩室病史，平素纳少；既往心律失常病史，具体类型不详；血压偶有升高，未系统监测；精神倦怠，面色无华，形体偏瘦，心音强弱不等，心律绝对不齐，HR 88 次 /分，剑突下轻压痛。BP 150/90mmHg，心电图示心房纤颤，偶发室早，ST-T 段大致正常。心脏超声示主动脉轻度硬化，左心室舒张功能减低，左心室壁心肌运动不协调，EF 66%。

中医诊断：心悸（脾肾亏虚，心神失养）。

西医诊断：心律失常（心房纤颤）；慢性胃炎；高血压。

治法：健脾益气，养心安神。

处方：炙甘草 10g　　　太子参 30g　　　白术 20g　　　当归 12g

茯苓 20g	合欢皮 30g	酸枣仁 20g	夜交藤 20g
浮小麦 30g	山茱萸 20g	五味子 14g	白扁豆 15g
柴胡 12g	女贞子 20g	陈皮 12g	山药 15g

7 剂，日 1 剂，水煎服（加 3 片生姜、4 枚大枣）

二诊 患者心悸较前改善，活动后阵作，乏力。纳渐增，仍便溏。舌暗淡苔白略腻，脉沉细。原方去五味子，加黄芪 20g、砂仁 12g（后下）、薏苡仁 30g。继服 6 剂，水煎服，服法同上。

按语：本案心悸一证，因思虑过度，加之久病脾虚，劳伤心脾，气血亏虚所致。心藏神而主血，脾主思而统血，思虑过度，心脾气血暗耗，脾气亏虚则体倦、食少；心血不足则见惊悸怔忡、健忘不寐、面色无华。脾为营卫气血生化之源，《灵枢·决气》曰"中焦受气取汁，变化而赤是为血"，故以归脾汤奏益气补血、健脾养心之功，为治疗思虑过度、劳伤心脾、气血两虚之良方。

田教授在归脾汤基础上合甘麦大枣汤，方中以太子参、白术、黄芪、炙甘草、大枣甘温以补心脾之气虚，当归补心脾之血虚，加夜交藤、合欢皮助酸枣仁养心舍神而治不寐，浮小麦、大枣养心润燥而安神，合欢皮理气开郁而宣痹。本例治疗上重在补心气、通心阳，心气复则血脉得养，脉结代自愈。不用生地黄、阿胶恐有碍胃气。全方共奏益气养心、活血健脾之功，药证合拍，疗效满意。

7. 心悸气阴亏虚、兼有血虚医案

初诊 患者于半年前出现心悸，症状时轻时重，发作时伴头昏。曾就诊于附近医院，心电图检查提示频发性室性早搏，窦性心动过速，呈二联律或三联律。曾予"异搏定（维拉帕米）""乙胺碘呋酮（胺碘酮）""心律平（普罗帕酮）"及心肌营养药物等，未收明显效果。近 10 天来，患者劳累后心悸较前加重，活动后尤甚，时有胸闷、头昏、乏力倦怠，纳可，二便调，夜寐欠安。现症见：患者心律不齐，可及早搏，HR 92 次 / 分。舌淡红，苔薄白，脉细结代无力，寸脉尤弱。心电图提示频发性室性早搏，窦性心动过速，呈二联律或三联律。

中医诊断：心悸（气阴亏虚，兼有血虚）。

西医诊断：心律失常（频发性室性早搏）。

治法：益气补阴，养血化瘀。

处方：炙甘草 15g　　西洋参 10g　　桂枝 10g　　生姜 6g

阿胶 10g^{烊化}　　麦冬 20g　　生地黄 20g　　珍珠母 30g

丹参 15g　　火麻仁 15g　　大枣 10g　　石菖蒲 12g

远志 12g　　苦参 12g

6 剂，日 1 剂，水煎服

二诊　服药后，诸症减轻，但患者仍有心悸、夜寐欠安。原方加鸡血藤 15g、夜交藤 15g，继服 7 剂。

三诊　服二诊方 7 剂后，心悸、胸闷等症缓解。复查心电图窦性心律，大致正常。继服 6 剂巩固。

按语：患者以心中动悸不安为主要症状，属于中医"心悸"的范畴。心主血脉又主神志，其主神志功能是以心血为基础，只有心血充足，心神得养而自安。若心血不足，心失所养，发为心悸。田教授认为患者脾胃虚弱，运化失司，中气不足，气虚则卫外不固，湿热熏蒸于里，消灼津液，耗气伤津，心血不足，心脉失养，气、血、阴皆虚，故发心悸，胸闷，头昏，乏力倦怠，夜寐欠安。辨病为心悸，证属气阴亏虚，兼有血虚，治以益气补阴、养血化瘀。

正如《伤寒论》云："伤寒，脉结代，心动悸，炙甘草汤主之。"炙甘草汤温而不燥，滋而不腻，是治疗虚劳、津血不足、阴亏气虚所致脉结代、心动悸的方剂。方中炙甘草甘温益气为主药；西洋参、大枣补脾益胃为辅；生地黄、麦冬、阿胶、火麻仁滋阴补血养心阴；桂枝配炙甘草益心阳；丹参养心补血，祛瘀生新；生姜、大枣温通血脉调营卫；鸡血藤、夜交藤养血安神；石菖蒲、远志安神定志；苦参凉血解毒。诸药合而用之，使气血和，经脉通，心得养，则惊悸自消。

8. 心悸气阴两虚、心神失养医案

初诊　患者刘某，女，74 岁。主因"心悸阵作 1 年余，加重 3 天"来诊。患者 1 年前无明显诱因出现心悸阵作，活动时尤甚，经休息后尚可缓解，反复发作，曾就诊于我院，查心电图示心律失常，心房纤颤。曾间断服用"酒石酸美托洛尔"等药物，病情尚平稳。本次发病缘于 3 天前感冒后心悸再次发作，伴轻微胸闷，自服上

述药物效果欠佳，遂就诊于我院。现症见：心悸活动后尤甚，偶有胸闷、憋气，无胸痛，时有头晕，无头痛，偶咳少痰，无恶心呕吐，纳少，夜尿频，3～4次/晚，大便调，夜寐欠安。舌淡苔薄少津，剥脱，脉弦细结代。高血压病史15年，最高达230/100mmHg，先服用"硝苯地平控释片""厄贝沙坦氢氯噻嗪片""厄贝沙坦片"等药物，血压维持在140～150/80～90mmHg；卵巢摘除术后，曾有一过性黑矇病史，无晕厥史；BP 150/90mmHg，心音强弱不等，心律绝对不齐，HR 91次/分，心电图示心房纤颤，ST-T段缺血样变。24小时动态心电图示心房扑动，房室传导比例2∶1～13∶1，多见4∶1下传，心房纤颤，ST-T段改变。

中医诊断：心悸（气阴两虚，心神失养）。

西医诊断：心律失常（心房扑动、心房纤颤），冠心病；高血压病。

治法：益气养阴，养心安神。

处方：太子参 30g　　酸枣仁 30g　　茯苓 20g　　合欢皮 30g
　　　首乌藤 20g　　山茱萸 20g　　五味子 14g　　山药 20g
　　　龟甲 8g　　　旱莲草 20g　　女贞子 20g　　陈皮 12g

6剂，日1剂，水煎服

二诊　患者心悸明显减轻，活动及夜间易汗出，舌淡苔薄白，脉弦细结代。原方加浮小麦 30g、黄芪 20g 以补益心气。水煎服，日1剂，再6剂。

三诊　患者诸症皆见好转，见效守方，再进6剂，巩固治疗而效。

按语：中医学认为心悸病位在心，可直接发病，亦可由其他疾病所并发。常与体质虚弱、情志所伤、饮食劳倦、外邪侵袭等因素有关。田教授认为患者因久病不愈，气血亏耗，心失所养而悸动不安。表现为心中悸动不安，活动后尤甚，胸闷憋气，时有头晕，夜尿频，夜寐欠安，神情倦怠，面色少华，舌淡苔少津剥脱，脉弦细结代之象，故辨证当属气阴两虚，心神失养。虽病位在心，但与脾肾不足相关，故在益气养阴、养心清心安神法中佐补益脾肾之品以调之。正如《景岳全书》云"凡治怔忡、惊悸者，虽有心、脾、肾之分，然阳统乎阴，心本乎肾，所以上不宁者，未有不由乎下"，认为心悸的发生与肾关系密切。

方中太子参、山药补益心脾，酸枣仁、首乌藤、合欢皮安神宁心，山茱萸、女贞子、旱莲草补益肝肾。二诊患者心悸汗出，活动后明显，加用黄芪、浮小麦补气益阴，收敛心气，效果显著。

9. 心悸心肾阳气虚衰医案

初诊　患者孙某，女，53 岁。主因"阵发性憋气、头晕、目眩 2 年，加重 1 个月"就诊。患者于 1 个月前突然发生晕厥，不能坚持工作，经市某医院检查确诊为"病窦综合征"，因恐惧手术治疗而来就诊。现仍心悸气短，时胸闷，畏寒肢冷，头晕。舌淡胖、苔白，脉沉细而迟（HR 47 ~ 52 次 / 分）。

中医诊断：心悸（心肾阳气虚衰）。

西医诊断：病态窦房结综合征。

治法：温阳益气。

处方：红参 10g　　桂枝 8g　　　麻黄 6g　　　细辛 3g

　　　麦冬 10g　　五味子 10g　　生地黄 12g　　丹参 20g

　　　石菖蒲 10g　远志 10g　　　制水蛭 10g　　郁金 10g

　　　玉竹 10g

14 剂，日 1 剂，水煎服

二诊　服药 14 剂后心率 60 次 / 分以上，手足转温，心悸气短好转。舌淡胖、苔白，脉沉细迟。效不更法。煎服法同前，60 剂。

三诊　守原方加减服用 60 剂后心率稳定在 70 次 / 分左右，心悸气短等诸恙渐除。以原方为丸服，以巩固疗效。

按语：田教授认为患者以心悸气短，畏寒肢冷，脉沉细而迟为主症，当为心肾阳气虚衰，推动血行无力所致。正如《伤寒明理论·悸》云："由阳气内弱，心下空虚，正气内动而悸也。"治以温阳益气，用药由麻黄附子细辛汤合生脉散加减而成。

麻黄附子细辛汤出自《伤寒论》，在《伤寒论》原文中主治"少阴病，始得之，反发热，脉沉"，其中"脉微细，但欲寐"为典型的少阴病特征。张锡纯在《医学衷中参西录》中分析本方证时说："此外感之寒凉，由太阳直透少阴，乃太阳与少阴合病也。为少阴与太阳合病，是以少阴已为寒凉所伤，而外表纵有发热之时，然此非外表之壮热，乃恶寒中之发热耳。是以其脉不浮而沉。盖少阴之脉微细，微细原近于沉也。故用附子以解里寒，用麻黄以解外寒，而复佐以辛温香窜之细辛，既能助附子以解里寒，更能助麻黄以解外寒，俾其自太阳透入之寒，仍由太阳作汗而解，此麻黄附子细辛汤之妙用也。"方中用桂枝、红参温阳益气；细辛温经散寒，麻黄原为发散表寒，此则借助其辛苦温药性，鼓动心脉，提高脉率；玉竹、麦冬、生地黄甘寒滋养心阴，兼制桂枝、麻黄、细辛之温燥；远志安神养心；石菖蒲、郁金相伍起活血行气开窍功能；阳气虚衰，血行无力，易于凝滞，故佐以丹参活血化瘀。诸药合用，共奏温通血脉、强心补阳之功。药证合拍，故收到了良好的效果。

10. 心悸气阴两虚、痰湿郁阻医案

初诊 患者杨某某，女，53 岁。主因"心悸气短，失眠多梦 1 周"就诊。患者确诊为"甲状腺功能亢进症" 2 年，1 周前复查甲状腺功能示 T3、T4 接近正常，但 TSH 偏低。现患者心悸气短，失眠多梦，双下肢易汗出，不思饮食，大便溏薄，每日 2～3 行，形体消瘦。舌红，苔白腻，脉细数。

中医诊断：心悸（气阴两虚，痰湿郁阻）。

西医诊断：甲状腺功能亢进症。

治法：益气养阴，健脾化湿。

处方：太子参 15g　　丹参 20g　　炙甘草 15g　　生龙骨 30g^{先煎}

　　　　茯苓 20g　　麦冬 15g　　生地黄 15g　　生牡蛎 30g^{先煎}

　　　　炒白术 15g　　山药 15g　　苦参 15g　　昆布 10g

7 剂，日 1 剂，水煎服

二诊 患者心悸气短减轻，纳食增加，大便每日 1 行，已成形，睡眠改善，舌淡红，苔薄白，脉细数。原方去山药，加黄连 15g。水煎服，日 1 剂，分早晚 2 次服用，7 剂。

三诊 患者心悸气短明显减轻，双下肢易汗出亦减，舌淡红，苔薄白，脉滑细。原方易生龙骨、生牡蛎为煅龙骨、煅牡蛎。水煎服，日 1 剂，7 剂。

四诊 患者诸症基本消失，复查甲状腺功能各项指标正常。嘱继用三诊方 1 个月，后加工成丸药继服。随访半年，患者无明显不适，甲状腺功能正常。

按语：田教授认为甲状腺功能亢进症引起的心悸大多病程较长，病机表现为虚实夹杂，以气血不足，阴虚火旺，气滞血瘀，痰浊热毒为主要病机。临床表现除心动悸，脉促、结、代外，常兼有胸闷不适、气短乏力、头昏头痛、易烦善怒、失眠多梦等症，治疗则应气血、阴阳、痰浊、热毒兼顾。

方中太子参、炒白术、茯苓益气养阴，健脾利湿而不燥，且宁心安神；昆布化痰散结；炙甘草甘温益气，通经脉，利血气；麦冬、生地黄滋阴养血；丹参活血化瘀；

苦参入心经，能清热解毒。诸药合用，共奏益气养阴、化痰宽胸、理气化瘀、活血安神之效。

11. 心悸脾虚痰阻、火扰心神医案

初诊　患者张某，女，65岁。主因"阵发性心悸、心前区闷痛1周"就诊。自诉15年前因情志不舒常感心中悸动不安，在卫生院检查诊为"心脏植物神经功能紊乱"，服用β-受体阻滞剂、"安定（地西泮）"、"谷维素"等药物治疗，效果尚可。半年前开始感心前区阵发性闷痛，时常胸闷、气短，心悸，自服上药效果欠佳。近1周阵发性心悸、心前区闷痛，伴气短、纳差、五心烦热，入睡困难，小便黄，大便正常。舌红，苔黄厚略腻，脉弦滑。24小时动态心电图示频发房性早搏，偶发室性早搏，ST-T段呈缺血样变。

中医诊断：心悸（脾虚痰阻，火扰心神）。

西医诊断：冠状动脉粥样硬化性心脏病，心律失常（频发房性早搏、偶发室性早搏），心功能Ⅱ级。

治法：健脾祛痰，泻火安神。

处方：

党参 30g	姜半夏 9g	枳壳 6g	陈皮 9g
黄连 9g	知母 10g	炒酸枣仁 30g	炒延胡索 15g
川芎 10g	胆南星 6g		

6剂，日1剂，水煎服

二诊　心悸发作明显减少，仍觉心烦、燥热，口干欲饮，舌红，苔薄黄而少津，脉弦细。考虑为痰火渐消，阴津不足。原方去党参、胆南星、延胡索，加沙参15g，天花粉30g，意在顾护阴津，祛邪存阴。

三诊　患者胸闷、胸痛基本消失，心悸、五心烦热亦减，仍纳呆、乏力、口干，舌淡红，苔薄白少津，脉细弱。予益气养阴、补心安神治之。处方：

沙参 15g	麦冬 15g	五味子 12g	远志 12g
枳壳 6g	黄连 6g	知母 12g	酸枣仁 30g
天花粉 30g			

6剂，日1剂，水煎服

四诊　心悸消失，烦热、口干明显减轻，纳食增多，心电图S-T段低平也有所

改善。守三诊方治疗，6 剂。

按语：心律失常属中医"心悸""怔忡"等范畴，属标实本虚之疾，本虚主要为气虚，以脾气不足或兼有心气亏虚多见，而标实多为痰浊，有时兼有血瘀为患。脾气不足，运化失司，聚生痰浊，蕴而化热、化火，痰火扰心，则心神不安，而致心悸。田教授认为患者心悸胸闷，气短，纳差，舌苔厚腻，脉弦滑为脾气亏虚，运化无力，痰浊内蕴之征；五心烦热，入睡困难，小便黄，舌红为痰火上扰心神之象。故治以健脾祛痰、泻火安神之法。

方中党参益气健脾，姜半夏、陈皮、胆南星健脾祛痰，黄连、知母清热泻火而护阴，枳壳、炒延胡索、川芎行气活血止痛，炒酸枣仁养心安神。服药后诸症减轻，实邪渐消，但药偏温燥，尽管有知母佐之，仍有伤阴之虑，故二诊去胆南星，加天花粉，旨在顾护阴津。三诊更用生脉散加味益气养阴、补心安神而收效。

12. 心悸水饮凌心、心阳不振医案

初诊　患者于某某，男，46 岁。主因"心悸、胸闷乏力 2 年余"就诊。患者 2 年来常感心悸、胸闷乏力，自汗出，形寒肢冷，面色不华，夜寐不安；舌体胖，质淡，苔薄白，脉沉迟结代。心电图示窦性心律，频发性室性期前收缩，ST–T 段缺血样改变。曾服"胺碘酮"、"美西律"及中成药"稳心颗粒"等治疗，症状可缓解，但停药即复发。体格检查：HR 53 次 / 分，律不齐，可闻及早搏（每分钟 8 次左右），未闻及病理性杂音。

中医诊断：心悸（心阳不振）。

西医诊断：冠心病，心律失常，室性期前收缩。

治法：益气温阳，活血安神。

处方：黄芪 30g　　　桂枝 30g　　　丹参 30g　　　炙甘草 15g

　　　茯苓 15g　　　石菖蒲 10g　　　白芍 15g　　　炒酸枣仁 30g

　　　煅龙骨 30g^{先煎}　　煅牡蛎 30g^{先煎}

7 剂，日 1 剂，水煎服

二诊　患者心悸、胸闷明显减轻，睡眠较前有改善，自汗出亦减。原方再进 7 剂，煎服法同前。

三诊　诸症大减，无明显心悸，汗已止，睡眠好，继守原方治疗。7剂，煎服法同前。

四诊　患者诸症消失，复查心电图无早搏，心率53次/分，律齐。

按语：田教授认为，此病案病机关键为心阳虚衰，血脉瘀滞，心神失养。桂枝可温振心阳，故田教授重用桂枝以温通心阳，助阳复脉。《伤寒论》文中提及"其人叉手自冒心，心下悸，欲得按者，桂枝甘草汤主之"，可以看出张仲景治心阳虚之病证，药用桂枝为主。清代陈修园在《金匮方歌括》中言"桂枝振心阳，如离照当空，则阴霾今消，而无日复明也"。现代研究证明，桂枝在治疗心阳不足，出现心律失常方面，具有良好的调节心律、改善窦房功能的作用，非其他药物可比拟。方中黄芪、丹参益气助阳；炙甘草益气养心，茯苓、石菖蒲健脾渗湿，化湿行气；白芍、炒酸枣仁敛阴止汗，宁心安神；煅龙骨、煅牡蛎重镇安神定悸。全方共奏温补心阳、安神定悸之功。

13. 心悸阳虚血瘀医案

初诊　患者吕某，女，78岁。主因"心悸间断性发作半月，加重2天"就诊。患者平素情志不畅，既往有高血压病史5年。现症见：患者心悸胸闷不适，气短口黏，肢体沉重，腰膝酸软。舌质暗，苔白腻，脉弦滑。BP 160/95mmHg，神清，双肺呼吸音清，心律齐，HR 95次/分，无杂音，双下肢无水肿。查心电图示窦性心律，心肌缺血。

中医诊断：心悸（阳虚血瘀）。

西医诊断：心律失常。

治法：温阳理气，活血化瘀。

处方：瓜蒌皮 16g	薤白 12g	川楝子 12g	香附 12g
沉香 10g	木香 6g	青皮 14g	柴胡 20g
川芎 20g	丹参 20g	三七粉 1.5g	白豆蔻 16g
山楂 30g	茯苓 20g	白术 16g	

3剂，日1剂，水煎服

二诊　服药后心悸及胸闷胸痛、气短症状消失，无口黏，仍肢体沉重、腰膝酸软，舌质淡红，苔薄白，脉细。心电图示心肌缺血明显改善。法当益肾健脾，祛痰活血。原方减瓜蒌薤白半夏汤加减。处方：

杜仲 14g	益智仁 15g	龟板 10g	山茱萸 16g
山药 20g	丹参 20g	当归 16g	沉香 8g
益母草 16g	砂仁 12g	茯苓 20g	香附 12g
陈皮 14g	牡丹皮 20g	柏子仁 16g	

7剂，日1剂，水煎服

三诊 服药后未诉胸闷，诸症明显减轻。查心电图示窦性心律，正常心电图。继予原方，每2日1剂，每日服1次，调理脾肾。

按语：本病案中，患者所患疾病系属中医"心悸"范畴。田教授认为，本患者平素情志不畅，肝气横逆，克脾犯胃，脾失健运，聚湿生痰，且肝气郁久，既可出现化火伤阴，又能导致瘀血内结。本患者已年近八旬，肝肾亏虚，肾之阴阳为五脏阴阳的根本，同样为心之阴阳的化源，气血阴阳亏损大多与肾之阴阳亏损有关。脾、肾、心诸脏虚损，气机运行不畅，气为血之帅，血行不畅而成瘀。痰瘀阻脉以致气血运行不畅，心失所养，故发为心悸。此谓正虚邪实，当标本兼治。凡治痰瘀阻脉当以瓜蒌薤白半夏汤合血府逐瘀汤加减。吴谦在《医宗金鉴》中明确指出瓜蒌薤白半夏汤所治之症为心痛彻背不得卧，即"是痛甚而气上逆也"，故加用半夏以降逆。方中以瓜蒌为君药，瓜蒌味甘性寒，清热化痰，宽胸散结；薤白通阳散结，善温胸阳，为治疗寒痰痹阻之胸痹的重要中药；川楝子、香附、柴胡、三七粉疏肝行气，散瘀止痛；沉香、木香行气活血，茯苓、白术逐饮散结。全方共奏温阳理气、活血化瘀之功。

二诊时，患者诸主症均有所缓解，仍遗留腰膝酸软，故田教授针对其脾肾两虚体质，方以杜仲、益智仁、龟板、山茱萸、山药、砂仁、茯苓健脾益肾，同时佐用陈皮、沉香、丹参、牡丹皮、益母草等行气活血药物，从而达到扶正祛邪、邪去正安的治疗目的。

14. 心悸气虚血瘀医案

初诊 患者郝某，女，43岁。主因"间断心悸、胸闷5年余，加重1周"来诊。患者5年前出现活动后心悸、胸闷阵作，经休息后可减轻，反复发作，曾于胸科医院住院治疗，自诉查动态心电图示"阵发心房纤颤"。心脏超声示风湿性心脏病（具体病变瓣膜不详），建议手术换瓣治疗，患者拒绝。予对症治疗后好转出院。出院后患者坚持服用"地高辛"等药物，病情尚平稳。本次发病缘于1周前，患者情志不舒后出现心悸、胸闷，自服上述药物效果欠佳，遂就诊于我院，担心长期服用西药有副作用，要求中药调理。现症见：患者心悸阵作，活动及情志波动后尤甚，胸闷气短，无胸痛，时有头晕，无头痛，无咳喘，纳可，二便调，夜寐欠安。舌淡暗苔薄白，脉结代。风湿性心脏瓣膜病史，阵发心房纤颤。接诊时患者面色少华，形体偏瘦，双肺呼吸音粗，心音强弱不等，心律绝对不齐，HR 94次/分，心脏二尖瓣听诊区可闻及Ⅲ/6级舒张期杂音。心电图示心房纤颤，ST-T段缺血样变。超声心动图示二尖瓣狭窄（中度），心功能不全，二尖瓣轻度反流，主动脉瓣轻度反流，肺动脉高压，心律失常。

中医诊断：心悸（气虚血瘀）。

西医诊断：风湿性心脏瓣膜病（二尖瓣狭窄），心律失常（心房纤颤），心功能不全（心功能Ⅱ级）。

治法：益气活血，养心安神。

处方：

太子参 25g	当归 16g	牡丹皮 20g	山药 20g
茯苓 15g	合欢皮 20g	川芎 15g	酸枣仁 20g
杜仲 20g	葛根 16g	山楂 30g	白术 16g
炙甘草 10g	浮小麦 30g	女贞子 20g	旱莲草 20g

7剂，日1剂，水煎服（加3片生姜、4枚大枣）

二诊 药后心悸略减轻，无明显胸闷，夜寐仍难安，舌苔薄白，脉小弦结代，再拟前法。原方酸枣仁加量至30g，加远志14g。再服7剂。

三诊 心悸减轻，夜寐渐安。仍守原方，续服7剂。

按语：患者由于长期气血不调而致气虚血瘀，症见心悸气短、胸闷、太息、脉结代。方用甘麦大枣汤加减，以太子参、白术、山药、茯苓、炙甘草补益心气；当归、川芎行气活血，调养心血；浮小麦、大枣养心润燥而安神；酸枣仁、远志养心安神。此外，情志失调亦是导致心悸病因之一。《灵枢·口问》谓"心者，五脏六腑之大主也……故悲哀愁忧则心动，心动则五脏六腑皆摇"，《素问·举痛论》云"惊则心无所倚，神无所归，虑无所定，故气乱矣"。可见，各种情志刺激都可能伤及心脏，心神受损又可影响其他脏腑，反过来又加重心脏病情。因此在方中加用调理脏腑气机、解郁行滞之川芎、合欢皮。

田教授认为本例治疗上重在补心气，兼顾调理气机，使心气得复则血脉畅行，脉结代自愈，心悸自止。而方中不用生地黄、阿胶之滋腻之品，恐有碍胃气。全方共奏益气活血、养心安神之功，药证合拍，疗效满意。

15. 胸痹气阴两虚、饮瘀互结医案

初诊　患者张某某，女，70岁。主因"间断心悸、气短10余年，加重3日"就诊。患者既往高血压病史20余年。现症见：心悸、气短，活动后加重，甚则喘促，纳呆，口干不欲饮，尿少肢肿，便干。舌红绛，苔白腻而剥，脉沉细雀啄。心电图示快速房颤，ST-T段缺血样变。心脏彩超示左心室肥大，心脏舒张功能减低，二尖瓣反流，EF 40%。

中医诊断：心悸（气阴两虚，饮瘀互结）。

西医诊断：冠心病，心律失常，心房纤颤，心功能不全，心功能Ⅲ级。

治法：益气养阴，活血利水。

处方：

太子参 30g	沙参 15g	麦冬 15g	五味子 15g
桃仁 12g	红花 12g	葶苈子 15g	丹参 30g
益母草 20g	桂枝 10g	泽泻 12g	杏仁 15g
茯苓 15g	炙甘草 10g		

7剂，日1剂，水煎服

二诊　患者心悸、气短减轻，尿量增加，继服原方去葶苈子，加白术30g，7剂。

三诊　患者喘促、气短减轻，偶发心悸，尿量增多，水肿明显减轻，口干亦减。舌暗红，苔白，脉弦细雀啄。继守二诊方治疗，7剂。

四诊　患者心悸、气短明显减轻，饮食、二便如常。继服二诊方7剂巩固疗效。

按语：心之气阴亏虚，心血瘀阻，水饮内停是慢性心衰的主要发病机制。心之气阴亏虚则血行不利，瘀血内生，心脉瘀阻。而血瘀与水饮又互相影响，血不利则为水，瘀血为水饮内停的重要致病因素。血行受阻，水道不利，不能供养于心，从而加重心气、心阴亏虚甚至心阳虚损。本病病位在心，而与肺、脾、肝、肾密切相关。诸

病理因素及诸脏相互影响，造成恶性循环，使本病缠绵难愈。治疗上当标本兼治，益气养阴以扶正，活血利水以祛邪。从而使机体正气充足，血运旺盛，达到气血调和的目的。

方中太子参、沙参、麦冬、五味子益气养阴；桃仁、红花、丹参、益母草活血化瘀；杏仁、茯苓、泽泻、葶苈子行水消肿；桂枝温通心阳，既有助于活血化瘀，又利于化气行水。

16. 胸痹气滞血瘀医案

初诊 患者周某，女，63 岁。主因"间断胸闷、憋气、心悸 2 年余，加重伴腹胀 5 天"就诊。患者于 2 年前无明显诱因出现心悸、胸闷、憋气等症状，曾去胸科医院治疗，当时查心电图示"心肌缺血"，诊断为"冠心病"。给予口服"单硝酸异山梨脂 60mg，qd"治疗，经过治疗稍见好转，后经常发作，仍服用上述药物治疗。症状加重时，常常自行含服"复方丹参滴丸"缓解症状，每次含服 6 ~ 10 粒。于 5 天前，因家庭矛盾，而出现心悸、胸闷、憋气加重，伴有腹胀、烦躁、善太息、纳差、胁肋胀痛、口干、咽干等症状。未行就医，自行服用"单硝酸异山梨酯"及含服"复方丹参滴丸"治疗，后症状未见好转。患者为求进一步中西医结合治疗，于今日来我院田教授门诊。现症见：患者心悸，胸闷，憋气，腹胀，烦躁，善太息，纳差，胁肋胀痛，口干、口渴，咽干，汗出，腰膝酸软，夜寐欠安，小便频数，大便干，2 ~ 3 日一行。舌淡暗苔薄白，脉弦。心电图示窦性心律，ST-T 段缺血样改变。

中医诊断：心悸（气滞血瘀）。

西医诊断：冠心病。

治法：疏肝理气，活血化瘀。

处方：

柴胡 20g	香附 12g	郁金 12g	枳壳 12g
牡丹皮 20g	首乌藤 20g	当归 16g	白芍 16g
沉香 6g	丹参 16g	炙甘草 4g	三七粉 1.5g 冲服
麦冬 20g	太子参 20g		

7 剂，日 1 剂，水煎服

二诊 心悸、胸闷、憋气较前缓解，但仍时有胁肋胀痛、腰膝酸软，偶有胃脘部不适，呃逆，反酸。故原方加秦艽 20g，煅瓦楞子 10g，以疏通经络，和胃降逆。继服 7 剂以巩固疗效。

按语：田教授认为患者素体虚弱，心肝血虚。肝血虚，则肝阴不足，肝阳亢盛，心血不足则心失所养、血行不畅，则瘀血内停，故发心悸、胸闷、憋气；肝阳亢盛，加之情绪不畅，而致肝气郁结，故发腹胀、烦躁、善太息、胁肋胀痛；肝气横逆侵犯脾胃，脾失运化，故纳差、口干、口渴；脾虚则气血生化之源不足，心肾俱虚，故心悸、腰膝酸软、小便频数；气虚则卫外不固，故汗出。方用柴胡疏肝散合丹参饮加减以疏肝理气，活血化瘀。

本方以柴胡疏肝散为主方，突出显示以调肝、疏肝、行气为治疗的主要方面，体现了中医"气行则血行，气滞则血瘀"的理论。再配以丹参饮以达到疏肝理气、活血化瘀之目的。二诊时，患者自诉心悸、胸闷、憋气较前缓解，但仍时有胁肋胀痛、腰膝酸软，偶有胃脘部不适、呃逆、反酸。田教授考虑其仍存在肝火炽盛，横逆犯胃，而致胃失和降，如《寿世保元·吞酸》曰："夫酸者肝木之味也，由火盛制金，不能平木，则肝木自甚，故为酸也。"说明吐酸与肝木有关，故发为胃脘部不适，呃逆，反酸。肝气郁结于胁肋，故仍胁肋胀痛。因此原方加用秦艽、煅瓦楞子以疏通经络，和胃降逆。同时秦艽既能疏通经络，又有利湿之功，可以通过利湿达到健脾的目的。全方共奏疏肝理气、和胃降逆、活血化瘀之功。

六、心肌炎医案

1. 慢性心肌炎湿热侵心医案

初诊 患者刘某，男，35 岁。主因"间断心悸、胸闷、憋气 2 年余，加重伴乏力、口苦、口干 1 个月"来诊。患者于 2 年前出现发热、鼻塞、流涕、咽喉疼痛等症状，自认为"感冒"，而服用"感冒通"（氯芬黄敏片）治疗（剂量不详）。服药后，发热、鼻塞、流涕症状好转，仍存在咽喉疼痛的症状，但未就医，也未再服药治疗。后逐渐出现心悸、胸闷、憋气等症状，步行 20 米或上到 2 层楼梯时，则上述症状加重，伴有气短、易疲劳等症状。即去胸科医院住院治疗，当时查心电图提示"心肌缺血"，心肌酶各项均增高，诊断为"心肌炎"。给予静脉点滴药物治疗（具体药物不详），经过治疗症状好转，出院后长期服用"盐酸曲美他嗪 20mg，tid"治疗，症状尚平稳，但每因劳累或天气变化后，则出现上述症状加重，需要间断静脉点滴"能量合剂"治疗。于 1 个月前因天气炎热而长期停留在空调房，出现心悸、胸闷、憋气加重，行走稍远距离或上楼梯时则心悸、憋气加重，伴有鼻塞、口干、咽喉疼痛、周身乏力、活动后易疲劳、腹胀、纳差、偶有胸痛等症状，自行在家中服用"芪参益气滴丸"和"银翘解毒片"治疗，症状稍见好转。后常因劳累而加重，时有反复，仍继续服用上述药物治疗，一直未就医。后心悸、胸闷、憋气逐渐加重。患者为求进一步中西医结合治疗，于今日来我院田教授门诊。现症见：患者心悸，胸闷，憋气，行走稍远距离或上楼梯时则心悸、憋气加重，伴有口干，咽喉疼痛，周身乏力，活动后易疲劳，腹胀，纳差，汗出，偶有胸痛、腰痛，夜寐差，二便可。舌淡暗，苔黄腻，脉数。心肌炎病史 2 年。心界叩诊向左下扩大 0.5cm，心电图示窦性心律，$V_3 \sim V_5$ 导联 ST-T 段缺血样改变，偶发室性早搏。

中医诊断：心悸（湿热侵心）。

西医诊断：慢性心肌炎。

治法：清热化湿，滋阴活血。

处方：

牵牛子 8g	芦根 30g	玄参 20g	牡丹皮 20g
赤芍 14g	板蓝根 20g	大青叶 14g	金银花 15g
连翘 15g	虎杖 16g	丹参 16g	沉香 5g
竹茹 12g	麦冬 20g	白扁豆 15g	黄精 20g
西洋参 6g	玉竹 16g		

7 剂，日 1 剂，水煎服

二诊　胸闷、憋气、口干、咽痛、腹胀、纳差、汗出较前缓解，仍时有心悸，上楼梯时则心悸加重，胸痛，尿频，大便次数增多，乏力明显，时有皮肤瘙痒，自诉大腿根部常有潮湿感。田教授考虑患者素体虚弱，恐牵牛子较强的泻下及利尿作用伤其正气，故将原方去牵牛子，而换用清热燥湿力量较弱的苦参 12g，同时苦参还具有清心安神及治疗瘙痒的作用。继服 7 剂以巩固疗效。

三诊　胸闷、憋气、口干、咽痛、腹胀、纳差、汗出较前缓解，尤其心悸症状较前好转，皮肤瘙痒及大腿根部潮湿感减轻。仍有尿频，大便次数增多，时有咳嗽，腹胀。田教授考虑虎杖利湿活血作用较强，而患者患病日久，脾胃已伤，中气下陷，故将二诊方去虎杖，而加用桔梗 12g 宣肺止咳，载药上行以补中气。继服 7 剂以巩固疗效。

经过治疗后，患者症状好转，将上述药物制成丸剂继续服用，以巩固疗效。

按语：心悸一病是因外感或内伤，致气血阴阳亏虚，心失所养；或痰饮瘀血阻滞，心脉不畅，引起以心中急剧跳动，惊慌不安，甚则不能自主，伴有或不伴有胸闷胸痛等为主要临床表现的一种病证。如《金匮要略·惊悸吐衄下血胸满瘀血病脉证治第十六》曰："寸口脉动而弱，动则为惊，弱则为悸。"田教授认为患者平素久病体虚，脾胃虚弱，运化失司，中气不足，痰湿内生，气虚则卫外不固，风热之邪乘虚而入，热邪入里与痰湿交结，湿热熏蒸于里，消灼津液，耗气伤津，经络受损，血行不畅，心血不足，心脉失养，故发心悸、胸闷、憋气，上楼梯时则心悸，憋气加重，偶有胸痛；津液受损，不能上承口鼻及咽喉，故口干、咽喉疼痛；气血生化不足，故周身乏力、活动后易疲劳；脾失运化，故腹胀、纳差；气虚则卫外不固，故汗出。此时因湿热日久化火，引起痰火扰心，导致心悸、胸闷等症加重。外感风热之邪，之所以能侵犯心脏，乃为叶桂所言"温邪上受，首先犯肺，逆传心包"，因其体弱，皮肤腠理不固，故风热之毒直犯心经所致。所以本病的发生，必先有正气亏虚，或患病未及时治疗而伤及正气，后有病邪直中心经而致病，正如《黄帝内经》云"正气存内，邪不可干""邪之所凑，其气必虚"。所以平时应积极锻炼身体，患病应积极治疗，以防止其进一步传变。治疗上给予清热解毒、利湿活血、生津凉血之品，故首方选用银翘散合参饮合麦门冬汤加减，以大量的清热解毒药物与生津凉血药物共用，既达到了清除风湿热毒的目的，又避免了清热过度而伤阴津的弊端。《本草纲目·十剂》曰："风药可以胜湿，燥药可以除湿，淡药可以渗湿……湿而有热，苦寒之剂燥之；湿而有寒，辛热之剂燥之。"方中所用牵牛子性寒、味苦，苦寒之品清热利湿力最强，加之有小毒，故田教授用量较少，以防止其损伤正气。

二诊：患者胸闷、憋气、口干、咽痛、腹胀好转，仍有心悸，并且新添皮肤瘙痒，大腿根部常有潮湿感等症状，同时大便次数增加。田教授考虑患者用药后其体内的风湿热毒已清泄大部分，牵牛子有毒且泻水通便，消痰攻积作用较强，患者身体虚弱，恐牵牛子损伤正气，故前方去牵牛子，此所谓"中病即止"。换用既有清热燥湿又有安神止痒作用的苦参，苦参治湿是以燥湿为主，而非利湿，其苦寒之力较弱，故对身体损害较轻。正如《临证指南医案·湿》所云："总以苦辛寒治湿热，苦辛温治寒湿，概以淡渗佐之，或再加风药，甘酸腻浊，在所不用。"

三诊：患者胸闷、憋气、心悸较前缓解，且皮肤瘙痒及大腿根部常有潮湿感减轻，仍有尿频，大便次数增多，同时偶有咳嗽、腹胀。田教授考虑虎杖味苦酸、性微寒，使用过久易损伤脾胃，加之体弱脾胃亏虚，运化失司，大便次数仍多，腹胀，故将虎杖改为桔梗以宣通肺气，运载诸药上补脾胃，兼以润肺止咳。如《本草备要》曰："桔梗，宣通气血，泻火散寒，载药上浮。"此所谓桔梗的"提壶揭盖"之功。

纵观整个治疗过程，方中的滋阴生津的药物一直贯穿始终，这也体现了田教授的治疗原则。阴津损伤存在于疾病的整个过程，治疗中应时时顾护其阴液，正如古人所言"留得一分津液，便存得一分生机""热邪不燥胃津，必耗肾液"。阴津受损的原因，乃为风湿热毒熏蒸于内，即温病中所言"温邪上受，逆传心包"。所以治疗心肌炎需清热解毒、滋阴生津、养血活血并用方可达到目的。

2. 病毒性心肌炎邪浸肺卫、热灼心营医案

初诊 患者李某，女，20岁。主因"阵发性胸闷伴心慌1天"来诊。1周前受凉后感冒，伴有发热、微恶寒、汗出、咽红肿痛、咳嗽等症，自服感冒药后好转。1天前劳累后出现胸闷、心慌等症状而就诊。现症见：患者阵发性胸闷、心慌，活动后加重，乏力，咽红肿痛，微咳。舌红，苔薄黄，脉浮数。BP 100/60mmHg，精神差，双肺未闻及干湿啰音，HR 85次/分，心音低钝，未闻及杂音。心电图示广泛侧壁T波倒置且ST段轻度上抬（＜0.05mm），肢体导联低电压，电轴右偏。心肌酶谱示CK265μ/L，CK-MB36μ/L，肌钙蛋白1.83ng/L。心脏彩色超声示心内结构未见明显异常。

中医诊断：胸痹（邪浸肺卫、热灼心营兼有气阴不足）。

西医诊断：病毒性心肌炎。

治法：疏风清热、凉营解毒为主，兼益气养阴。

处方：板蓝根 20g　金银花 25g　鱼腥草 20g　连翘 15g

芦根 30g　赤芍 15g　丹参 20g　知母 20g

莲子心 15g　北沙参 20g　西洋参 15g　麦冬 20g

五味子 15g　黄连 10g

7剂，日1剂，水煎服

二诊 阵发性胸闷、心慌、咳嗽及咽痛减轻。原方加玄参15g，12剂，煎服法同前。

三诊 胸闷、心慌等症状消失。心电图恢复正常，查心肌酶正常。

按语：病毒性心肌炎是由多种病毒引起的局灶性或弥漫性心肌细胞变性、坏死，间质炎性细胞浸润，纤维渗出等病理改变，从而导致心肌细胞损伤、心功能障碍和（或）心律失常的一种疾病。其主要临床表现取决于病变的广泛程度与部位，多数患者发病前有发热、全身酸痛、咽痛、腹泻等病史。发病之后，可见胸闷、心前区隐痛、心悸、乏力、恶心、头晕等症状。病变广泛而严重者可见心力衰竭或心源性休克，甚则晕厥与猝死。

本证多出现在病毒性心肌炎的急性期，本证的发生是由于素体虚弱，风热毒邪外袭，侵犯肺卫，肺卫失和，失于宣散；邪热蕴结，阻遏心肺之气，而邪气侵心，心脉不利，致心肌受伤，心气心阴被耗，发为本病，应属于祖国医学的温热病范畴。疾病发展阶段有急性期、恢复期、迁延期、后遗症期，其病机各有特点。本病应以西医辨病和中医辨证相结合，分期论治，抓住"虚、毒、瘀"三个病机关键，三者在不同时期又各有侧重。病毒性心肌炎的急性期多因风热毒邪外袭，侵犯肺卫，不得宣散，使肺卫失和，风扰热蕴，病及于心，邪热蕴结于心，阻遏心肺之气，使心脉不利，心肌受伤，心气心阴被耗，此即叶桂所谓"温邪上受，首先犯肺，逆传心包"之论。可见胸闷、气短、舌红、口干、汗出、舌质红、苔薄、脉浮数等症，热不仅伤阴，亦耗气，多见气短、乏力、动辄汗出。此期热毒为主，兼有气阴损伤。《素问·至真要大论》指出"谨察阴阳所在而使调之，以平为期"，只有调整机体的阴阳，促使阴平阳秘，才能调整机体的功能，增强机体的抗病能力，达到祛除病邪、恢复健康的目的。治疗宜重用清热、凉营、解毒之品，及时祛邪解毒，遏制热毒对心脏的损害，控制炎症扩散。同时，温热病邪最易灼津伤阴，故尚宜兼护心脏阴津之耗损，方用银翘散合生脉散化裁。方中太子参补气，"补脾肺元气，止汗生津，定虚悸"；丹参苦寒清泄，入心、肝两经除烦安神，且活血化瘀；沙参滋润上焦，其力虽薄，但不敛余邪；余药不赘述。现代药理证明，太子参、丹参、北沙参具有明显的改善免疫功能及保护心肌细胞作用，赤芍、黄连、丹参等单味药均具有明显的抗心律失常作用。若低热，加银柴胡、地骨皮；若咳嗽，加桔梗、葶苈子、前胡、枇杷叶；若心胸疼痛，加瓜蒌、丹参、郁金、川芎；若乏力、心悸明显，加生脉散；若脉结代，加苦参，重用黄连。

3. 病毒性心肌炎热毒内扰、气阴两虚医案

初诊 患者赵某，女，29岁。主因"感冒后心悸胸闷、气短，活动后加重半月余"就诊。患者曾于外院住院2周，经查心电图、心肌酶、心脏彩超、胸片、甲状腺功能四项等，诊断为"病毒性心肌炎"，给予抗病毒药、"能量合剂"及"黄芪液"静脉滴注治疗，症状缓解。出院后因过劳致病情加重而就诊。现症见：患者心悸，胸闷，气短，乏力，自汗，上3层楼即自觉心悸气短加重，纳呆，时有恶心，口干不甚欲饮。舌质红，苔黄腻，脉滑数。心电图示偶发室早，HR 120次/分。

中医诊断：心悸（热毒内扰，气阴两虚，脾虚痰湿）。

西医诊断：病毒性心肌炎。

治法：清热解毒，益气养阴，健脾化湿。

处方：黄芪 30g　　　生地黄 15g　　　茯苓 15g　　　白术 15g

　　　黄连 12g　　　黄柏 12g　　　黄芩 12g　　　苦参 12g

　　　麦冬 12g　　　砂仁 12g^{后下}

14剂，日1剂，水煎服

二诊 2周后，患者自述症状明显好转，活动后 HR 84次/分，仍有早搏。改用炙甘草汤加减。处方：

炙甘草 15g　　　桂枝 12g　　　麦冬 12g　　　生姜 12g

西洋参 6g　　　阿胶 6g^{烊化}　　　麻仁 20g　　　生地黄 30g

大枣 12枚　　　黄芪 30g

7剂，日1剂，水煎服

三诊 1个月后诸症消失，心电图恢复正常，复查心肌酶、心脏彩超、胸片均正常，遂恢复工作，随访2年无复发。

按语：本例患者因感冒引起心悸、胸闷、气短、乏力、自汗，应属于中医"心悸"范畴。田教授认为，患者主症属气虚；口干、舌质红为阴虚表现；不欲饮、纳呆、恶心为脾虚痰湿内阻征象。本病病机为热毒内扰，气阴两虚，脾虚湿阻。治疗法则重在益气滋阴，清热解毒，健脾化湿。故一诊时，以黄连解毒汤泻火解毒。方中重用黄芪补气固表止汗，据现代药理研究报道，黄芪有抗病毒和增强免疫功能的作用；以生地黄、麦冬滋阴清热；黄连、黄芩、黄柏、苦参共奏清热解毒利湿之功；茯苓、白术、砂仁共奏健脾化湿之效。二诊时患者经过2周治疗后诸症明显减轻，唯

有心悸、脉结代未复。《伤寒论》云"心动悸，脉结代，炙甘草汤主之"，田教授遂以炙甘草汤加黄芪益气养血、滋阴复脉。本阶段属于正气虚、邪气衰之时，故用炙甘草汤调理。方用炙甘草甘温益气、缓急养心为主，配西洋参、生地黄、麦冬、麻仁益气养阴；阿胶、大枣益气补血、健脾养心，佐以辛温的桂枝、生姜温阳通脉，使血气流通，补而不滞。全方通补结合，共奏益气滋阴、通阳复脉之功。

4. 病毒性心肌炎痰热内扰、气阴两虚医案

初诊 患者张某，女，21岁。主因"发热、咽痛2周，伴心悸、胸闷1周"就诊。患者2周前出现发热，咽痛，继而阵发心悸、气短，活动后加重，胸闷、憋气，查心电图示"窦性心律不齐、房性及室性早搏"，心肌酶示CK、CKMB升高。曾在西医院诊断为"病毒性心肌炎"，予抗病毒、营养心肌药物静脉滴注，症状有所缓解。近日因过劳再发心悸而就诊。现症见：患者心悸，气短，活动后加重，乏力，胸闷憋气，易自汗，纳呆，口干不甚欲饮。舌质红，苔黄腻，脉滑数。

中医诊断：心悸（痰热内扰，气阴两虚）。

西医诊断：病毒性心肌炎。

治法：清热祛痰，益气养阴。

处方：

金银花 30g	连翘 20g	黄芩 15g	黄连 12g
苦参 15g	半夏 12g	瓜蒌 30g	黄芪 30g
白术 15g	生地黄 20g	丹参 20g	赤芍 15g
麦冬 20g	炙甘草 10g		

7剂，日1剂，水煎服

二诊 患者心悸，气短有所缓解，仍有胸闷憋气，乏力，自汗，纳呆，舌质红，苔黄略腻，脉滑。以原方加砂仁12g（后下）。煎服法同前，7剂。

三诊 患者心悸，气短及胸闷憋气明显减轻，汗出亦缓，仍觉口干喜饮。舌质淡红，苔白腻，脉濡滑。原方去黄芩、苦参，加沙参15g、知母15g。煎服法同前，7剂。

四诊 患者诸症消失，心电图恢复正常，复查心肌酶正常。继服三诊方7剂巩固疗效。

按语：本例患者因感冒引起心悸、胸闷、气短、乏力、自汗，应属于中医"心悸"范畴。田教授认为，心悸、胸闷、气短、乏力、自汗属气虚；口干、舌质红为阴虚；不欲饮、纳呆、苔黄腻为痰热内蕴表现。本病病机为劳倦太过伤脾，生化之源不足，气血阴阳匮乏，脏腑功能失调，致心神失养；加之脾失健运，痰湿内生，扰动心神，发为此病，属本虚标实之证。治疗法则重在益气滋阴、养血安神以扶正固本，清热解毒、祛痰化湿以逐邪治标。

一诊时，田教授重用黄芪、白术、炙甘草补气固表止汗，生地黄、麦冬养阴清热；黄连、黄芩、苦参清热解毒利湿，丹参、赤芍活血养心。全方共奏清热祛痰、益气养阴之功。二诊时患者主症心悸、气短得到缓解，但仍有胸闷、憋气、乏力自汗等症，故仍以原方行清热化痰、宁心安神之效。田教授另加砂仁以益气醒脾，佐助全方行祛痰化湿之效。三诊时患者心悸、气短、胸闷憋气等主症明显减轻，但仍有自汗、口干喜饮诸症。故田教授去原方中黄芩、苦参二味，以防清热太过而伤正，加沙参以滋阴益气，清热养阴；加知母以清热泻火，生津润燥。续行清心降火、化湿祛痰之效。

纵观整个治疗过程，方中一直保有滋阴益气之品，这体现了田教授时刻注意固护其阴液的治疗原则。在心肌炎的治疗过程中，清热解毒、滋阴生津二法并用方可达到目的。

5. 病毒性心肌炎心血瘀阻、气阴两虚医案

初诊 患者赵某某，女，29 岁。主因"阵发性胸闷、心慌伴低热 3 个月"就诊。患者 3 个月前感冒后出现胸闷、心悸，伴低热，曾查心电图未见异常。动态心电图示偶发房性早搏。心肌酶谱正常，抗链球菌溶血素"O"（ASO）值为 750 U，柯萨奇病毒抗体 IgM（＋），甲肝功能 5 项均正常。心脏彩色超声及胸部 X 线片未见异常。心肌放射性核素扫描（ECT）示左心室前壁及下后壁心肌放射性分布节段性稀疏，边缘不整齐。曾诊断为"病毒性心肌炎"。经用"极化液""青霉素""参麦注射液"治疗 1 个月后，未见好转，且仍胸闷、心悸伴低热，出院后间断治疗，仍未见好转而来我院就诊。现症见：患者阵发性胸闷、心悸，全身乏力，低热，月经色暗夹血块，量少，纳可，失眠。舌质紫黯，少苔，脉弦细。

中医诊断：胸痹（心血瘀阻，气阴两虚）。

西医诊断：病毒性心肌炎。

治法：活血化瘀，益气养阴。

处方：
当归 15g	川牛膝 15g	生地黄 12g	桃仁 12g
红花 12g	枳壳 12g	赤芍 12g	柴胡 12g
川芎 12g	桔梗 10g	西洋参 15g	麦冬 10g
五味子 10g	银柴胡 5g	地骨皮 3g	炙甘草 6g

7 剂，日 1 剂，水煎服

二诊 患者低热已退，胸闷、心悸好转，自觉胃脘胀满，予原方加木香12g，砂仁10g（后下），共10剂。

三诊 服用二诊方后，诸症消失。继服10剂以巩固疗效。

按语：病毒性心肌炎归属于中医学的"温病"以及由"温病"引起的"心悸""怔忡""胸痹"等病证范畴。病因常由外感风热或湿热之邪毒，而素体正气不足，致邪毒留伏，心脉受损，痰湿瘀阻。本病病机以气虚阴虚为本，热毒血瘀为标。田教授提出气阴两虚不仅是本病发病的内因，还是病变发展的必然结果，存在于疾病发展过程中的各个环节，故益气养阴当贯穿于治疗的始终。本证多出现在病毒性心肌炎的中后期，由感受温热毒邪侵袭人体，酿成热毒，阻弊心脉，伤及气阴而发。热毒之邪，使心气不足，鼓动血行无力，血流不畅而形成瘀血。瘀阻心脉，则见胸闷、心悸；瘀阻胞宫，则见月经色暗夹血块、量少；瘀阻脑窍，则见失眠多梦。瘀血既成，阻滞脉络，进一步使气血涩滞不畅，加重病情，即所谓"虚可致瘀，瘀亦可致虚"。患者长期低热，全身乏力皆为气阴两虚之象。因此本病证属心血瘀阻兼气阴不足，治以活血化瘀，兼益气养阴。方选血府逐瘀汤合生脉散加减。方中当归、生地黄、桃仁、红花共奏活血化瘀之效；复加西洋参、麦冬、五味子益气养阴；银柴胡、地骨皮清虚热。诸药合用，使瘀血去，气阴复，则病自愈。

七、心肌病医案

1. 心肌病心肾阳虚、痰瘀互结医案

初诊 患者李某某，女，42岁。主因"胸闷、心悸、气短，活动后加重半月余"就诊。患者胸闷、心悸、气短，活动后加重半月余。兼有咳嗽，咯白色黏液痰，纳

差，舌质淡，苔白，脉沉涩而迟。桶状胸，心界向两侧扩大，HR 42 次 / 分，律不齐，心音低，瓣膜杂音不著，双下肢无水肿。心电图示窦性心动过缓。

中医诊断：心悸（心肾阳虚，痰瘀互结）。

西医诊断：心肌病，心律失常，心动过缓，心功能Ⅲ级。

治法：温通心肾，祛痰活血。

处方：制附子 10g　　肉桂 6g　　　黄芪 30g　　　炒枣仁 30g

　　　当归 10g　　　苦杏仁 10g　　瓜蒌 15g　　　薤白 12g

　　　陈皮 6g　　　　炙甘草 30g　　红花 10g

7 剂，日 1 剂，水煎服

二诊　患者仍心悸，胸闷，心率在 40 ～ 45 次 / 分，予上方加重附子、炙甘草用量，并加麻黄 10g，煎服法同前，7 剂。

三诊　患者胸闷、心悸减轻，咳嗽、水肿亦减，心率达 50 ～ 55 次 / 分，舌淡红，苔白，脉沉细。继服二诊方治疗。煎服法同前，7 剂。

四诊　患者诸症明显减轻，心率达 55 ～ 60 次 / 分。继服二诊方 7 剂巩固疗效。

按语：心动过缓属于中医"心悸""脉迟"范畴。田教授认为本例心悸属心肾阳虚，无力推动血脉运行，痰浊、瘀血互结于内，胸阳不振而致心悸，治疗当以温通少阴心肾之阳为主，并辅以益气活血、祛痰宣痹。

本方以制附子、肉桂、麻黄温通心肾之阳，黄芪、炙甘草、当归、红花益气活血，瓜蒌、薤白、苦杏仁、陈皮祛痰宣痹，炒枣仁养心安神。诸药合用，使少阴心肾之阳及胸阳恢复，气血之运行动力充足，痰瘀消散，血行畅通，则心主血脉之功能得以恢复。

2. 扩张型心肌病心肾阳虚、水饮凌心医案

初诊　患者马某，男，43 岁。主因"间断心悸、憋气 10 余年，加重 4 天"就诊。患者曾于胸科医院诊断为"扩张型心肌病，心功能不全，心功能Ⅳ级"。近 4 天因劳累引起心悸、憋气症状加重，动则喘甚，面色苍白，纳差，腹胀肢肿。舌淡暗，苔白滑，脉沉细。颈静脉充盈，心界向左右扩大，HR 114 次 / 分，律齐，双下肢中度浮肿。

中医诊断：心悸（心肾阳虚，水饮凌心）。

西医诊断：扩张型心肌病，心功能不全，心功能Ⅳ级。

治法：益气温阳，利水安神。

处方：熟附子 9g　　干姜 10g　　黄芪 30g　　党参 15g

　　　炒白术 30g　　云苓 20g　　猪苓 15g　　白芍 10g

　　　丹参 30g　　泽兰 15g　　防己 15g　　煅龙齿 15g

　　　枳壳 10g　　炙甘草 10g

7 剂，日 1 剂，水煎服

二诊　患者心悸、憋气减轻，双下肢浮肿大减，腹胀减轻，胃纳稍增，舌淡暗，苔白，脉沉细。继服首诊方，去猪苓，加麦冬 15g。煎服法同前，7 剂。

三诊　心悸、气短明显减轻，双下肢水肿基本消失，纳食可，自觉口干，舌淡暗，苔剥少津，脉细弱。继服二诊方，去熟附子、干姜，加天花粉 15g。煎服法同前，7 剂。

按语：扩张型心肌病属中医"心悸""浮肿""喘证"范畴。其病因主要为先天不足，后天失调，属本虚标实，因虚致实之病。扩张型心肌病的病机多以心肾阳虚为本，尤以心阳虚甚，加之气滞、痰凝、血瘀、水饮等邪胶结侵凌，其症各样，却不外乎心肾阳虚，虚实夹杂。外邪毒气乘虚而入，侵犯心肺则发咳喘、心悸；若有心阳不足，心脉痹阻则为胸闷心痛；脾阳不运，运化失权，水湿停聚发为水肿；肺有通调水道，下输膀胱的功能，若肺气不降，通调失利，可导致水液潴留，而发为水肿；心阳失于温煦，故心悸、憋气，动则喘甚；阳气虚弱，不能濡养面部肌肤，故面色苍白；阳气推动无力，水湿不能正常气化，故纳差、腹胀，双下肢中度浮肿。辨证属心肾阳虚、水饮凌心，乃本虚标实之证，当标本同治。

本方以真武汤、四逆汤温阳利水、振奋阳气；黄芪、党参补心气；猪苓、泽兰、防己、枳壳利水行气；丹参、煅龙齿活血养心安神。二诊双下肢浮肿大减，腹胀减轻，田教授恐利水伤阴之虞，故去猪苓加麦冬。三诊双下肢水肿基本消失，纳食可，自觉口干，舌淡暗，苔剥少津，脉细弱。田教授认为此时阴虚症状明显，需调节人体阴阳平衡，故去附子、干姜，加天花粉养阴，以祛邪而不伤正。

3. 肥厚性心肌病心肾阳虚、水饮凌心医案

初诊　患者李某某，男，60岁。主因"心慌气短5年余，加重伴双下肢浮肿1周"就诊。患者自诉5年前开始出现心悸气促，劳累过度时为甚，偶有咳嗽，腹胀纳呆。1周前因工作繁忙自觉症状加重，并见双下肢浮肿、尿少、疲乏，上2层楼即有咳喘憋气，夜间失眠，时不能平卧，大便溏。舌质淡红紫黯，苔薄白，脉细数无力。BP 140/80mmHg，神清，半卧位，唇甲轻度发绀，颈静脉中度充盈，呼吸略促。双肺可闻及少许湿性啰音，心界向左扩大，HR 90次/分，律齐，心尖区可闻及Ⅲ级吹风样收缩期杂音，上腹饱满，肝于右肋下约3cm处可触及，质中，轻触痛。心脏超声提示肥厚性心肌病。

中医诊断：怔忡（心脾两虚，气滞血瘀）；水肿（脾阳不足）。

西医诊断：肥厚性心肌病，心衰Ⅲ度。

治法：益气温阳，活血利水。

处方：

西洋参 12g	桂枝 8g	丹参 16g	益母草 16g
防己 30g	冬瓜皮 30g	白术 14g	枳壳 12g
桃仁 12g	酸枣仁 30g	炙甘草 12g	

3剂，日1剂，水煎服

二诊　服3剂后，心悸气促明显减轻，小便量增多，双下肢浮肿大减，腹胀减轻，胃纳稍增，能入睡，心率80次/分。原方加黄芪30g，鲜芦根30g，再进5剂，精神转佳，心悸气促基本消失，不咳喘，能自行上、下5层楼，HR 75次/分，胃纳佳，浮肿退，心衰症状基本控制。

按语：中医古籍并无"扩张型心肌病"一词，但对其临床表现有相似的描述，散见于"心悸""喘证""水肿""痰饮"等病中。如《素问·水热穴论》中"水病，下为胕肿大腹，上为喘呼不得卧者，标本俱病"，《景岳全书·喘促》中"虚喘者，慌张气怯，声低息短，惶惶然若气欲断，提之若不能升，吞之若不相及，劳动则甚，而唯急促似喘，但得引长一息为快也"，《金匮要略·水气病》中"心水者，其身重而少气，不得卧，烦而躁，其人阴重"等。从中医学的角度看，心衰就是"气虚阳衰，血瘀水停"而致心病。其临床症状为心悸怔忡，倦怠乏力，胸闷憋气，胸痛气促咳喘，尿少，肢肿，腹胀纳呆，口唇紫黯，脉结代或沉弱等。气损及阳则阳虚，阳虚不能化气行水，气虚不能推动血流运行，则成气滞血瘀。该患者诊断明确，观察其舌脉和腹

胀、纳呆、大便溏等兼症均符合脾阳不足症状，兼有水停血瘀因素，治以益气温阳、强心利水之自拟强心灵冲剂加减。方中以西洋参、桂枝益气温阳复脉；防己、益母草活血利水，以祛邪扶正；冬瓜皮利水消肿；白术益气健脾；酸枣仁养心安神。3剂后症状减半。再诊时恐耗气伤阴过度，故田教授加以黄芪30g、鲜芦根30g，有益气护阴之义。共11剂后，收到良好疗效。

八、心脏瓣膜病医案

1. 风湿性心脏瓣膜病心阳气虚、饮瘀互结医案

初诊 患者李某，女，41岁。主因"劳累后心悸，伴面部、双下肢轻微浮肿2个月余"就诊。患者自诉2个月前劳动后感心跳气促，并出现面部、双下肢轻微浮肿，少尿，头晕，欲呕，纳呆，咳嗽痰白，易自汗出。经服药治疗未效。近12天来上症加重而就诊。神清，面色无华，面部及双下肢轻微浮肿，唇甲紫绀。心界向左下扩大，呼吸急促。双肺底可闻及中等量湿性啰音，心尖区可闻及Ⅲ级收缩期杂音及Ⅱ级舒张期杂音，主动脉瓣区可闻及舒张期杂音，心率130次/分，心音强弱不等，心律绝对不齐，肝于右肋下约2cm处可触及。舌质淡暗，苔薄白，脉沉细结代。

中医诊断：心悸（心阳气虚，饮瘀互结）。

西医诊断：风湿性心脏瓣膜病；二尖瓣狭窄合并关闭不全；主动脉瓣关闭不全；心律失常（心房纤颤）；心功能不全（心功能Ⅲ级）。

治则：益气温阳，活血利水。

处方：西洋参30g	丹参30g	柏子仁30g	益母草20g
茯苓20g	木防己15g	葶苈子15g	泽泻15g
半夏15g	冬瓜皮15g	鸡血藤15g	桂枝12g
枳壳12g	炙甘草12g		

7剂，日1剂，水煎服

二诊 连服7剂后，患者小便量增多，气喘减轻，胃纳转佳，心率减至90次/分。效不更方，再进5剂后，心跳、气促基本消失，面部及双下肢浮肿消退，精神好，胃纳佳。

按语：田教授认为，该病案中患者心气亏虚，损及心阳，以致心失所养，心之气血运行受阻，痹阻心脉，发为心悸。心阳不振，阳不化阴，而致水饮内停，饮瘀互

结。故治宜益气温阳、活血利水。瘀水互结为标，气阳两虚为本，治则标本同治，方选木防己汤加减。全方以西洋参、炙甘草、桂枝益气温阳；丹参、益母草、茯苓、木防己、葶苈子、泽泻、冬瓜皮、鸡血藤活血利水，使邪去而正气得补，阳气匡复；更加入枳壳、柏子仁理气养血，既防利水过度损伤阴血，又调和气血，临床疗效显著。

2. 风湿性心脏病水饮凌心医案

初诊　患者陈某，女，63岁。主因"间断胸闷、心悸、憋气10年，加重伴喘促、不能平卧1周"就诊。患者于10年前出现发热、咽喉疼痛等症状，自认为"感冒"，未及时治疗，后逐渐出现胸闷、心悸、憋气、喘促、双下肢水肿等症状。即去医科大学总医院住院治疗，当时查心电图提示"房颤"，心脏听诊可闻及心尖部收缩期Ⅲ级杂音，心音强弱不一，心律绝对不齐，诊断为"风湿性心脏病、心律失常、房颤"。给予静脉滴注药物治疗（具体药物不详），经过治疗症状好转，出院后长期服用"单硝酸异山梨酯60mg，qd""倍他乐克12.5mg，bid""呋塞米20mg，qd""螺内酯20mg，qd"治疗，症状尚平稳，但每因劳累后，常出现上述症状加重，需要间断静脉滴注药物治疗（具体药物不详）。于1周前因停留在空调房受寒而出现胸闷、心悸、憋气、喘促加重，行走稍远距离或上楼梯时则心悸、喘促加重，伴有尿少、不能平卧、双下肢水肿、周身乏力、活动后易疲劳、腹胀、纳差等症状，仍未就诊，自行在家中服用"单硝酸异山梨酯"和"呋塞米"。后症状未见好转，时有反复，胸闷、心悸、憋气、喘促逐渐加重。患者为求进一步中西医结合治疗，于今日来我院田教授门诊治疗。现症见：患者胸闷，心悸，憋气，喘促，行走稍远距离则心悸、憋气加重，伴有口干、不能平卧、双下肢水肿、畏寒肢冷、周身乏力、活动后易疲劳、腹胀、纳差，偶有胸痛、腰痛，夜寐差，小便量少，大便可。舌暗，苔白滑，脉数。双肺呼吸音粗，两肺底可闻及散在湿性啰音，心音强弱不一，心律绝对不齐，心率108次/分，心脏听诊可闻及心尖部收缩期Ⅲ级杂音，心脏其他瓣膜听诊区未闻及病理性杂音，心界叩诊向左下扩大1cm，腹部膨隆，叩诊鼓音，双下肢水肿（++）。心电图示房颤，$V_3 \sim V_6$导联ST-T段缺血样改变，心室率108次/分。

中医诊断：心悸（水饮凌心）。

西医诊断：风湿性心脏病；心律失常（房颤）。

治法：振奋心阳，化气行水。

处方：西洋参 6g   防己 10g   冬瓜皮 20g   麸炒枳壳 12g

       茯苓 30g   桂枝 10g   益母草 16g   丹参 20g

       葶苈子 12g   炙甘草 10g

7 剂，日 1 剂，水煎服

二诊 胸闷、心悸、憋气较前缓解，仍时有喘促，活动后喘促加重，痰多难咳，痰白质稀，偶有胸痛，腹胀，纳差，尿少肢肿，乏力明显。田教授考虑患者久病体虚，脾失运化，水湿痰浊内停，阻滞心脉，不通则痛，痰浊阻肺，饮食停滞，故原方加大冬瓜皮用量，并与瓜蒌薤白半夏汤同用，同时加用三七粉、竹茹以活血祛痰，桔梗宣肺平喘，白扁豆、砂仁、知母以健脾化湿、生津止渴。继服 7 剂以巩固疗效，调整处方：

防己 10g   冬瓜皮 30g   茯苓 30g   砂仁 12g^{后下}

枳壳 12g   桂枝 10g   益母草 16g   丹参 20g

葶苈子 12g   西洋参 6g   炙甘草 10g   白扁豆 14g

知母 14g   桔梗 12g   瓜蒌皮 14g   薤白 12g

半夏 12g   竹茹 12g   三七粉 1.5g^{冲服}

7 剂，日 1 剂，水煎服

经过治疗后，患者症状好转，嘱咐其饮食调养，避风寒。

按语：心悸乃是临床常见疾病，以心中悸动不安，甚则不能自主为主症。它包括现代医学中各种原因所致的心律失常，如房性早搏、结性早搏、室性早搏、阵发性室上性心动过速及室性心动过速，Ⅰ度、Ⅱ度、Ⅲ度房室传导阻滞，心房扑动与心房颤动，心室扑动与心室颤动，病态窦房结综合征等，中医学则统称为"心悸"。如《素问·举痛论》曰："惊则心无所依，神无所归，虑无所定，故气乱也。"《素问·痹论》云："心痹者，脉不通，烦则心下鼓。"《诸病源候论》言："风惊悸者，由体虚，心气不足，心之府为风邪所乘，或恐悸忧迫，令心气虚，亦受于风邪，风邪搏于心，则惊不自安，惊不已，则悸动不定。"田教授认为患者平素久病体虚，脾胃虚弱，运化失调，水饮内停，加之心、脾、肾三脏阳气不足，水不化气，则尿少、畏寒肢冷；水饮上凌心肺，致胸闷、心悸、憋气、喘促、不能平卧；水饮下犯肌肤，则双下肢水肿；脾失运化，中气不足，故周身乏力、活动后易疲劳、腹胀、纳差。如李用粹《证治汇补·惊悸怔忡》论："痰则豁痰定惊，饮则逐水蠲饮，血虚者调养心血，气虚者和平心气，痰结者降下之，气郁者舒畅之，阴火上炎者，治其肾则心悸自已。若外物卒惊，宜行镇重。"因患者为阳气不足、水饮凌心所致，治以振奋心阳、化气行水，方以防己茯苓汤加减治疗。方中防己利水消肿，加用冬瓜皮、葶苈子以增强利水之力，茯苓、炙甘草、桂枝温阳健脾，加用西洋参、益母草以益气，丹参、枳壳活血行气。而田教授用药精妙之处在于张仲景原方中是使用黄芪益气，而田教授则用西洋参来益气，因其具有补气养阴、清热生津之功。中医认为西洋参与其他参类不同，西洋参是一种"清凉"参，其味苦、微甘，性凉，具有滋阴补气、生津止渴、除烦躁、清虚火、扶正气、抗疲劳的功效，很适合"清补"，这也避免了黄芪只单纯补气而使病邪留恋不出。

复诊时，患者胸闷、心悸、憋气较前缓解，仍时有喘促，活动后喘促加重，痰多难咯，痰白质稀，偶有胸痛，腹胀，纳差，尿少肢肿，乏力明显。田教授考虑患者久病体虚，脾失健运，故腹胀、纳差；气虚则乏力；脾虚水湿痰浊内停，痰瘀互结，心脉痹阻，不通则痛，故胸痛；"脾为生痰之器，肺为贮痰之器"，痰浊内停，上阻于肺，故喘促、痰多难咯；肺失通调水道，脾失运化水湿，心失温养，肾失气化，故尿少、肢肿。故前方加大冬瓜皮用量以利水消肿；并与瓜蒌薤白半夏汤同用以通阳泄浊；同时加用三七粉、竹茹以活血祛痰；以桔梗宣肺平喘；以白扁豆、砂仁、知母健脾化湿，生津止渴。而本方中只使用瓜蒌皮而未使用瓜蒌仁，是取其开胸泄浊祛痰之力，且避免了瓜蒌仁滋腻碍脾之弊。全方共奏宣肺祛痰、活血利水、健脾安神之功。在整个治疗过程，利水消肿和健脾益气的药物并用，且贯穿始终，这也体现了田教授抓住了本病的特点，即正虚邪实，以祛邪为主。为防止利水过甚而伤正，故兼用健脾益气药物来扶正，使正气充足则可更快地驱邪外出。

九、高脂血症医案

1. 高脂血症痰湿内阻医案

初诊　患者陈某，男，53 岁。主因"间断腹胀、纳差、胸闷半年余，加重伴乏力、周身不适 1 个月"就诊。患者腹胀，纳差，胸闷，乏力，周身不适，倦怠，动则汗出，活动量大则喘憋，嗜睡，进食后则有饱腹感，时有恶心，无呕吐，两胁胀满，口黏，腰膝酸软。小便可，大便黏腻不爽。舌淡，边有齿痕，苔黄腻，脉滑。实验室检查示总胆固醇（TC）8.67mmol/L，甘油三酯（TG）2.94mmol/L。

中医诊断：痞满（痰湿内阻）。

西医诊断：高脂血症。

治法：燥湿化痰，理气宽中。

处方：太子参 20g　　远志 14g　　白扁豆 12g　　豆蔻 12g

　　　竹茹 12g　　柴胡 20g　　茯苓 20g　　白术 16g

　　　山药 20g　　鸡内金 14g　　川芎 20g　　砂仁 14g^{后下}

　　　佛手 12g　　陈皮 12g

7 剂，日 1 剂，水煎服

二诊　腹胀、纳差、胸闷好转，乏力、周身不适、倦怠减轻，仍有纳呆、恶心，无呕吐。自诉腰膝酸软加重，伴有反酸、双膝关节疼痛，考虑为湿邪下注、寒凝经络所致。故原方加淫羊藿、萹蓄、泽泻各 12g，杜仲 14g，以引温补脾肾之阳，利水化湿；加煅瓦楞子 10g，以降逆和胃。继服 7 剂以巩固疗效。

按语：患者平素身体肥胖，聚湿生痰，痰湿困脾，脾失运化，则水饮不化，痰浊内生，正如《兰室秘藏·中满腹胀》曰："脾湿有余，腹满食不化。"痰湿内停血脉则血行不畅，瘀血内停，上犯心胸，心脉痹阻；清阳不展，痰浊上蒙清窍；气机不畅，故发腹胀、纳差、胸闷；脾胃亏虚，气血生化之源不足，则乏力，周身不适，倦怠，动则汗出，活动量大则喘憋，嗜睡，进食后则有饱腹感，时有恶心，两胁胀满，口黏，遂成本病。治以燥湿化痰、理气宽中，方选二陈汤合参苓白术散加减，以健脾化痰、行气和胃。

二诊时，腰膝酸软未见好转，反酸、双膝关节疼痛等症状加重，考虑寒湿困脾，水不化气，湿为寒邪，其性黏腻，寒凝关节经络所致。故原方加用淫羊藿、萹蓄、泽泻、杜仲以温补脾肾之阳，利水化湿。脾与胃相表里，胃失和降，故反酸，乃以煅瓦楞子降逆和胃。田教授加用川芎为高明之举，川芎乃为血中之气药，善于行血中之气，气为血之帅，气行则血活，血行加快，则痰瘀互结之弊顿消；同时本方中有一些健脾之剂，加用川芎也可以防止健脾药物过分滋腻而碍脾。全方共奏燥湿化痰、理气宽中、温补脾肾、降逆和胃之功。

2. 高脂血症湿痰瘀阻医案

初诊　患者黄某某，女，69 岁。主因"阵发头晕 3 年，加重 2 天"就诊。患者头晕伴恶心纳呆，少气懒言，肢体麻木，腹胀足肿。舌紫黯瘀点，苔白厚腻，脉沉涩无力。查血流变示总胆固醇、甘油三酯、低密度脂蛋白及全血黏度均升高。

中医诊断：眩晕（湿痰瘀阻）。

西医诊断：混合型高脂血症；高黏血症。

治法：健脾祛湿（痰），活血通络。

处方：泽泻 15g　　　　白术 15g　　　　鹿衔草 20g　　　　黄芪 30g

茯苓 20g　　　　半夏 15g　　　　鸡血藤 30g　　　　天麻 15g

砂仁 12g 后下　　　川芎 10g　　　　薏苡仁 30g　　　　炙甘草 6g

7 剂，日 1 剂，水煎服

二诊　患者头晕减轻，恶心、足肿亦减，仍觉腹胀，原方去半夏，加厚朴 12g。7 剂，煎服法同前。

三诊　患者偶有头晕，其他症状消失，饮食增加。舌暗红，苔白，脉沉缓。继服二诊方治疗。

四诊　患者诸症消失，以二诊方制成丸药继服 1 个月。复查血流变示：血脂、血黏度基本正常。

按语：患者为脾虚湿盛体质。脾虚生湿，湿凝成痰，湿凝痰阻则瘀血内生，湿痰瘀阻则血脉不畅，导致清阳不升则头晕；脾主四肢，今脾虚气滞，则四肢乏力，腹胀纳呆、少气懒言；舌紫苔腻为瘀阻湿盛之象。用泽泻、白术、黄芪、茯苓、半夏、厚朴、薏苡仁、天麻健脾利湿化痰，湿利则津液行；鹿衔草补肾，祛风湿；鸡血藤、川芎活血化瘀通络。其中，泽泻、白术、鹿衔草即泽泻饮。泽泻饮是我国最早一部医学典籍《黄帝内经》记载的十三方之一。泽泻淡渗，能利水道，清湿热；白术苦温，能燥湿止汗；鹿衔草又名薇衔、鹿衔，为治风湿病药。本方对湿热内蕴、汗出恶风、筋缓身重体倦，有一定的疗效。泽泻饮原方为治疗酒风，今应用于临床治疗湿痰阻滞引起的眩晕证，亦取得满意疗效。

3. 高脂血症肝郁脾虚、痰瘀内阻医案

初诊　患者张某，男，62 岁。主因"间断头晕、头胀 2 年"就诊。患者近 2 年来间断出现头晕、头胀等症状，伴胁肋部胀满不适，体倦乏力，曾于单位体检发现"高脂血症""轻度脂肪肝"，患者未予重视。近日来，患者头晕症状较前加重，偶有胸闷短气，遂求诊于田教授。现症见：患者头晕头胀，胁肋部胀满不适，偶有胸闷气短，神疲乏力。食之无味，纳量尚可，大便软，多寐。舌质淡胖，边有齿痕，苔厚腻，脉沉缓。有高脂血症、脂肪肝病史；长期吸烟史30余年，20支/日。BP 130/90mmHg，形体肥胖，双肺呼吸音粗，腹膨隆。肝功能检查示谷丙转氨酶98U/L，谷草转氨酶55U/L。血脂六项检查示总胆固醇6.14mmol/L，甘油三酯5.22mmol/L，低密度脂蛋白3.48mmol/L，余项大致正常。腹部B超示脂肪肝（中度），胆囊壁粗糙。

中医诊断：眩晕（肝郁脾虚，痰瘀内阻）。

西医诊断：高脂血症；脂肪肝。

治法：疏肝化滞，祛瘀化痰。

处方：

山楂 30g	牡丹皮 20g	莱菔子 15g	泽泻 14g
丹参 20g	瓜蒌皮 16g	薤白 14g	沉香 5g
虎杖 15g	柴胡 20g	川芎 20g	僵蚕 12g
石菖蒲 12g	全蝎 3g	牛膝 12g	细辛 3g
天麻 14g	三七粉 1.5g 冲服		

7剂，日1剂，水煎服

二诊 患者头晕、头胀减轻，仍有胁肋部胀满。原方加荷叶14g，延胡索10g。

三诊 二诊后，诸症减轻。患者拒绝饮片治疗，按二诊方调整为丸剂连服2个月。

按语：中医学无"高脂血症"之称，但对其生理、病理早有所认识，常"膏脂"并称。如《灵枢·卫气失常》说："脂者，其血清，气滑少。"根据其临床表现可归入中医的"眩晕""胸痹""中风""血瘀""痰湿"等病证范畴。高脂血症是以脏腑功能失调为本，痰浊瘀血为标。初病在脾，多见脾虚湿阻，常兼痰热；中期可见痰瘀胶结；久病及肾，后期常见肝肾亏虚，病程中常相互兼夹。

田教授认为肝失疏泄、延及脾肾为本，脂浊内生是推动血脂异常病机演变的关键机制。肝失条达，从而影响胆汁的分泌与排泄，致使脾胃消化功能失调，虚热内生，灼伤胃阴，胃阴被灼，继而腐熟水谷、化生精微物质的功能减弱，痰脂内生。治以疏肝化滞、祛瘀化痰。方中以柴胡疏肝理气；山楂、莱菔子消食化痰、散瘀行滞，增加胆固醇的排泄；牡丹皮、丹参、虎杖、三七活血散瘀；瓜蒌、薤白化痰泄浊；泽泻、石菖蒲健脾化湿。诸药合用使肝畅浊除，气血通达，恢复肝主疏泄、脾主运化之功，使血得畅、脂得行。

十、虚劳医案

1. 虚劳肾阴亏虚医案

初诊　患者赵某，女，35岁。主因"头晕、头胀阵作2个月，加重伴乏力1周"就诊。患者近2个月来由于劳累出现头晕、头胀阵作，腰酸乏力，夜寐不安，纳少倦怠，症状时有反复。近半月来，患者经常加班，上述症状较前加重，头晕、头胀，无明显头痛，夜寐欠安，倦怠乏力，腰膝酸软，纳少，二便调，遂于今日求诊于田教授。现症见：患者形体消瘦，头晕、头胀，无明显头痛，夜寐欠安，倦怠乏力，腰膝酸软，纳少，二便调。平素纳少，体质较差，易感冒。舌红，苔薄白，脉沉细。

中医诊断：虚劳（肾阴亏虚）。

西医诊断：亚健康。

治法：滋补肾阴，平肝潜阳。

处方：

杜仲 20g	牡丹皮 20g	熟地黄 14g	山药 20g
泽泻 14g	续断 16g	枸杞子 20g	山茱萸 20g
知母 14g	延胡索 12g	沉香 5g	茯苓 20g
女贞子 20g	僵蚕 12g	天麻 12g	决明子 14g
旱莲草 20g	菟丝子 20g		

5剂，日1剂，水煎服

二诊　患者头晕、腰酸较前减轻，偶有腹胀，纳少，舌淡红，苔薄白剥脱，脉细。原方加炙甘草10g、白术12g，以健脾益胃，再进7剂。诸症减轻，患者拒绝继续汤药治疗，改为杞菊地黄丸调养1个月而愈。

按语：六味地黄丸由熟地黄、山茱萸、山药、泽泻、牡丹皮、茯苓六味中药组成，出自宋代名医钱乙的《小儿药证直诀》，主治肾阴不足，精血亏损，腰膝痿软，憔悴羸弱，虚火炎上，发热咳嗽，虚火牙痛，消渴淋漓，头目眩晕，耳鸣耳聋，足跟作痛，遗精盗汗，舌燥喉痛，脉象细数或尺脉虚大者。

方中以熟地黄滋阴补肾、生精填髓，"壮水之主"，作为主药。山茱萸温肝敛阴，涩精秘气，山药益肺健脾而补脾阴，肝肾同源，养肝阴亦即补肾阴，土生万物，滋脾阴亦即益肾阴，二药共助熟地滋补肾阴为辅药。主、辅药合用能补肾、肝、脾三脏，但这三药补而腻滞，故又以泽泻宣泻肾经浊邪，以防熟地补肾之腻；牡丹皮清肝泄热，以除山萸肉温肝敛阴之滞；茯苓淡渗脾湿，以免山药补脾中满之壅。六药相合，三补三泻，使此方有收有散，有补有泻，补而不滞，泻而不伤，成为滋补肾阴的代表方剂，可以大补元阴。本案患者肾精亏虚为本，阴虚则相火妄动，上扰清窍，治疗时在六味地黄丸基础上，加用菟丝子、枸杞子、女贞子、旱莲草以补肾填精，天麻、决明子、沉香等疏肝降逆。诸药同用，共奏滋补肾阴、平肝潜阳之效。

2. 虚劳气血亏虚、心神失养医案

初诊　患者贾某，女，29 岁。主因"劳累后心悸、头晕 2 月余"就诊。患者 2 个月前行人工流产术后，出现劳累后心悸、头晕，记忆力减退，倦怠气短，无胸闷胸痛。纳可，二便调，夜寐欠安。2 个月前由于家人迷信，被迫于孕 3 个月时行人工流产术。患者神志清楚，形体偏瘦，倦怠乏力，少动懒言，面色少华。舌淡，苔白少津，脉沉无力。

中医诊断：心悸（气血亏虚，心神失养）。

西医诊断：贫血。

治法：益气养血，养心安神。

处方：

黄芪 30g	川芎 16g	白术 20g	当归 16g
茯苓 20g	炙甘草 5g	远志 14g	酸枣仁 25g
香附 14g	浮小麦 30g	何首乌 20g	太子参 25g

6 剂，日 1 剂，水煎服

二诊　患者心悸略减，偶有胸痛，乏力，记忆力减退。舌淡，苔白，脉沉无力。原方加白芍 16g，太子参改为西洋参 5g。水煎服，再服 10 剂。

二诊后，上述症状减轻，原方继服 10 剂后，改为中成药及饮食调理。

按语：心悸之因虽有外受惊恐、内因情志失调及脏腑气血阴阳亏损等，但概之不外虚实二端，虚即心之气血阴阳亏虚，实乃痰饮瘀血为患。但本病多虚实夹杂，相互影响，互为因果。

田教授认为本病患者平素脾胃虚弱，加之术后，耗伤气血。脾为土脏，气血生化之源，若气血生化健旺，则心有所养，心有所主。若生化乏源，气血亏虚，不能濡养脏腑百骸，临床可见劳累后心悸、头晕，记忆力减退，倦怠气短，少气懒言，注意力不集中，夜寐不安，舌淡，苔白，脉沉无力，治当益气养血为主。本方乃八珍汤化裁而来，方中取当归、白芍、川芎养血和营，补血活血，以培其形。《医宗金鉴·删补名医方论》引张璐言："四物汤不得补气药，不能成阳生阴长之功。"方中又用太子参、黄芪、茯苓甘温益气、养血补血；炙甘草和中益气；远志、酸枣仁养心安神；浮小麦收敛心气；香附行气止痛，防上述补药过于腻滞。全方合用，共奏健脾益气、养血补血之功。

3. 虚劳心脾两虚医案

初诊　患者王某，女，43岁。主因"乏力、倦怠3年，加重伴心悸10天"就诊。患者3年前，劳累后出现心悸、倦怠，多次做多导心电图、动态心电图检查均未见明显异常。自行服用"稳心颗粒"后略见好转。近10余天来，由于工作紧张，上述症状较前加重，继服"稳心颗粒"效果欠佳，遂于今日就诊于门诊。现症见：患者心悸气短，动即加重，少气懒言，头昏健忘，失眠多梦，腹胀，排便不畅，2～3日一行，面色萎黄，纳差，时伴耳鸣。舌淡红，苔薄白，脉沉细。面色无华，倦怠疲乏。心脏超声示主动脉轻度硬化，左心室壁心肌运动欠协调，EF 65%。

中医诊断：虚劳（心脾两虚）。

西医诊断：亚健康。

治法：益气健脾，养心安神。

处方：黄芪20g　　　太子参25g　　　白术20g　　　当归16g

　　　茯苓20g　　　炙甘草10g　　　远志14g　　　酸枣仁25g

　　　香附10g　　　浮小麦30g　　　何首乌20g　　　肉苁蓉14g

6剂，日1剂，水煎服

二诊　患者心悸明显减轻，腹胀减轻，纳少便溏，活动后汗出，舌脉无著变。再以原方去肉苁蓉，加五味子12g、砂仁10g，以健脾敛汗。再进6剂，心悸减轻，纳食渐增，汗出减少。

按二诊方调服 2 周后，诸症减轻。

按语："亚健康"状态又称慢性疲劳综合征，是介于健康与疾病两者之间的一种状态。国内外研究表明，在总的成年人口中有 60% 的人处于亚健康状态。主要表现为头晕、失眠、精神不振、注意力不集中、记忆力减退、疲乏无力、情绪不稳、焦虑、胸闷等症状。

田教授认为，此证系劳伤心脾，气血生化之源不足，治当健脾益气、养心宁神，归脾汤主之。《古方选注》曰："归脾者，调四脏之神志魂魄，皆归向于脾也。"参、术、苓、草四君子汤以健脾胃，调济中州；复以黄芪走肺固魄、酸枣仁走心敛神，安固膈上二脏。当归入肝，芳以悦其魂；远志入肾，辛以通其志，通调膈下二脏。四脏安和，其神志魂魄自然归向于脾，而脾亦能受水谷之气，灌溉四旁，荣养气血，而神得松之生气耳。

全方通过调节机体阴阳气血，使机体恢复至"阴平阳秘，精神乃治"的健康状态，取得了较好的疗效。

十一、咳喘医案

1. 喘证痰热郁肺证医案

初诊 患者刘某，女，79 岁。主因"间断咳嗽、喘憋 5 年余，加重 2 天"就诊。患者 5 年前感寒后出现咳嗽、咳痰等症状，之后每于季节交替时反复发作。症见咳嗽，动则喘促。曾多次就诊于我院呼吸科，每次予抗炎平喘等治疗后好转，出院后未规律服药。2 天前，患者受凉后再次出现咳嗽、喘憋，不能平卧，遂就诊于我院门诊。现症见：患者咳嗽、喘憋，痰黄绿黏稠，胸闷、口干，无发热，无恶心呕吐。纳少，小便频，大便干，夜寐欠安。舌红少津，苔白厚，脉弦滑。慢性病容，面色欠润，毛发少光泽，双肺呼吸音粗，双肺可闻及干湿性啰音，双下肢水肿（＋）。有甲状腺功能减退病史 10 余年，坚持服"优甲乐（左甲状腺素钠）50μg，qd"；高血压病史 5 年；冠心病病史 5 年；慢性胃炎病史；血糖升高史，未明确诊断。心电图示窦性心律，$V_4 \sim V_6$ 导联 T 波倒置。血常规示：WBC 13.89×10^9/L，N 86.88%，HB 115g/L。胸部 CT 示右肺炎症，建议治疗后复查；肺气肿；气管、支气管壁钙化。心脏超声示左心室壁心肌运动欠协调，左心室舒张功能减低，主动脉硬化，二尖瓣反流少许。

中医诊断：喘证（痰热郁肺）。

西医诊断：慢性支气管炎急性发作伴肺炎，肺气肿；冠心病，心力衰竭；高血压病 3 级（极高危）；甲状腺功能减退；慢性胃炎；糖尿病？

治法：清热化痰，止咳平喘。

处方：

麻黄 6g	生石膏 20g	杏仁 12g	炙甘草 10g
桑白皮 15g	葶苈子 15g	瓜蒌子 15g	苏子 10g
浙贝母 15g	火麻仁 30g	厚朴 10g	桔梗 10g

8 剂，日 1 剂，水煎服

二诊　患者咳嗽、喘憋明显减轻，痰少，口干。纳渐增，二便调，夜寐安。舌暗红少津，苔薄白，脉弦细。原方改为桑白皮汤加减，组方如下：

桑白皮 15g	葶苈子 15g	款冬花 12g	苏子 10g
杏仁 10g	黄芩 6g	麦冬 10g	玉竹 10g
前胡 10g	紫苑 12g	瓜蒌仁 12g	瓜蒌皮 12g

8 剂，日 1 剂，水煎服

再进 8 剂，诸症减轻。

按语：本方出自《伤寒论》，原治太阳病，发汗未愈，风寒入里化热，"汗出而喘"者。后世用于风寒化热，或风热犯肺，以及内热外寒，但见肺中热盛，身热喘咳，口渴脉数，无论有汗、无汗，便以本方加减治疗，都能获效。田教授认为，患者慢性支气管炎多年，素有痰饮，近日受寒，故外寒引动已有痰饮，入里化热，故用麻杏石甘汤加祛痰平喘药加减治疗。

本案为肺热作喘，痰黄绿黏稠，无发热，大便干，舌红少津而为验也。当用麻杏石甘汤清热宣肺以止喘，麻黄为治喘之良药，寒热咸宜。与石膏、桑白皮配伍则治热喘。柯琴在《医宗金鉴·删补名医方论》论道："石膏为清火之重剂，青龙、白虎皆赖以建功，然用之不当，适足以招祸……此但热无寒，故不用姜桂，喘不在胃而在肺，故于麻黄汤去桂枝之监制，取麻黄之开、杏仁之降、甘草之和，倍石膏之大寒，除内外之实热，斯溱溱汗出，而内外之烦热与喘悉除矣。"

2. 喘证气阴两虚、肺气失宣医案

初诊　患者景某，女，67 岁。主因"间断咳嗽、咳痰 10 年余，加重半月余"就诊。患者 10 余年前感寒后出现咳嗽、咳痰、微喘等症状，经对症止咳化痰治疗后好转。之后患者每于季节交替或感寒后出现咳嗽咳痰等症状，间断服"沐舒坦"（盐酸氨溴索口服液）"甘草片"及头孢类抗生素等药物。近 2 年来，患者咳嗽、咳痰等症状较前发作频繁，伴活动后微喘，喉中痰鸣，曾就诊于我院呼吸科，考虑"慢性阻塞性肺疾病（COPD）"，未予系统治疗。半月前，患者感寒后再次出现咳嗽、咳痰等症状，活动后喘促，慕名求救于田教授。现症见：患者咳嗽、咳痰阵作，夜间尤甚，活动后喘促，痰白黏难出，胸闷、憋气，口干渴，纳少，二便调，夜寐欠安。舌淡红，苔白少津，脉沉细。慢性支气管炎、COPD、高血压病、糖尿病等病史。血压 150/80mmHg，唇甲微绀，双下肺呼吸音粗，双肺可闻及散在干鸣及少许湿啰音，心率 88 次 / 分。心电图示窦性心律，肺性 P 波，下壁、前壁 T 波低平。肺功能示轻度限制性阻塞，小气道功能重度减低。

中医诊断：喘证（气阴两虚，肺气失宣）。

西医诊断：COPD 急性加重；高血压病；2 型糖尿病。

治法：益气养阴，宣肺止咳。

处方：

沙参 16g	百合 14g	桔梗 12g	甘草 4g
芦根 25g	麦冬 15g	杏仁 12g	鱼腥草 20g
瓜蒌皮 12g	薤白 12g	玉竹 15g	黄精 20g
地龙 12g	知母 15g	莲须 14g	三七粉 1.5g 冲服

5 剂，日 1 剂，水煎服

二诊 患者服药后喘促、咳嗽减轻，痰白较前易咯出。方证相合，守原方再进 5 剂。

三诊 患者咳嗽、咳痰明显减轻，痰白量少，夜间偶咳。原方去鱼腥草，继服 4 剂而愈。

按语：咳嗽以肺气上逆、咳痰为主要表现，病名最早见于《黄帝内经》。田教授认为本病属久病正虚，正虚邪恋。患者咳嗽咳痰日久，先损肺气，后伤肺阴，以至如今气阴两虚，正虚邪气易留，故而痰气久留肺中，时而为外感引动，则发咳喘。故治当以益气养阴、宣肺止咳、祛痰平喘为主，标本兼顾。方用麦冬汤加减，方中用麦冬、芦根、沙参、百合、玉竹养阴生津，以润不泽；阴少则火自伏于中，故加知母养阴清热，反佐薤白；用杏仁、桔梗宣肺，用鱼腥草化痰，用瓜蒌皮、薤白两相兼顾；土为金母，用黄精一味兼顾肺母；久病入络，用地龙一味通络而兼能祛瘀，佐三七以祛瘀；金水相生，用莲须一味收涩水子，子足而不损母气。治本在肺，而兼顾脾肾，处方加减得宜。

3. 咳嗽痰热蕴肺医案

初诊　患者刘某，女，54岁。主因"咳嗽、咳痰间断发作1周"就诊。患者1周前感寒后出现周身不适，无发热，患者自服"银翘解毒片"后病情未见明显好转，随即出现咳嗽、咳痰，痰黄黏难出，活动后微喘，口干咽痛，发热，体温最高达38.2℃。患者自服"银翘解毒片"及"清肺消炎丸"等药物，咳嗽略见好转，仍有低热，咳嗽、微喘，遂于今日就诊于我院。现症见：患者咳嗽，痰黄黏难出，微喘，咽痛，口干欲饮，低热，胸闷气短，无胸痛，无头痛。纳少，小便调，大便干。舌红，苔薄黄，脉滑数，夜寐欠安。慢性支气管炎病史，心肌缺血病史，藿香正气水过敏史。形体偏胖，双肺呼吸音粗，双肺可闻及少许湿性啰音及散在干鸣音，心音强，心律不齐，偶及早搏，心率102次/分。偶发房性早搏，Ⅲ、aVF导联T波倒置。血常规示WBC 4.2×10^9/L，N 72.5%，L 23.6%。胸片正侧位示轻度肺气肿，双肺纹理增多，以右肺为主，主动脉硬化。

中医诊断：咳嗽（痰热蕴肺）。

西医诊断：慢性支气管炎并肺炎；肺气肿；冠心病。

治法：清热化痰，止咳平喘。

处方：

冬瓜子 10g	瓜蒌 20g	鱼腥草 20g	炙甘草 3g
莱菔子 10g	桔梗 10g	桑白皮 10g	黄芩 10g
金银花 10g	杏仁 6g	桃仁 6g	生石膏 20g
麻黄 6g	紫苏子 10g		

4剂，日1剂，水煎服

二诊　药后患者咳嗽明显减轻，无发热，无明显喘促，唯见痰色渐白，痰黏难出，口干渴。舌红，苔薄白，脉滑。原方去生石膏，加地龙10g、僵蚕10g、沙参14g。再服5剂而愈。

按语：咳嗽一证，一年四季皆可发病，直接影响肺气宣肃。麻杏石甘汤出于仲景《伤寒论》之"发汗后，不可更行桂枝汤，汗出而喘，无大热者，可与麻黄杏仁甘草石膏汤"。麻杏石甘汤为麻黄汤的变方，去桂枝易石膏而成，为太阳伤寒汗下后，身无大热、汗出而喘所设。

《医宗金鉴·删补名医方论》柯琴云："石膏为清火之重剂，……（麻杏石甘汤证）但热无寒，故不用姜桂，喘不在胃而在肺，故于麻黄汤去桂枝，取麻黄之开，杏仁之降，甘草之和，倍石膏之大寒，除内外之实热，斯溱溱汗出，而内外之烦热与喘悉除矣。"田教授在治疗中酌加桑白皮、黄芩、杏仁以清泄肺热；加紫苏子等以助解表宣肺之力；加瓜蒌、桔梗以清热化痰，宽胸利膈。此外，田教授十分注意顾护脾胃，生石膏药性寒凉，易伤及中焦脾胃，故常加莱菔子健脾调胃，并嘱药后给稀粥以调养胃气。临床中，无论是外感还是内伤杂病，只要辨证属表邪未尽，热邪壅肺者，皆可应用。

4. 咳嗽痰热郁肺医案一

初诊 患者路某，男，61岁。主因"间断咳嗽、咳痰4年余，加重3天"就诊。现症见：患者咳嗽，咽干口苦，喉中痰鸣，痰多质稠，色黄，偶有痰中带血，口干渴。舌红，苔薄黄腻，脉滑数。糖尿病病史2年，平素口服"二甲双胍1片，1天3次"，血糖控制尚可。双肺呼吸音粗，两肺可闻及痰鸣音。血常规示 NEU 75.3%，WBC 8.35×10^9/L，HB 160g/L。查心电图示窦性心律，肺性P波。查胸片示双肺纹理增多。

中医诊断：咳嗽（痰热郁肺）。

西医诊断：慢性阻塞性肺病急性发作；2型糖尿病。

治法：清热肃肺，豁痰止咳。

处方：鱼腥草 20g　　知母 14g　　川贝母 10g　　苦杏仁 12g

百部 20g　　前胡 12g　　金银花 20g　　枳壳 12g

桑白皮 14g　　桔梗 12g　　麦冬 20g　　藕节 20g

肉苁蓉 12g　　莲须 10g　　三七粉 1.5g^{冲服}

7剂，日1剂，水煎服

二诊 咳嗽、咳痰、痰中带血较前明显好转。效不更方，又进 7 剂。

三诊 患者咳嗽、痰中带血症状已改善，仍自觉有痰，偶喘。结合患者年龄因素，原方去百部、麦冬、藕节，金银花减至 15g，川贝母减至 8g，莲须减至 15g，肉苁蓉减至 16g，予 7 剂巩固疗效，服后诸症好转。

按语：患者咳嗽，喉中痰鸣，痰多质稠、色黄，偶有痰中带血，口干渴，舌红，苔薄黄腻，脉滑数。田教授辨病为咳嗽，证属痰热郁肺证。《医方集解》说："气有余则为火，液有余则为痰。故治痰者必先降其火，治火者必顺其气也"。

方中枳壳理气，苦杏仁降气，配伍清热化痰之鱼腥草、川贝母、桑白皮等，共奏清热肃肺、豁痰止咳之功。方中三七粉、藕节，止血不留瘀，具有化瘀止血之功。中医认为，肺与大肠相表里，肉苁蓉能通便，与桔梗合用，增加提壶揭盖的功效，大便通畅，则肺火自有去路。患者服用后自觉症状较前明显缓解，遂继续服用上方半月，辨证加减，病情好转。

5. 咳嗽痰热郁肺医案二

初诊 患者毕某，男，62 岁。主因"间断咳嗽、咳痰，咽痛 1 周，加重伴喘促、发热 1 天"就诊。现症见：患者咳嗽，咳声重浊，咳痰不爽，痰稠黏难出，痰色黄黏，喘促，憋气，发热，咽喉疼痛，口干口渴，恶风，头痛肢楚，鼻流黄涕，纳呆，不欲饮食，周身乏力，小便量少，大便干。舌苔薄黄，脉浮数。心电图示窦性心动过速。

中医诊断：咳嗽（痰热郁肺）。

西医诊断：上呼吸道感染。

治法：清热化痰，宣肺平喘。

处方：

知母 14g	鱼腥草 15g	板蓝根 15g	金银花 15g
枳壳 12g	苦杏仁 12g	百部 20g	桑白皮 14g
川贝母 10g	前胡 12g	桔梗 12g	竹茹 12g

6 剂，日 1 剂，水煎服

二诊 患者咳嗽、喘促、憋气、头痛肢楚、鼻流黄涕、纳呆、不欲饮食、周身乏力等症较前好转，但仍咽喉疼痛，口干口渴，咳痰不爽，痰稠黏难出，偶有发热、恶风。田教授考虑患者因外感风热入里日久，耗伤津液，加之使用清热解毒药物更伤津。故原方加麦冬12g、玄参10g、款冬花12g，以生津止渴、润肺利咽；桑白皮加量至15g以清泄肺热；减川贝母用量为8g；去板蓝根。继服汤剂7剂以减轻症状。

患者服药后病情痊愈，嘱咐其注意避风寒，根据气温而增减衣物。

按语：咳嗽是指外感或内伤等因素，导致肺失宣肃，肺气上逆，冲击气道，发出咳声或伴咯痰为临床特征的一种病证。历代将有声无痰称为咳，有痰无声称为嗽，有痰有声谓之咳嗽。临床上多为痰声并见，很难截然分开，故以咳嗽并称。

咳嗽是内科中最为常见的病证之一，发病率甚高，中医中药治疗咳嗽有较大优势，积累了丰富的治疗经验。咳嗽分外感咳嗽与内伤咳嗽，外感咳嗽病因为外感六淫之邪；内伤咳嗽病因为饮食、情志等内伤因素致脏腑功能失调，内生病邪。外感咳嗽与内伤咳嗽，均是病邪引起肺气失于宣降，迫气上逆而作咳。本病即属于外感咳嗽，外感病因由于气候突变或调摄失宜，外感六淫从口鼻或皮毛侵入，使肺气被束，肺失肃降，《河间六书·咳嗽论》曰"寒、暑、湿、燥、风、火六气，皆令人咳嗽"，即是此意。由于四时之气不同，因而人体所感受的致病外邪亦有区别。风为六淫之首，其他外邪多随风邪侵袭人体，所以外感咳嗽常以风为先导，或挟寒，或挟热，或挟燥，其中尤以风邪挟寒者居多。《景岳全书·咳嗽》云："外感之嗽，必因风寒。"田教授认为四时气候对于人体影响很大，"肺主皮毛"，所以外邪入侵，"首先犯肺"。近年来随着全球气候的持续变暖，而导致我们本地的冬季气候变暖，"非其时而有其气"，则可致人体发病，该患者就是因为当时气温较高，不注意增减衣物，而外感风温之邪。风温之邪入里化热，侵入肺脏，"肺为娇脏"，肺气被郁，痰热内停于肺，肺失宣降，肺气上逆，故咳嗽、咳声重浊、咳痰不爽、稠黏难出、痰色黄黏、喘促、憋气；痰热循肺络上喉咙，故咽喉疼痛；肺开窍于口鼻，故口干口渴、鼻流黄涕；外邪入侵，卫气与其相争，故发热、恶风。正如《素问·至真要大论》曰："诸气愤郁，皆属于肺。"又如《丹溪心法·喘》言："又或调摄失宜，为风寒暑湿邪气相干，则肺气胀满，发而为喘。又因痰气皆能令人发喘。（故）治疗之法，当究其源。如感邪气则驱散之，气郁即调顺之。"田教授结合其症状，考虑其存在痰热郁肺的病因病机，从治疗肺脏入手，治以清热化痰、宣肺平喘。正如《类证治裁·喘证》所言："喘由外感者治肺，由内伤者治肾"。又如《医约·咳嗽》曰："咳嗽毋论内外寒热，凡形气病气俱实者，宜散宜清，宜降痰，宜顺气。"方以桑白皮汤加减治疗。方中桑白皮、鱼腥草、百部、竹茹清泻肺热；板蓝根、金银花、知母清热解毒，祛除风热之邪；苦杏仁、川贝母降气化痰；枳壳、前胡行气止咳平喘；桔梗宣肺止咳利咽。

复诊时，患者上述症状均好转，但仍有咽喉疼痛、口干口渴、咳痰不爽、痰稠黏难出，偶有发热、恶风等症。田教授考虑患者因外感风热入里日久，热邪易耗伤津液，加之首剂中使用清热解毒等寒凉药而耗气伤津。故前方加麦冬、玄参、款冬花以滋阴润肺止咳，生津利咽止渴；桑白皮加量以清泄肺热；患者喘促已好转，故减少川贝母用量，同时也防止因川贝母过寒而损伤脾胃；去板蓝根以防止清热药耗气伤津。如《医学入门·咳嗽》曰："新咳有痰者外感，随时解散；无痰者便是火热，只宜清之。久咳有痰者燥脾化痰，无痰者清金降火。盖外感久则郁热，内伤久则火炎，俱宜开郁润燥。"田教授在治疗时注重使用桔梗这味药物，她认为桔梗具有"载药上行"之功，可以将诸药带至咽喉、口鼻以利咽止咳、润喉止渴；同时桔梗还具有"提壶揭盖"之效，可以宣发肺气以平喘止咳。将诸药综合配伍，共同达到清热化痰、利咽止咳、宣肺平喘之目的。

6. 感冒之风热感冒医案

初诊　患者杨某，女，35 岁。主因"间断咳嗽、咽痛 3 天余，加重伴腹胀、纳差 1 天"就诊。现症见：患者咳嗽，痰黏难咯，咽痛，鼻塞，口干、口苦，咽干，腹胀，纳差，偶有憋气，周身乏力，便干。舌红，苔薄白，脉浮数。患者有慢性胃炎病史 10 年。

中医诊断：感冒（风热感冒）。

西医诊断：上呼吸道感染；慢性胃炎。

治法：清热解表，润肺止咳。

处方：

金银花 16g	连翘 16g	玄参 16g	黄芩 10g
竹茹 12g	清半夏 12g	板蓝根 20g	知母 14g
败酱草 16g	麦冬 16g	桔梗 12g	茯苓 16g
白扁豆 14g	前胡 10g		

4 剂，日 1 剂，水煎服

二诊　患者鼻塞、憋气较前缓解，仍感咳嗽，痰多，痰黏难咳，咽痛，口干、咽干，腹胀，自诉数日无大便，偶有喘促，痰中带血。治以宣肺平喘、润肺止咳。故加大润肺止咳及宣肺之力，而改为百合固金丸及麻杏石甘汤加减。组方如下：

前胡 12g	玄参 14g	生石膏 14g	杏仁 12g
炙甘草 14g	蜜麻黄 4g	桔梗 12g	百部 15g
芦根 25g	枇杷叶 12g	百合 12g	板蓝根 20g
砂仁 12g后下	白扁豆 15g	清半夏 12g	竹茹 12g
麦门冬 15g	金银花 16g	藕节 16g	

3 剂，日 1 剂，水煎服

三诊 患者咳嗽、咳痰好转，但仍口干，口苦，欲饮水，偶有胸闷。其为痰热内生所致，故宣肺平喘、清热化痰，加大清痰热之剂，改为麻杏石甘汤合三子养亲汤加减。组方如下：

桃仁 6g	生石膏 20g	蜜麻黄 6g	炒冬瓜子 10g
瓜蒌 20g	鱼腥草 20g	生甘草 3g	炒莱菔子 10g
桔梗 6g	蜜桑白皮 10g	地龙 10g	炒僵蚕 10g
黄芩 10g	金银花 10g	炒苦杏仁 6g	炒紫苏子 10g

3 剂，日 1 剂，水煎服

患者服药后，诸症缓解，嘱其注意休息，米粥调养。

按语：患者病初，乃外感风热所致。田教授认为，脾为生痰之源，肺为储痰之器，治脾以断痰源，治肺以消壅塞之痰。

初诊考虑其为外感风热之邪，郁于肌表，故予清热解表之剂。但其药力不达，而致风热入里，痰热阻肺，耗伤肺津，肺失宣降，故发咳嗽咳痰。

二诊即改为宣肺平喘、润肺止咳之剂，此即"症变则药亦变"。经过治疗，咳嗽咳痰好转，但痰热炽盛，故加大清痰热之剂；同时加入养肺之品，提高肺气，以利驱邪外出。此乃"正气内存，邪不可干"新的使用方法，也是"异病同治"的具体体现。

十二、痞满医案

1. 痞满肝脾不和医案

初诊 患者张某，女，57 岁。主因"间断腹胀、烦躁、纳差 5 个月，加重伴失眠、胁痛 1 周"就诊。现症见：患者腹部胀满，急躁易怒，不欲饮食，嗳气频频，善太息，口渴口苦，偶有咳嗽，咳吐痰涎，失眠，心悸，胁肋胀痛，周身乏力，肢体困重，腰膝酸软，时有汗出，懒言，小便频数，大便不成形。舌淡，苔白滑，脉弦细。电子胃镜示慢性胃炎。

中医诊断：痞满（肝脾不和）。

西医诊断：慢性胃炎。

治法：疏肝解郁，和胃消痞。

处方：

鸡内金 14g	茯苓 20g	佛手 12g	陈皮 12g
柴胡 20g	川芎 20g	桔梗 10g	白术 16g
山药 20g	太子参 15g	远志 14g	玉竹 14g
知母 16g	白芍 16g	月季花 12g	三七粉 1.5g 冲服
沉香 5g	砂仁 14g 后下		

7 剂，日 1 剂，水煎服

二诊　患者腹胀、烦躁、嗳气频频、善太息、口渴口苦、失眠、心悸、周身乏力、肢体困重、懒言较前好转，仍有胁肋胀痛，但发作次数减少，还存在不欲饮食、心悸等症状，咳嗽、咳吐痰涎较前加重。田教授考虑患者因体虚而外感风热，肺失宣降，痰浊内停所致。故原方加前胡 12g 以降气祛痰、宣散风热。继服汤剂 7 剂以减轻症状。

患者服药后症状好转，嘱咐其将二诊方剂制成丸剂继续服用以巩固疗效。

按语：痞满是指以自觉心下痞塞，胸膈胀满，触之无形，按之柔软，压之不痛为主要症状的一种疾病，《素问·异法方宜论》言"脏寒生满病"。"痞满"一词首见于张仲景的《伤寒论》，"满而不痛者，此为痞""若心下满而硬痛者，此为结胸也，大陷胸汤主之。但满而不痛者，此为痞，柴胡不中与也，半夏泻心汤主之"。现代医学中的慢性胃炎、功能性消化不良、神经官能症、胃下垂等疾病，若以腹部胀满不适为主要临床表现者，均可归入中医学的"痞满"范畴。

田教授认为患者平素久病，而致脾胃亏虚，运化失调，水谷入内则不化，食滞内停于中焦，气机阻滞，故发腹部胀满，不欲饮食，嗳气频频，口渴。正如《伤寒论》所言："谷不化，腹中雷鸣，心下痞硬而满。"脾虚则水湿不化，故发咳嗽，咳吐痰涎，肢体困重。脾胃虚弱，运化无力则气血不足，故发周身乏力，腰膝酸软，时有汗出，懒言。脾虚则心失所养，故失眠，心悸，更兼情绪激动，情志不遂，而致肝气郁滞，肝脏失于疏泄，肝气旺盛，肝木横逆犯脾土，而致脾胃升降功能失调，更加重中焦气机的郁滞，故发急躁易怒、善太息、口苦、胁肋胀痛，最终而致痞满出现。治以疏肝解郁、和胃消痞，方以自拟消痞汤加减治疗。方中鸡内金、茯苓、白术、山药、太子参、陈皮健脾和胃，以消饮食内停，恢复脾升胃降之功能；柴胡、佛手、月季花、白芍柔肝疏肝，行气止痛；川芎、三七粉、沉香活血以助气机调畅；桔梗"提壶揭盖"以调畅肺气，更助中焦停滞之气运行；玉竹、知母生津止渴；砂仁、远志祛痰热，养心安神。

二诊时，患者上述症状均好转，但仍有胁肋胀痛，但发作次数减少，还存在不欲饮食、心悸等症状，咳嗽，咳吐痰涎较前加重。田教授考虑患者因身体虚弱而致卫气亏虚，不能卫外，而致风热之邪入侵，内伤于肺，肺失宣降，痰浊内停，肺气上逆，故咳吐痰涎。在前方基础上加前胡以降气祛痰，宣散风热。《景岳全书·痞满》云："痞者，痞塞不开之谓。盖满则近胀，而痞则不必胀也。"并将痞满分为虚实两端："凡有邪有滞而胀者，实痞也，无物无滞而痞者，虚痞也。有胀有痛而满者，实满也；无胀无痛而满者，虚满也。实痞实满者，可消可散，虚痞虚满者，非大加温不补不可。"田教授在治疗此病时也抓住了该病的主要病因病机，即肝脾不和，其主要特点是本虚标实，本虚即脾胃亏虚，标实则是肝气郁滞，所以在治疗上健脾和胃补其虚，疏肝理气、活血止痛去其实，从而达到了疏肝解郁、和胃消痞的目的。

2. 痞满脾胃虚弱医案

初诊　患者马某，男，62岁。主因"间断纳差、脘腹满闷、乏力、畏寒2年余，加重2天"就诊。现症见：患者间断胃脘部不适，食后腹胀，纳差，脘腹满闷，乏力，畏寒，腹部喜温喜按，少气懒言，神疲便溏，动则汗出，腰痛，小便量可。舌淡，苔薄白，脉细弱。既往高血压病史2年，血压控制尚可。

中医诊断：痞满（脾胃虚弱）。

西医诊断：慢性胃炎；高血压病2级。

治法：补气健脾，温肾安神。

处方：

白术 20g	山药 20g	杜仲 20g	五味子 12g
麦冬 20g	知母 14g	玉竹 15g	黄精 16g
白扁豆 14g	浮小麦 30g	茯苓 20g	三七粉 1.5g 冲服

黄芪 20g　　　　太子参 25g　　　　桂枝 8g　　　　制附子 10g

炙甘草 10g　　　当归 16g　　　　女贞子 20g　　　旱莲草 20g

10 剂，日 1 剂，水煎服

二诊　患者胃脘部不适、食后腹胀、纳差、脘腹满闷、乏力、畏寒等症状均好转，但时有腰痛，自觉口渴喜饮。原方加用石斛 10g，以益胃生津、滋阴清热。调整处方，服用 10 剂后，诸症缓解。

按语：患者病程较长，素体脾胃虚弱，中气不足，久病损及脾胃，纳运失职，升降失调，胃气壅塞，而生痞满；患病日久则致脾肾阳虚，故发胃脘部不适，食后腹胀，纳差，脘腹满闷，乏力，畏寒，腹部喜温喜按，少气懒言，神疲便溏，动则汗出，腰痛，证属脾胃虚弱挟阳虚。治以补气健脾、温肾安神，以补中益气汤加减；同时考虑病久必伤及于肾，故合二至丸以滋肾阴，酌加桂、附之品以温肾阳。

二诊，服药后患者胃脘部不适、食后腹胀、纳差、脘腹满闷、乏力、畏寒等症状均好转，但出现自觉口渴喜饮、腰痛及夜间盗汗等症状，考虑为方中使用桂枝、附子等温热之品所致，故原方加用石斛以益胃生津、滋阴清热。《本草纲目拾遗》曰："石斛，清胃，除虚热，生津。"辨证治疗过程体现了田教授从脾论治的思想，抓住主证，分清轻重缓急，同时随证加减，从而达到治疗的目的。

3. 痞满中气虚弱、寒热互结医案

初诊　患者蒋某，女，80 岁。主因"腹胀、纳呆 5 天"就诊。患者慢性胃炎病史 20 余年，平素偶有腹部胀满不适，间断服用质子泵抑制剂，病情尚平稳。此次就诊前患者曾因心衰住院治疗，住院期间及出院后坚持中药治疗，方以"己椒苈黄汤加减"。5 天前无明显诱因出现腹胀满、纳呆等症状，无明显胸闷、喘憋，双下肢不肿，自服"兰索拉唑"后病情略见好转，但仍见腹胀、纳少，遂就诊于我院。现症见：腹胀满，纳呆，无腹痛及反酸，无明显胸闷、喘憋，双下肢不肿，无咳嗽咯痰，二便调，夜寐安。舌淡暗，苔微黄腻，脉沉弦。有冠心病病史 20 余年；脑梗死病史 8 年，无明显后遗症；高血压病史 11 年，最高达 200/100mmHg，近期因血压偏低已停药；糖尿病病史 1 年，服用"瑞格列奈"及"阿卡波糖"，血糖控制较理想；右侧乳房切除术后。双下肺呼吸音粗，肺底可闻及少许湿性啰音。心电图示一度房室传导阻滞，

ST-T 段缺血样改变。腹部超声示胆囊壁粗糙。

中医诊断：痞满（中气虚弱，寒热互结）。

西医诊断：慢性胃炎；冠心病，心律失常（一度房室传导阻滞伴频发室早），心功能Ⅲ级；高血压病 3 级（极高危）；糖尿病；脑梗死。

治法：寒热平调，消痞散结。

处方：

枳壳 20g	白术 15g	竹茹 12g	黄连 12g
黄芩 12g	半夏 12g	干姜 12g	砂仁 12g 后下
豆蔻 12g	茯苓 30g	陈皮 12g	木香 12g

4 剂，日 1 剂，水煎服

二诊 患者腹胀满减轻，纳食渐增，无腹痛、反酸及其他不适，二便调，夜寐安。舌淡暗，苔腻略黄，脉沉弦。原方加焦三仙 30g，以消食散结。再进 4 剂。诸症减轻。

按语：半夏泻心汤出自《伤寒论》，有寒热平调、消痞散结之功。常用于寒热互结之痞证。痞者，痞塞不通，上下不能交泰之谓；心下即是胃脘，属脾胃病变。脾胃居中焦，为阴阳升降之枢纽，今中气虚弱，寒热错杂，遂成痞证；脾为阴脏，其气主升，胃为阳腑，其气主降，中气既伤，升降失常，治当调其寒热，益气和胃，散结除痞。《金匮要略》又云："心下坚大如盘，边如旋盘，水气所作，枳术汤主之。"

方中以辛温之半夏散结除痞，又善降逆止呕；干姜辛热以温中散寒；黄芩、黄连苦寒以泄热开痞；枳壳、白术导滞气，行水饮；木香理气化滞；陈皮、茯苓、豆蔻健运脾胃。综合全方，寒热互用以和其阴阳，苦辛并进以调其升降，是为本方的配伍特点。寒去热清，升降复常，则痞满可除。

十三、胃痛医案

1. 胃痛肝气犯胃医案一

初诊 患者杨某，女，34 岁。主因"胃脘胀满，胸闷嗳气 1 年余，加重伴心悸 6 天"就诊。患者 1 年前无明显诱因出现胃脘胀满、胸闷嗳气、腹胀作痛、脘痛连胁，嗳气后则自觉好转，遇烦恼则痛作或痛甚，遂就诊于天津第一中心医院，诊断为"慢性胃炎"，给予"兰索拉唑"等药物治疗（剂量不详）。经过治疗后患者症状稍缓解，但每因饮食不当或烦恼时，症状加重，经常服用上述药物治疗，症状时有反复，但未就诊。患者 6 天前因饮食不当再次出现胃脘胀满、胸闷嗳气、腹胀作痛、脘痛连胁，但未就医，自行服用上述药物治疗，后症状逐渐加重。为求进一步中西医结合治疗，来我院田教授门诊。现症见：患者胃脘胀满，心悸汗出，胸闷嗳气，腹胀作痛，脘痛连胁，两胁胀满，不欲饮食，情绪急躁，喜叹息，嗳气后则自觉好转，遇烦恼则痛作或痛甚胸闷，时有畏寒。小便可，大便不畅。舌淡，苔薄白，脉弦。

中医诊断：胃痛（肝气犯胃）。

西医诊断：慢性胃炎。

治法：疏肝理气，和胃止痛。

处方：柴胡 20g　　茯苓 20g　　白术 16g　　山药 20g

　　　鸡内金 14g　　川芎 20g　　佛手 12g　　陈皮 12g

　　　太子参 20g　　远志 14g　　浮小麦 30g　　肉桂 12g

　　　砂仁 14g^{后下}

7 剂，日 1 剂，水煎服

二诊　胃脘胀满、心悸汗出、胸闷嗳气、腹胀作痛、两胁胀满、不欲饮食较前缓解，但自觉口黏，周身困怠，头胀。原方加萆薢、当归各 12g，以醒脾化湿、理气和血。继服 7 剂，以巩固疗效。

按语：田教授认为中焦气机的升降，有赖于肝之疏泄，正如《素问·宝命全形论》所说的"土得木而达"，故病理上就会出现木旺克土，或土虚木乘之变。患者情志不遂，肝失疏泄，肝郁气滞，横逆犯胃，以致胃气失和，胃气阻滞，即可发为胃痛，出现胃脘胀满，心悸汗出，胸闷嗳气，腹胀作痛，脘痛连胁，两胁胀满，不欲饮食，情绪急躁，喜叹息，嗳气后则自觉好转，遇烦恼则痛作或痛甚胸闷，时有畏寒等症。故给予疏肝理气、和胃止痛，以柴胡疏肝散加减治疗，本方为疏肝理气之要方。方中柴胡、白术、川芎、佛手、砂仁疏肝解郁；茯苓、陈皮、鸡内金、太子参、山药健脾理气，和胃消食；远志、浮小麦、肉桂温心阳，安心神。

二诊时，患者出现口黏、周身困怠、头胀等症，田教授认为其存在湿邪困脾，故予萆薢、当归以醒脾化湿、理气和血。诸药合用共奏疏肝理气、和胃止痛之效。

2. 胃痛肝气犯胃医案二

初诊　患者宋某，男，43 岁。主因"阵发性胃脘痛反复发作 10 天，加重伴呃逆、反酸 1 天"就诊。患者于 10 天前外出就餐后出现恶心、呕吐 1 次，呕吐物为胃内容物，伴腹痛腹泻 2 次，自服"诺氟沙星"和"胃肠安"后缓解。此后反复出现阵发性胃脘痛，伴腹胀、呃逆、反酸，未进行系统诊治。1 天前生气后再次出现胃脘痛，性质为胀痛，伴胸闷、嗳气。今患者为求进一步中西医结合治疗，来我院田教授门诊。现症见：患者胃脘胀痛，伴胸闷嗳气、呃逆、反酸，无呕吐，头晕头胀，纳差，乏力，汗出。小便可，大便不畅。舌红，苔白腻，脉弦滑。患者有慢性胃炎病史 3 年。剑突下压痛（＋）；肠鸣音活跃，5 次 / 分。

中医诊断：胃痛（肝气犯胃）。

西医诊断：慢性胃炎。

治法：疏肝理气，和胃止痛。

处方：柴胡 20g　　茯苓 20g　　白术 16g　　山药 20g

砂仁 14g 后下　　鸡内金 14g　　川芎 20g　　佛手 12g

陈皮 12g　　太子参 20g　　远志 14g　　浮小麦 30g

荜茇 12g

7 剂，日 1 剂，水煎服

二诊　胃脘痛、胸闷嗳气均缓解，时有呃逆，反酸，汗出，无头晕头胀，小便量少，大便不畅。原方加泽泻以利水。7 剂，水煎服。

三诊　纳少乏力好转，无明显胸闷憋气及胸痛。继服原方以巩固疗效，滋阴、养胃、生津。7 剂，水煎服。

按语：田教授认为患者由于情志不遂，肝失疏泄，气机阻滞，横逆犯胃，胃失和降，而发胃痛。《沈氏尊生书·胃痛》曰："胃痛，邪干胃脘病也。惟肝气相乘为甚，以木为暴，且正克也。"因此诊为肝气犯胃、胃失和降。用柴胡疏肝散加减以疏肝理气，和胃止痛。方中柴胡既具良好的疏肝解郁作用，又为疏肝诸药之向导，是治肝气郁结之要药，对胁肋疼痛无论内由肝郁、外因伤扑皆可应用；茯苓、白术健脾、和胃、理气；砂仁、佛手理气和胃；川芎疏肝活血；太子参健脾补气；远志安神；浮小麦敛汗；荜茇理气止痛。全方共奏疏肝理气、和胃止痛之功。

3. 胃痛肝郁脾虚、肝胃不和医案

初诊　患者黄某，女，59 岁。主因"间断性胃脘疼痛 4 年，加重 3 个月"就

诊。患者自 4 年前胃脘间断性隐痛，近 3 个月胃痛加重，持续发作，伴胃脘胀满、口苦、嗳气呃逆，纳可，寐差，二便调。舌暗红，苔黄厚腻，脉弦细。曾服用"三九胃泰""胃苏冲剂"等药治疗，效果不明显。4 年前，行胃镜检查示"慢性萎缩性胃炎"，病理示"中度慢性萎缩性胃炎"。平素情志不舒，有时饥饱失常。剑突下轻压痛，BP 100/60mmHg。胃镜示慢性萎缩性胃炎，病理示中度慢性萎缩性胃炎。

中医诊断：胃脘痛（肝郁脾虚，肝胃不和）。

西医诊断：慢性萎缩性胃炎（中度）。

治法：疏肝解郁，健脾和胃。

处方：柴胡 20g　　茯苓 20g　　白术 16g　　山药 20g
　　　　砂仁 14g 后下　　鸡内金 14g　　川芎 20g　　佛手 12g
　　　　陈皮 12g　　太子参 20g　　远志 14g　　浮小麦 30g
　　　　何首乌 12g　　莱菔子 20g　　知母 12g

6 剂，日 1 剂，水煎服

二诊　患者胃脘疼痛减轻，呃逆时作，潮热汗出。舌暗红，苔薄黄，脉弦细。原方去莱菔子，加半夏 12g、甘草 4g，水煎服，早晚分服。再进 6 剂。

按语：萎缩性胃炎是临床常见消化系统疾病，抑酸止痛药物有肯定的疗效，但有不少副作用。中药可以通过辨证施治，抓住主症，兼顾他症，取得更好疗效。中医学认为，本病属"心下痞""胃脘痛"等范畴，为胃、肝、脾功能失调，病位在胃，其最根本的病机是脾虚。《黄帝内经》曰："脾胃者，仓廪之官，五味出焉。"叶桂提出："脾宜升则健，胃宜降则和。"田教授认为患者平素情志多忧思，思则伤脾，思则气结，故日久则致脾虚肝郁，气机不畅、气滞中州，不通则痛，故见胃痛等痛证。脾胃纳化失常，必生内湿。在治疗时以疏肝解郁，兼健脾和胃，使气血通畅，胃痛自除。

本病案以柴胡、佛手为主药疏肝理气，又用太子参、白术、茯苓、山药健脾益气为主，加川芎活血行气，砂仁、鸡内金、莱菔子健胃消食，加远志养心安神。诸药并用，寒热同用，补泻并施，以治虚实并见之经久难愈之胃痛。经过灵活加减用药，取得了很好的疗效。

4. 胃痛脾胃虚寒医案

初诊　患者赵某，女，69 岁。主因"间断纳差、腹满、恶心 2 月余，加重伴咳吐涎沫 3 天"就诊。患者 2 个月前无明显诱因出现纳差、腹满、恶心、大便不成形、每日 2～3 次等症，自认为消化不良，自行在家中服用"越鞠保和丸"治疗（剂量不详），症状未见好转，但未就医，继续服用上述药物，症状反复，仍未就医。3 天前，因天气炎热而自行饮用凉饮料后，出现纳差、腹满、恶心加重，时伴呕吐清稀泡沫样液体，时有胃脘部疼痛，有压痛，无反跳痛，饮热饮则自觉痛减，喜温喜按，大便不成形，但未就医，自行服用"胃肠安"治疗（剂量不详）后，症状未见好转。患者为求进一步中西医结合治疗，于今日来我院田教授门诊。现症见：患者纳差，腹满，恶心，胸闷时发，时伴有呕吐清稀胃内容物，胃痛隐隐、绵绵不休，冷痛不适，饮热饮则自觉痛减。胃脘部有压痛，无反跳痛，喜温喜按，空腹痛甚，得食则缓，劳累或食冷或受凉后疼痛发作或加重。食少，口淡不渴，神疲乏力，手足不温，大便溏薄。舌淡，苔白，脉细。

中医诊断：胃痛（脾胃虚寒）。

西医诊断：慢性胃炎。

治法：温脾理气，和胃止痛。

处方：黄连 10g　　川楝子 10g　　吴茱萸 10g　　半夏 10g

　　　补骨脂 15g　　桂枝 15g　　　赤芍 15g　　　当归 15g

　　　丹参 30g　　　片姜黄 10g　　木香 15g　　　陈皮 15g

　　　薏苡仁 30g　　败酱草 30g　　车前子 20g^{包煎}

　　　　　　　　　　　　　　　　　　　　　7 剂，日 1 剂，水煎服

二诊　患者纳差、恶心、胸闷好转，胃脘痛减轻，无呕吐胃内容物，喜热饮，自诉仍腹胀，大便溏薄，每日 3～4 行，偶有口干、咽干。原方加厚朴 15g、茯苓 30g、连翘 20g，继服 7 剂以巩固疗效。

三诊　上述症状均好转。嘱其原方制成丸剂，继续服用以巩固疗效。

按语：田教授认为患者平素脾胃失调，脾胃虚寒，而致胃失和降，脾失健运，饮食不化，故生纳差、恶心，胃痛隐隐、绵绵不休，饮热饮则自觉痛减，喜温喜按，食少，口淡不渴，神疲乏力，手足不温；脾失运化，气机不畅，故腹胀、胸闷、大便溏薄。如《景岳全书·心腹痛》曰："胃脘痛证，多有因食、因寒、因气不顺者，然因食因寒，亦无不皆关于气。盖食停则气滞，寒留则气凝。所以治痛之要，但察其果属实邪，皆当以理气为主。"又如《顾氏医镜·胃脘痛》云："须知拒按者为实，可按者为虚；痛而胀闭者多实，不胀不闭者多虚；喜寒者多实，爱热者多虚。"故综合四诊，可以判断其属于脾胃虚寒证。患者本身虚寒，当其服冷饮后，则更伤其阳，而脾胃虚寒更甚。故当治以温中健脾、理气降逆、和胃止痛。

方以香连丸合薏苡附子败酱散加减治疗。方中黄连、吴茱萸组成左金丸以温胃止痛，加木香则变为香连丸，更兼行气之功。而薏苡仁、败酱草两味药乃为薏苡附子败酱散的主要组成部分，其用药高深之处，则是去掉了附子，既为防止附子燥热伤津，又可达到醒脾化浊的目的。而半夏、陈皮、车前子健脾利湿、和胃降逆；桂枝、片姜黄温经散寒；补骨脂收敛止泻；赤芍、丹参活血，兼助行气。复诊时，症状好转，但仍腹胀，大便溏薄，日行 3～4 次，偶有口干、咽干。考虑为脾失健运、气机失调、腐物不化所致，故加厚朴、茯苓以健脾行气，加连翘以清热兼佐制前方温热之性以防伤阴过度。全方共奏温中健脾、理气宽中、和胃止痛之功。

十四、呃逆、呕吐医案

1. 呃逆痰浊中阻、气机不畅医案

初诊　患者李某，男，60 岁。主因"间断呃逆 1 周，加重 1 天"就诊。患者 1 周前无明显诱因出现呃逆间断发作，休息时尤甚，口黏腻无味，纳少，大便不干燥，2 日一行，夜寐欠安。患者自服"奥美拉唑""吗丁啉（潘多立酮）"等药物后无效，又换用中药饮片"三仁汤加减"治疗，病情未见明显好转。遂于今日就诊于我科。现症见：患者呃逆不能自主，精神紧张焦虑，时有恶心，无明显反酸，胸闷憋气阵作，无胸痛，无腹痛腹胀，饥不欲食，纳少，夜寐欠安。舌暗，苔白腻，脉弦，沉取无力。冠心病、陈旧性心肌梗死、心力衰竭病史 1 年余；高血压病史 40 余年；脑梗死病史 2 年，无明显后遗症；糖尿病病史 20 余年；1 年前诊断为慢性肾功能不全，轻度贫血。接诊时患者血压 180/90mmHg，唇甲微绀，双下肺呼吸音低，肺底可及少许湿啰音；心界叩之向左扩大约 1.5cm；肝位下移，于剑突下 3cm 处可及；足背动脉搏动较弱。心电图示一度房室传导阻滞，Ⅱ、Ⅲ、aVF 导联可见 Q 波，余导联 ST-T 段缺血样改变。查腹部超声示肝颗粒增粗，胆囊炎性改变。泌尿系超声示双肾结构未见明显异常，膀胱壁粗糙。

中医诊断：呃逆（痰浊中阻，气机不畅）。

西医诊断：膈肌痉挛。

治法：寒热并用，和胃降逆。

处方：乌梅 30g　　细辛 3g　　制附子 6g　　桂枝 6g

　　　黄连 6g　　黄柏 10g　　党参 9g　　当归 20g

　　　川椒 5g　　干姜 6g

4 剂，日 1 剂，水煎服

二诊　患者服 2 剂后呃逆较前减少，4 剂后呃逆明显减轻，次数较少，呃声较前声低，纳食渐增，夜寐渐安。守原方再进 5 剂后呃声停止，纳食可，二便调，夜寐安。

按语：乌梅丸是《伤寒论》治疗厥阴病的主方，由乌梅、附子、干姜、花椒、桂枝、细辛、人参、黄连、黄柏组成，主要用于治疗寒热错杂所致的蛔厥、下利证。方中乌梅味酸，敛其散越之气，以固本元，故为君药；附子、干姜、花椒、桂枝、细辛皆辛热或辛温，功能扶阳温肝以散寒，令肝舒启、敷和；当归补肝之体，人参益肝之气，皆助肝之升发疏泄；黄连、黄柏苦寒，泻相火郁伏所化之热，是一个调和寒热的良方。正如《名医方论》说："君乌梅之大酸，是伏其所主也。配黄连泻心而除烦，佐黄柏滋肾以除渴，先其所因也。肾者肝之母，椒、附以温肾，则火有所归，肝得所养，是固其本。肝欲散，细辛、干姜以散之。肝藏血，桂枝、当归引血归经也。寒热杂用，则气味不和，佐人参调其中气。以苦酒渍乌梅，同气相求，蒸之米下，资其谷气，加蜜为丸……缓则治其本也。"

田教授认为肝阳虚馁，胃失和降则呃逆；呃后气机暂通则舒；脉弦缓，按之无力，为肝阳虚馁之征。清末浙江名医胡宝书示人："肝郁宜疏，疏之不应则宜柔；柔之无功当用敛。"叶桂对"肝木乘胃气"升至咽者，有"随方加乌梅"之例。本例初投疏理不应，改用乌梅丸酸辛苦降并施，脉证合参，灵活选用，故功效卓著。

2. 呕吐痰热中阻医案

初诊　患者房某，女，58 岁。主因"恶心、呕吐伴胃脘部不适 1 天"就诊。患者 1 天前无明显诱因出现胃脘部不适，伴恶心呕吐，呕吐物为胃内容物，曾服用"气滞胃痛冲剂"治疗，效果不明显，遂于今日就诊于我院。现症见：患者今晨再次恶心、呕吐 1 次，呕吐物为胃内容物，伴胃脘部不适，时有头晕，口苦泛酸，纳呆，胃寒，夜寐欠安，二便调。舌暗红，苔黄厚腻，脉弦滑。高血压病史 15 年，血压最高达 170/90mmHg；冠心病病史 3 年，平素偶有胸闷、胸痛等症，间断服用"硝酸甘油"等药物。血压 160/100mmHg。胃镜示慢性胃炎伴糜烂，十二指肠球部炎。胃镜活检病理示胃窦黏膜轻度慢性活动性浅表性炎，HP（–）。腹部超声示肝胆脾胰未见明显异常。

中医诊断：呕吐（痰热中阻）。

西医诊断：慢性胃炎伴糜烂；十二指肠球炎；高血压病；冠心病。

治法：辛开苦降，清热化痰。

处方：半夏 12g　　黄芩 12g　　黄连 9g　　　吴茱萸 2g

干姜 6g　　　党参 10g　　甘草 10g　　桂枝 10g

鸡内金 10g　焦神曲 10g　焦麦芽 10g　浙贝母 15g

海螵蛸 15g　百合 20g　　乌药 10g

3 剂，日 1 剂，水煎服

二诊　胃脘疼痛减轻，夜间阵作，未再恶心呕吐，便溏，舌暗红，苔薄黄，脉弦滑。原方黄芩减至 9g，黄连减至 6g，水煎服，早晚分服。再 5 剂而愈。

按语：本证为痰热中阻，以脾胃虚弱，气机升降失常为发病基础。胃气不降则生热，脾气不升而生寒，进一步寒热之气错杂于中焦，故此症见呕吐或吐涎，舌苔腻，脉多见滑。本方由半夏泻心汤合乌贝散、左金丸而成。以半夏为主药，化痰和胃止呕；以芩、连苦寒清热，干姜辛热散寒；以参、草补益脾胃。方中有升有降，有寒有热。以寒热互用调其阴阳，苦辛并进以复其升降，补泻结合以兼顾虚实，如此则中焦复其职而病情可愈。后世师其法，凡脾胃虚弱、寒热错杂、升降失调、清浊混淆而致肠胃不和、呕吐泄泻者，多用本方加减治疗。

田教授认为在本证中，不必拘于半夏泻心汤证诸症悉俱，只要见中焦寒热互结、升降失常之证，甚则寒热不甚，而以升降失司为主者亦可大胆使用。该证患者伴吞酸、口苦，故加用左金丸及浙贝母、海螵蛸等以制酸；纳呆，酌加焦神曲、焦麦芽、鸡内金等。诸药合用，辛开苦降，清热化痰，抑酸止痛，以止呕吐，消胃痛，临床应用，每获良效。

十五、泄泻医案

泄泻脾虚湿盛医案

初诊 患者俞某，女，50岁。主因"进食后排稀便1年"就诊。患者1年前无明显诱因出现进食后必排便，大便色黄，质稀溏，情绪紧张及进食油腻均可加重，伴腹痛，无恶心呕吐，曾就诊于外院消化科，查肠镜未见明显异常。曾服用多种药物治疗，但症状未见好转，遂于今日来我院田教授门诊治疗。现症见：患者神疲乏力，形体消瘦，面色萎黄，心悸，失眠多梦，脘痞纳呆。舌质淡暗，苔白，脉濡细。

中医诊断：泄泻（脾虚湿盛）。

西医诊断：肠易激综合征。

治法：健脾利湿。

处方：

柴胡 20g	茯苓 20g	白术 16g	山药 20g
鸡内金 14g	川芎 20g	佛手 12g	砂仁 14g^{后下}
陈皮 12g	太子参 15g	远志 14g	白鲜皮 20g
蛇床子 20g	薏苡仁 25g	白扁豆 15g	白豆蔻 12g
败酱草 14g	炮姜 4g		

7剂，日1剂，水煎服

二诊 大便成形，发作频次较前减少，食欲较前好转，仍见腹痛、乏力，故原方去白豆蔻、败酱草，易白术为苍术20g，加虎杖14g，以燥湿祛痰、健脾和胃。7剂，煎服法同前。

三诊 患者进食后已无排便，现大便日一行，不成形，偶有头晕。原方加天麻12g，7剂。服后，诸症皆安。

按语：田教授认为患者脘痞纳呆，面黄肌瘦，大便稀溏，乃为脾虚湿盛。脾虚则气血亏虚，心失所养，故以参苓白术散健脾利湿。患者素体脾虚，水谷不运，水反为湿，谷反为滞，发为泄泻，然土虚必遭木乘，故以柴胡疏肝；久病入络，郁而化热，故辅以败酱草、虎杖活血化瘀，清热解毒。方中寒温并用，通补兼施，健运中焦。

十六、胁痛医案

胁痛肝郁脾虚、痰凝血瘀医案

初诊 患者王某，男，44岁。主因"胁隐痛不适伴神疲乏力半年"就诊。患者胁痛不适，神疲肢软，体倦乏力，形体肥胖，腹胀嗳气。舌质淡胖，边有齿痕，舌苔厚腻，脉象细缓。肝在剑突下 3cm，肋下 2cm。肝功能检查示谷丙转氨酶 102U/L。血脂检查示总胆固醇 6.02 mmol/L，甘油三酯 3.19 mmol/L。腹部超声提示脂肪肝。

中医诊断：胁痛（肝郁脾虚，痰凝血瘀）。

西医诊断：脂肪肝。

治法：疏肝化滞，祛瘀化痰。

处方：

柴胡 10g	郁金 10g	丹参 20g	制何首乌 15g
生山楂 20g	泽泻 20g	茯苓 10g	大黄 5g
虎杖 10g	莱菔子 10g	黄精 20g	太子参 10g

7 剂，日 1 剂，水煎服

二诊　患者胁痛不适、神疲肢软、体倦乏力、腹胀嗳气诸症减轻，原方加荷叶 15g、茵陈 15g。7 剂，煎服法同前。

三诊　患者服二诊方 7 剂后，诸症缓解。

守二诊方加减 90 余剂后，复查 B 超、肝功能、血脂检查转为正常。

按语：中医学中无"脂肪肝"的病名，根据其主要症状及临床特点，将其归属于"胁痛""肝着""痰痞""痰浊""瘀血""积聚""痞满"等范畴。本病证早在《黄帝内经》就有记载，并明确指出胁痛的发生主要是肝胆的病变。如《素问》中有"肝壅，两胁痛"，《素问·热论》曰"三日少阳受之，少阳主胆，其脉循胁络于耳，故胸胁痛而耳聋"，《素问·刺热论》谓"肝热病者，小便先黄，……胁满痛"，《灵枢·五邪》说"邪在肝，则两胁中痛"。其后，历代医家对胁痛病因的认识，在《黄帝内经》的基础上，逐步有了发展。《景岳全书·胁痛》将胁痛病因分为外感与内伤两大类，并提出以内伤为多见；《临证指南医案·胁痛》对胁痛之属久病入络者，善用辛香通络、甘缓补虚、辛泄祛瘀等法，立方遣药，颇为实用，对后世医家影响较大；《类证治裁·胁痛》在叶氏的基础上将胁痛分为肝郁、肝瘀、痰饮、食积、肝虚诸类，对胁痛的分类与辨证论治作出了一定的贡献；《古今医鉴》中有"胁痛或痰积流注于血，与血相搏留为病"等。田教授认为胁痛病因病机主要是脾胃失司、肝胆不和、湿热痰阻、气滞血瘀，治以疏肝化滞、祛瘀化痰，方用自拟疏肝化脂饮。

方中以柴胡、郁金为君药，以疏肝理气，凉血散瘀；黄精、太子参补中益气；生山楂消食化痰，散瘀行滞，增加胆固醇的排泄；大黄、虎杖活血散瘀；何首乌养血、柔肝；泽泻、茯苓健脾化湿。诸药合用使肝畅浊除，气血通达，恢复肝代谢脂肪类物质的能力。

十七、消渴医案

消渴肾阴亏虚医案

初诊 患者于某，男，73岁。主因"多饮、多食8年余，加重伴尿频1周"就诊。患者8年前无明显诱因出现多饮、多食等症，遂就诊于第四中心医院，经检查，诊断为"糖尿病"。曾予以"阿卡波糖"等药物（具体剂量不详），经治疗后患者血糖控制尚可，但时有反复。患者1周前无明显诱因而出现多饮、多食加重，伴有尿频，偶有尿失禁，自行在家中服用"六味地黄丸"后，症状未见好转。为求进一步中西医结合治疗，遂于今日来我院田教授门诊。现症见：患者多饮，多食，尿频，偶有尿失禁，腰膝酸软，周身乏力，夜间时有盗汗。夜寐差，纳食可，小便频，大便干。舌红，少苔，脉细数。冠心病史3年，服用"通心络"治疗。心电图示窦性心律，$V_3 \sim V_5$ 导联 T 波低平。

中医诊断：消渴，下消（肾阴亏虚）。

西医诊断：2型糖尿病；冠心病。

治法：滋阴补肾，益气健脾。

处方：

杜仲 20g	女贞子 20g	旱莲草 20g	五味子 12g
黄精 20g	莲须 20g	茯苓 20g	枸杞子 20g
玉竹 14g	丹参 16g	黄芪 12g	龟甲 8g 先煎
何首乌 12g	淡竹叶 12g	砂仁 12g 后下	

10剂，日1剂，水煎服

二诊 多饮、多食、尿频均好转，无尿失禁，仍时有腰膝酸软，周身乏力，夜间时有盗汗，夜寐差，自觉视物模糊。前方加密蒙花12g，继服10剂以巩固疗效。

按语：田教授认为患者患有消渴病，证属下消，此为肾阴亏虚所致。患者年老体弱，久病而致肾阴亏虚，肾阴虚则滋养无力，而致虚阳上浮，故发多饮、多食、尿频、偶有尿失禁、腰膝酸软、周身乏力、夜间时有盗汗、夜寐差、纳食可、小便频、大便干等症。舌脉乃为肾阴亏虚之象。

方用滋阴汤加减以滋阴补肾、益气健脾。方中用杜仲、女贞子、旱莲草、黄精、枸杞子、玉竹、龟甲、何首乌滋补肾阴；密蒙花清热养肝、明目退翳，用以滋养肝血，共为"肝肾同源"之故；五味子、莲须以止尿；砂仁、黄芪以健脾益气，取其"后天补先天"之意；丹参、淡竹叶以活血清热，防止其滋补太过，以妨碍肝脾肾的功能。全方共奏滋阴补肾、益气健脾之功。

十八、暴盲医案

暴盲肝肾阴亏、痰瘀阻窍医案

初诊　患者王某，男，33岁。主因"双目失明1个月"就诊。患者因情志不舒突然双目视力骤失，眼球转动时球后隐隐作痛，头晕，耳鸣，腰酸，口苦咽干。舌红绛，脉弦细数。查眼底糖尿病视网膜病变Ⅳ期。双眼视力均为"眼前光感"。空腹血糖12.3mmol/L，尿糖（++）。既往糖尿病史13年，有烟酒嗜好。

中医诊断：暴盲（肝肾阴亏，痰瘀阻窍，肝火上攻）。

西医诊断：糖尿病并发视网膜病变。

治法：滋养肝肾，化瘀祛痰，清肝明目。

处方：生地黄25g　　熟地黄15g　　何首乌20g　　五味子12g

天冬15g　　密蒙花10g　　赤芍15g　　益母草20g

夏枯草10g　　菊花15g　　枸杞子20g　　当归15g

石菖蒲12g

14剂，日1剂，水煎服

嘱病人调整胰岛素剂量，空腹血糖控制在8.3mmol/L以下，并戒烟酒。

二诊　服药14剂后，患者左眼视力：手动/30cm，右眼视力：手动/30cm。原方加女贞子15g、山药20g、黄芪20g。水煎服，日1剂，早晚分服，60剂。

三诊　二诊服用60剂后，患者左眼视力0.04，右眼视力0.04，眼底呈糖尿病视网膜病变Ⅰ期改变，空腹血糖7.8mmol/L。

按语：现代医学认为，糖尿病视网膜病变的主要病理改变是视网膜出血斑、渗出及小血管的动脉瘤样扩张。其出血斑和小血管的动脉瘤样扩张，类似于中医学的瘀血；渗出和增殖性改变，类似于中医学的痰结。这种瘀血、痰结产生的根源，在于肝肾精血亏虚。肝肾精血不足，络脉不充，气血不能正常运行，血少而瘀滞；或阴虚内热，耗津灼液而成瘀血；或炼液为痰，血郁遏络脉，则变生动脉瘤样扩张；瘀血阻络，血不循经而溢于络外，则见出血斑。

另一方面，如《血证论》所云："血积既久，亦能化为痰水。"痰与瘀往往互结，同时存在，从而发生视瞻昏渺、暴盲。临床上可见头晕，耳鸣，视力减退、视物昏蒙，或失明、腰膝酸软，目干，舌红绛，脉细数等。肝肾亏虚，血瘀痰结，是糖尿病视网膜病变的基本病机。

患者消渴日久，肝肾阴亏，近日情志不舒，故肝火上攻，突然双目视力骤失；肝血亏少，不能濡养筋脉，故眼球转动时球后隐隐作痛；肝肾亏虚，不能上荣头面及腰府，故头晕、耳鸣、腰酸、舌红绛、脉弦细数；阴虚日久，痰瘀互结，循经上扰，故口苦咽干。治以滋养肝肾、化瘀祛痰，方用明目地黄丸加化瘀祛痰之品。药用生地黄、熟地黄、枸杞子、天冬、五味子、何首乌、赤芍、益母草、夏枯草、石菖蒲等。眼底出血，可加蒲黄、茜草、三七粉之类化瘀止血；另外，可在滋补肝肾的基础上加入益气之品，如人参、黄芪、山药、白术、太子参、黄精等。阴虚生内热，糖尿病视网膜病变尚多伴有肝热，症见眼球压痛及转动时球后作痛，口苦咽干，苔黄，脉弦数等，临床上常佐清肝明目之品，如菊花、白蒺藜、决明子、密蒙花等。药证合拍，故收到了良好的效果。

十九、绝经前后诸证医案

1. 绝经前后诸证肝肾不足、阴阳失调医案

初诊　患者高某，女，54岁。主因"间断心烦急躁伴发热汗出，心悸半年"就诊。患者夜寐欠安，记忆力下降，胃纳尚可，二便调。舌淡，苔薄，边有齿痕，脉弦细。患者绝经已2年。

中医诊断：绝经前后诸证（肝肾不足，阴阳失调）。

西医诊断：更年期综合征。

治法：滋肾平肝，调和阴阳。

处方：

柴胡 20g	枳壳 15g	木香 4g	沉香 12g
白芍 16g	何首乌 20g	淫羊藿 10g	首乌藤 20g
珍珠母 30g	当归 16g	丹参 16g	牡丹皮 20g
益母草 20g	炙甘草 4g	砂仁 14g^{后下}	

14剂，日1剂，水煎服

二诊　服药2周后，患者症状明显改善，效不更方。

三诊　治疗1个月后症状基本消失，未再复诊。

按语：更年期综合征，中医学称为"绝经前后诸证"，是指妇女在绝经前后，围绕月经紊乱或绝经后出现如烘热汗出、烦躁易怒、潮热面红、眩晕耳鸣、心悸失眠、腰背酸楚、面浮肿、皮肤蚁行感、情志不宁等症状。本病之病机以肾虚立论。《素问·上古天真论》云"……七七任脉虚，太冲脉衰少，天癸竭，地道不通，故形坏而无子"，认为妇女到绝经前后，肾气渐衰，冲任二脉亏虚，天癸渐竭，因此本病以肾虚为主。当精血日趋不足，肾的阴阳易于失调，进而导致脏腑功能失调而表现诸多症状。

田教授认为，患者肾精肝血亏虚日久，阴不固阳，虚阳上越，故心烦急躁伴发热汗出；心血亏虚，故心悸难眠；肾中精血亏少不能濡养脑髓，故记忆力下降；精血亏虚日久致阳气亏少，故舌淡，苔薄，边有齿印，脉弦细。方中牡丹皮泻相火；何首乌益阴；淫羊藿补肾助阳，既滋阴泻火，又滋补肾阳，以解除阴阳俱虚于下，虚火亢盛于上的证候；丹参、何首乌养血滋阴，补精益髓，使肾水充足而制约虚火；白芍善和血敛阴柔肝；柴胡疏肝理气，柴胡和白芍一散一收调畅气机；首乌藤安神益智，珍珠母镇静安神。诸药合用，使滋阴与补血，清热与宁神同用，共奏补益肝肾、调和阴阳之功。

2. 更年期综合征气滞心胸医案

初诊　患者卢某，女，47岁。主因"间断胸闷、烦躁、失眠3月余，加重伴腹胀1周"就诊。患者3个月前因情绪激动出现胸闷、烦躁、失眠等症，未行就诊，自认为"肝气郁结"，而自行服用"舒肝丸""开胸顺气丸"等药物（具体剂量不详），症状稍见好转，但时有反复，经常因情志刺激而诱发，仍服用上述药物治疗。于1周前因与他人发生矛盾而致情绪激动，出现胸闷加重、憋气、心悸、烦躁不安、失眠、腹部胀满、不欲饮食、嗳气频发、得嗳气或矢气则舒、胁肋胀痛、口苦口渴等症状，继续服用上述药物治疗，症状未见好转。患者为求进一步中西医结合治疗，于今日来我院田教授门诊。现症见：患者胸闷、憋气、心悸，烦躁不安，失眠，腹部胀满，不欲饮食，嗳气频发，得嗳气或矢气则舒，胁肋胀痛，口苦口渴，二便可。舌红，苔薄，脉弦细。

中医诊断：胸痹（气滞心胸）。

西医诊断：更年期综合征。

治法：疏调气机，和血舒脉。

处方：牡丹皮 20g　　香附 12g　　枳壳 12g　　沉香 5g

　　　柴胡 20g　　益母草 16g　　丹参 16g　　砂仁 14g^{后下}

　　　当归 16g　　白芍 16g　　炙甘草 4g　　太子参 20g

　　　郁金 14g　　白扁豆 12g　　陈皮 12g　　首乌藤 20g

7 剂，日 1 剂，水煎服

二诊　患者胸闷、憋气、胁肋胀痛、口苦口渴较前好转，仍有心悸、烦躁不安、失眠、嗳气频发、口苦口渴，还存在不欲饮食、腹胀等症状，自觉小便短少，大便干。原方加淡竹叶 10g、薏苡仁 25g，继服 7 剂以减轻症状。

患者服药后症状好转，嘱咐其将二诊方剂制成丸剂继续服用，同时注意调整情志。

按语：胸痹是指以胸部闷痛，甚则胸痛彻背，喘息不得卧为主症的一种疾病，轻者仅感胸闷如窒，呼吸欠畅，重者则有胸痛，严重者心痛彻背、背痛彻心。《素问·藏气法时论》云："心病者，胸中痛，胁支满，胁下痛，膺背肩胛间痛，两臂内痛。"现代医学中的心脏神经官能症、更年期综合征等疾病，若以胸闷、心悸为主要临床表现者，均可归入中医学的"胸痹"范畴。田教授认为患者平素情绪抑郁，肝气郁结，是引发胸痹的原因。沈金鳌在其《杂病源流犀烛·心病源流》指出七情除"喜之气能散外，余皆足令心气郁结而为痛也"，由于肝气通于心气，肝气滞则心气涩，所以情志失调，是引发胸痹的常见原因。肝气郁结，气机不畅，故发胸闷、憋气、心悸、烦躁不安、失眠、腹部胀满、嗳气频发、得嗳气或矢气则舒、胁肋胀痛等症状；肝郁化火，故发口苦口渴；肝木克脾土，脾胃亏虚，故发不欲饮食；加之情志刺激，而致肝气郁滞，肝失疏泄，肝气更加旺盛，而出现症状加重。治以疏调气机、和血舒脉，方以柴胡疏肝散加减治疗。方中柴胡、郁金、枳壳相配可升降气机，白芍与甘草同用可缓急舒脉止痛，香附、陈皮、太子参、益母草、当归、首乌藤以增强理气健脾解郁之功，砂仁、白扁豆以利湿健脾，沉香、丹参以理气活血。

复诊时，患者上述症状均好转，仍有心悸、烦躁不安、失眠、嗳气频发、口苦口渴，还存在不欲饮食、腹胀等症状，自觉小便短少，大便干。田教授考虑患者因肝气郁结，日久化火，肝火上炎，而致心火炽盛，故发心悸、烦躁不安、失眠、口苦口渴等症；心与小肠相表里，心火下移小肠，故发小便短少、大便干等症；肝木犯脾土，脾失健运，痰湿内生，故发不欲饮食、嗳气频发、腹胀等症。故前方加淡竹叶以利小便、清心火，加薏苡仁清热利湿，以助砂仁、白扁豆利湿健脾。田教授在治疗时抓住了该病的主要病因病机，即肝气郁结、肝火炽盛、木旺克土。在治疗时重在疏肝理气，同时兼顾健脾利湿，活血止痛以行气祛痰，取其"血行风自灭"之义，通过活血行气来达到疏肝郁、化肝火的目的，全方共奏疏调气机、和血舒脉之功。

二十、不寐医案

1. 不寐脾虚夹湿、心阴亏损医案

初诊　患者许某，男，39岁。主因"间断失眠半年余，加重半月"就诊。患者半年来经常出现失眠多梦、健忘，偶有心悸怔忡，平素服用"安神补脑液"或"舒乐安定（艾司唑仑）"等药物，尚有效果。近半月来，患者上述症状加重，甚至彻夜不眠，或稍能进入睡眠状态，每晚睡眠时间不足2小时，伴随倦怠乏力、头晕心悸等症，工作效率明显下降，遂于今日就诊。现症见：患者失眠多梦，甚至彻夜不眠，健忘，心悸头晕，伴倦怠乏力，食少，大便溏。慢性胃炎病史，平素纳少，便溏。舌淡红，苔白略腻，脉沉细弱。患者自诉平素少与人言，性格内向，长期伏案工作。有磺胺类药物过敏史。精神倦怠，表情痛苦，面色少华。心脏超声示主动脉轻度硬化。

中医诊断：不寐（脾虚夹湿，心阴亏损）。

西医诊断：失眠。

治法：健脾化湿，清心安神。

处方：黄芪 15g　　太子参 20g　　白术 20g　　当归 16g

茯苓 20g　　炙甘草 10g　　酸枣仁 20g　　远志 14g

浮小麦 30g　　何首乌 20g　　三七粉 1.5g^{冲服}　　沉香 4g

桔梗 12g　　知母 8g　　玉竹 12g

6剂，日1剂，水煎服（加3片姜、4枚大枣）

二诊　症状较前改善，但仍入睡困难，需1小时左右方能入睡，一夜可睡眠3～5小时左右，多梦，眠浅易醒，白天困倦，情绪稳定。纳渐增，唯大便仍溏。舌淡，苔白略腻，脉沉细。原方去桔梗，加白扁豆 14g、薏苡仁 30g。继服6剂，煎服法同上。

三诊 症状明显改善，一夜可睡眠 5 小时左右，夜梦减少，白天困倦感减轻，精力较前充沛，情绪稳定。纳可，大便略好转。舌淡，苔白，脉沉细。患者拒绝汤剂治疗，二诊方药制成丸剂，继服 1 个月，诸症明显减轻，正常投入工作。

按语：不寐之病因有多种，治法亦各异。通过本医案治验，可以看到中医治病之辨证审因论治的重要性。不寐当首分虚实。患者平素少动懒言，久坐伤脾。正如《类证治裁·不寐》说："思虑伤脾，脾血亏损，经年不寐。"《景岳全书·不寐》言道"无邪而不寐者，必营气之不足也"。对于不寐，田教授更注重脾胃中土的充养，若脾虚营血生化不足，则无以养心，心虚则神不守舍，心血不足则心火独旺，热扰神明，则更加重不寐。脾虚湿阻，胃因不和，胃不和则卧不安。故治以参苓白术散加减，使脾气健、营血生，心有所养，则心神安，不寐自除。

用参苓白术散之法健脾祛湿，太子参、白术、茯苓、白扁豆、薏苡仁等体现其健脾之法；加用远志、酸枣仁养心安心神；虑其气阴不足，用知母、玉竹以滋阴，患者亦有头晕症状，因脾弱不能运化水谷精微，生化之源不足，营血亏虚，不能上荣脑窍，故用健脾养血之法，健脾的同时，用当归养血活血。本方以祛湿健脾、养血安神为主要方向，随症加减，体现了田教授"治不寐之虚证应重中土"的思想。

2. 不寐脾虚湿盛、心神失养医案

初诊 患者李某，男，82 岁。主因"不寐间断发作半年余，加重 1 个月"就诊。患者半年来失眠反复发作，入睡困难，心悸阵作，平素服用"养心丸"，初期效果尚佳。近 1 个月来，患者由于情绪波动，上述症状加重，甚至彻夜不眠，或稍能入睡，夜梦频多，伴倦怠乏力、头晕心悸等症，遂于今日就诊。现症见：患者失眠多梦，甚至彻夜不眠，心悸阵作，活动后尤甚，倦怠乏力，胁肋胀痛，纳少腹胀，大便溏。舌暗淡，苔白腻，脉弦滑。冠心病、慢性胃炎、慢性咽炎病史；磺胺类药物过敏史。HR 106 次 / 分，双肺呼吸音粗。心电图示窦性心动过速，ST-T 段缺血样改变。腹部超声示肝脏脂肪浸润，胆囊壁粗糙。

中医诊断：不寐（脾虚湿盛，心神失养）。

西医诊断：失眠；冠心病，心律失常（窦性心动过速）；慢性胃炎。

治法：健脾祛湿，养心安神。

处方：柴胡 20g　　　茯苓 20g　　　白术 16g　　　山药 20g

砂仁 14g^{后下}　　　鸡内金 14g　　　川芎 20g　　　佛手 12g

炙甘草 10g　　　何首乌 20g　　　女贞子 20g　　　旱莲草 20g

桔梗 12g　　　白扁豆 14g　　　三七粉 1.5g^{冲服}　　　太子参 15g

陈皮 12g　　　远志 14g　　　浮小麦 20g

6 剂，日 1 剂，水煎服

二诊　患者夜寐渐安，活动后偶有心悸、乏力。纳增，大便日行 1 次。舌暗淡，苔白略腻，脉沉细。原方加太子参至 25g。继服 7 剂，煎服法同上。

三诊　症状明显改善，夜梦减少，精力较前充沛，情绪稳定，纳可。患者继服二诊方药 7 剂，诸症好转。

按语：参苓白术散出自《太平惠民和剂局方》，其功用为益气健脾、渗湿止泻，主治脾胃虚弱所致食少、便溏、或吐或泻、四肢乏力、形体消瘦、胸脘闷胀、面色萎黄等症。田教授结合四诊运用参苓白术散加减治疗不寐，每每获效。

早在《素问·逆调论》中就有"胃不和则卧不安"的记载，饮食不节，肠胃受伤，宿食停滞，壅遏于中，痰热上扰，胃气不和，则不能纳食；素体脾虚之人，脾弱则不能运化水谷精微，生化之源不足，营血亏虚，不能上荣于心，以致心神不安则不寐。方中运用太子参、茯苓、白术、甘草平补脾胃之气；配以扁豆、山药、白术健脾渗湿；陈皮理气健脾，燥湿化痰；加柴胡、佛手以疏肝理脾；砂仁辛温芳香健脾，能促中州运化，使上下气机贯通，胃不弱，脾不虚，则生化有源，营血不亏，不寐自止。

3. 不寐心肾不交医案

初诊　患者刘某，女，51 岁。主因"夜寐不安 2 月余，加重伴夜尿频半个月"就诊。患者近 2 个月来由于情绪紧张出现夜寐不安，烦躁易怒，眩晕耳鸣，纳少，倦怠。自服"舒乐安定（艾司唑仑）"等镇静药后未见明显好转。近半个月来，患者上述症状较前加重，入睡困难，甚至彻夜辗转难耐，心悸烦躁，精神倦怠，求诊于田教授。现症见：患者愁眉紧锁，心悸烦躁，倦怠懒言，腹胀纳少，不思饮食，夜尿频多，大便调。舌红，苔薄白剥脱，脉弦细。有糖尿病、慢性胃炎病史，绝经 3 年。痛苦面容，面色无华，剑突下轻压痛。尿常规示尿蛋白（＋）。

中医诊断：不寐（肾阴亏虚）。

西医诊断：失眠；糖尿病；慢性胃炎。

治法：滋补肾阴，养心安神。

处方：五味子 14g　　山药 20g　　旱莲草 20g　　女贞子 20g

　　　陈皮 12g　　　海螵蛸 20g　　枸杞子 20g　　杜仲 20g

　　　太子参 20g　　山茱萸 20g　　酸枣仁 30g　　茯苓 20g

　　　合欢皮 30g　　夜交藤 20g　　黄连 9g　　　肉桂 3g

6 剂，日 1 剂，水煎服

二诊　患者夜寐渐安，每晚可睡 2 ~ 3 小时，心悸减轻，仍尿频，偶有腹胀、反酸，纳少，舌淡红，苔薄白剥脱，脉细。以原方加煅瓦楞子 12g、炙甘草 10g、白术 12g，以健脾抑酸，再进 7 剂。

药后诸症减轻。继按二诊方调服 2 周后，诸症消失，后停药调养 2 个月而愈。

按语：《黄帝内经》云："女子七七，任脉虚，太冲脉衰少，天癸竭，地道不通，故形坏而无子也。"此证正值围绝经期，肾精亏虚。肾为真阴之根，统五脏之精；肺为真气之本，司百脉之气。患者小产后，阴伤精损，阴不敛阳，水不济火，精不化气，气不归精；而壮火食气，火灼金伤，肾虚必盗母气，金损必致肺枯，肺肾俱困，他脏不免受累；水不涵木，肝病传脾，土不生金，清肃不降，金不平木，木复生火，火性炎上，上扰于心，心意烦乱，不知所以，竟夕无寐，虚里穴动，少气懒言，食减身瘦。加之情志所伤，则肝郁阳亢，耗伤肾阴，水不涵木，故而彻夜难寐，当益肾以治其本，兼以养心安神。病一及肾，他脏亦伤。田教授治疗此不寐之证，用药兼顾他脏。

方用交泰丸以交通心肾，山药、陈皮、茯苓、太子参等健脾理气，旱莲草、杜仲、海螵蛸、枸杞子等补益肝肾，五味子补肾宁心，酸枣仁、合欢皮、夜交藤等亦宁心安神。各药共奏滋补肾阴、养心安神之效。6 剂显效，仍尿频，偶有腹胀、泛酸，纳少，故以原方加煅瓦楞子 12g、炙甘草 10g、白术 12g 以健脾抑酸。后诸症消失，此法之效得到验证。

4. 不寐心脾两虚医案

初诊　患者李某，女，22 岁。主因"间断心慌半年，加重伴不欲饮食 1 周"就诊。现症见：患者心烦，入睡困难，心悸多梦，咽干少津，食少，腹胀，纳果，大便偏干。舌淡红，苔白，脉细。胃镜示慢性胃炎。

中医诊断：不寐（心脾两虚）。

西医诊断：失眠。

治法：养心和血，理气和胃。

处方：浮小麦 30g　　西洋参 6g　　　麦冬 20g　　　五味子 12g

　　　柴胡 20g　　　砂仁 14g^{后下}　　远志 14g　　　月季花 14g

　　　山药 20g　　　炙甘草 10g　　　女贞子 20g　　　旱莲草 20g

　　　郁金 12g　　　桔梗 12g　　　　沉香 3g　　　　三七粉 1.5g^{冲服}

7 剂，日 1 剂，水煎服

二诊　患者上述症状较前明显好转，"艾司唑仑"减半片，思想压力较大，仍腹胀，时有胁肋胀痛。故增加疏肝解郁之力，原方去西洋参、山药、炙甘草，加香附 20g、何首乌 20g、半夏 12g、太子参 20g、白芍 16g、沉香加至 4g。10 剂，服后，诸症消失。

按语：田教授认为患者 22 岁，从事会计工作，每日工作压力较大，思虑过多，损伤脾胃，气血亏虚，心神失养。故患者心烦，入睡困难，心悸多梦，咽干少津，纳呆，食少，腹胀，舌淡红，苔白，脉细。患者思虑过度，致肝郁气滞，影响脾的运化功能。

方中以麦冬、五味子、西洋参等益气养血；女贞子、旱莲草滋补肾阴，滋肾水以救心火；柴胡、月季花、郁金、沉香等疏肝解郁，理气和胃。《黄帝内经》曰"胃不和则卧不安"，故在养心和血的同时理气和胃。患者服药后睡眠明显好转，但工作压力仍大，故二诊时原方去西洋参、山药、炙甘草，加香附、何首乌、半夏、太子参、白芍，沉香加至 4g，增疏肝解郁之力，以防肝郁气滞而致脾失运化。10 剂药后，患者症状消失。

5. 不寐心血亏虚医案

初诊　患者王某，女，57 岁。主因"间断失眠、乏力半年余，加重伴汗出 1 周"就诊。现症见：患者失眠，周身乏力，汗出，烦躁，腹胀，不欲饮食，口干，憋气，倦怠，腰膝酸软，二便可。舌淡，苔薄白，舌尖红，脉数。

中医诊断：不寐（心血亏虚）。

西医诊断：失眠。

治法：疏肝理气，养血安神。

处方：

当归 10g	丹参 20g	酸枣仁 16g	柏子仁 16g
远志 14g	川芎 12g	炙甘草 4g	五味子 12g
白芍 15g	白术 15g	山茱萸 16g	香附 14g
三七粉 1.5g^{冲服}	沉香 5g		

7 剂，日 1 剂，水煎服

二诊 患者失眠、周身乏力、汗出、烦躁、憋气、倦怠、腰膝酸软较前缓解，但仍时有口干、腹胀、不欲饮食。故前方加太子参 20g、月季花 12g，以健脾生津、和胃行气。继服 7 剂以巩固疗效。

按语：田教授认为患者年过六旬，脾胃失调，气血生化之源不足，心肝亏虚，肝主藏血，气血不足，而致肝之藏血不足，进而导致心血不足，心神失养，心主神明，心神不安，故导致失眠、周身乏力、憋气。脾胃运化失调，故口干、腹胀、不欲饮食。肝阴亏虚，肝失疏泄，故烦躁不安，每因情绪激动而症状加重。气虚则卫外不固，故汗出、腰膝酸软。

方用酸枣仁汤合四物汤加减以疏肝理气、养血安神。本方微妙之处在于四物汤的使用，四物汤具有补血和血之功，其方中川芎为血中之气药，活血行气，调畅气血为佐。四味相合，则补血而不滞血，和血而不伤血，以防止方中的滋补药物阻碍气血的运行。复诊时，患者自诉仍时有口干、腹胀、不欲饮食，考虑其胃阴不足，脾失运化，故方中加用太子参、月季花以健脾生津、和胃行气。全方共奏疏肝理气、养血安神、生津行气之功。

二十一、头痛医案

1. 头痛中气虚弱、清阳不升医案

初诊 患者李某某，女，66 岁。主因"头痛反复发作 3 年余"就诊。患者头痛反复发作 3 年余，每次发作均需服"去痛片"以缓解，曾查头颅 CT，未见器质性病变，否认高血压病史。西医诊断为"脑动脉硬化症"，予"尼莫地平"口服未缓解。近 1 个月来头痛而昏，痛势隐隐，甚至整日感头部空痛，绵绵不休，每因疲劳、情绪

波动而加重。现症见：患者形体消瘦，神疲体倦，乏力懒动，语声低微，口淡不渴，纳呆便溏。舌淡红有瘀斑，苔白略腻，脉弦细涩。

中医诊断：头痛（中气虚弱，清阳不升，兼有瘀血）。

西医诊断：脑动脉硬化症。

治法：补气升阳，活血祛瘀。

处方：黄芪 30g　　党参 15g　　炒白术 15g　　柴胡 10g

升麻 10g　　葛根 15g　　当归 12g　　陈皮 10g

蔓荆子 10g　　川芎 10g　　桃仁 10g　　红花 10g

炙甘草 6g

7 剂，日 1 剂，水煎服

二诊　患者头痛减轻，乏力、便溏等症亦减，舌淡红有瘀斑，苔白，脉弦细涩。上方去升麻，加茯苓 15g。煎服法同前，继服 7 剂。

三诊　患者头痛基本消失，余症亦明显减轻，精神转佳。舌淡红略暗，苔薄白，脉细缓。上方去陈皮，加白芍 15g。煎服法同前，继服 7 剂。

四诊　患者未再发头痛，诸症基本消失，继服上方 7 剂停药。

按语：中医学对"头痛"认识很早。殷商甲骨文就有"疾首"的记载，《黄帝内经》称本病为"脑风""首风"，《素问·风论》认为其病因乃外在风邪寒气犯于头脑而致，《素问·五脏生成》还提出"是以头痛巅疾，下虚上实"的病机。汉代《伤寒论》在太阳病、阳明病、少阳病、厥阴病篇章中较详细地论述了外感头痛病的辨证论治。隋代《诸病源候论》已认识到"风痰相结，上冲于头"可致头痛。宋代《三因极一病证方论》对内伤头痛已有较充分的认识，认为"有气血食厥而疼者，有五脏气郁厥而疼者"。明代《古今医统大全·头痛大法分内外之因》对头痛病进行总结道："头痛自内而致者，气血痰饮、五脏气郁之病，李杲论气虚、血虚、痰厥头痛之类是也；自外而致者，风寒暑湿之病，仲景伤寒、李杲六经之类是也。"

头痛的治疗"须分内外虚实"。内伤头痛多属虚证，治法以补虚为主；至于痰浊、瘀血头痛多为虚中夹实、本虚标实，治疗时应分清标本缓急，头痛剧烈则以治标实为先，头痛缓解则以补虚为主。外感所致头痛属实，治疗当以祛邪活络为主，视其邪气性质之不同，分别采用祛风、散寒、化湿、清热等法，外感以风为主，故强调风药的使用。内伤所致头痛多虚，治疗以补虚为要，视其所虚，分别采用益气升清、滋阴养血、益肾填精等治法。若因风阳上亢则治以熄风潜阳，因痰瘀阻络又当化痰活血为法，虚实夹杂则扶正祛邪并举。

"邪气所凑，其气必虚"，邪气之所以能侵入空窍，形成病证，实乃正气不足的缘故。田教授认为本患者年高体虚，以气虚为主，中气亏损，清阳不升，气虚血瘀，故头痛绵绵，反复发作。如《灵枢·口问》所云："邪之所在，皆为不足。故上气不足，脑为之不满，耳为之苦鸣，头为之苦倾……"方用补中益气汤合葛根、蔓荆子，补中气升清阳；黄芪配当归补气以生血；当归、桃仁、红花、川芎活血化瘀。诸药合用，则中气健旺，清阳上升，气血充足，瘀血消散，故头痛缓解。

2. 头痛痰瘀阻络、风阳上扰医案

初诊　患者沈某某，男，55岁。患者主因"右侧头痛5年，加重伴脑鸣1月余"就诊。患者5年前不明原因出现右侧头痛，测血压正常，头部CT未见异常，经颅多普勒示左侧动脉血流速度增快，右侧动脉血流速度减慢。现症见：患者右侧颞部针扎样剧痛，甚则无法入睡，伴头晕脑鸣，恶心纳呆，痰白黏量多。舌质胖大有瘀点，苔白腻，脉弦涩。

中医诊断：头痛（痰瘀阻络，风阳上扰）。

西医诊断：脑动脉硬化症。

治法：化痰活血，祛风通络。

处方：川芎 30g	细辛 3g	半夏 10g	菊花 10g
白蒺藜 10g	柴胡 6g	黄芩 15g	当归 15g
天麻 15g	僵蚕 10g	白术 15g	蜈蚣 2条^{研末冲服}

7剂，日1剂，水煎服

二诊　患者头痛减轻，仍头晕脑鸣，夜寐不安，予原方加瓜蒌、石菖蒲各15g。煎服法同前，7剂。

三诊　患者头痛明显减轻，余症亦减，舌暗红，苔薄白，脉弦细。继予二诊方治疗，7剂。

四诊　患者头痛等症基本缓解，继服二诊方7剂巩固疗效。

按语：偏头痛在中医古代文献中多被称为"偏正头痛""头偏痛""偏头风痛""头半寒痛""脑风"。《素问·奇病论》云"帝曰人有病头痛……名曰何病岐伯

日当有所犯大寒……病名曰厥逆"，《素问·风论》认为"风气随风府而上，则为脑风""新沐中风，则为首风"。"头风"病名始见于隋代巢元方的《诸病源候论·头面风论》；明代《普济方·头痛附论》中有"厥头痛"之称；金代李杲的《李杲十书》中有"偏头痛""厥逆头痛"之名；金元时期朱震亨的《丹溪心法·头痛》中有"偏头风"之名；明代王肯堂在《证治准绳·头痛》中对头风病的概念亦有明确论述："医书多分头痛、头风为二门，然一病也，但有新旧去留之分耳。浅而近者名头痛，其痛卒然而至，易于解散速安也；深而远者为头风，其痛作止不常，愈后遇触复发也。皆当验其邪所从来而治之。"《冷庐医话》云："头痛属太阳病者，自脑后上至巅顶，其痛连项；属阳明者，上连目珠，在前额；属少阳者，上至两角，痛在头侧。"

　　田教授认为头为"清阳之府""诸阳之会"，头痛病因、病机复杂，该病例证属痰瘀阻络，风阳上扰清窍而致，故治以化痰活血、祛风通络之法。本方川芎活血行气，祛风止痛，"头面风不可阙也"；天麻、细辛、蜈蚣祛风止痉；白术、半夏、黄芩、僵蚕燥湿化痰；当归补血、活血，防止川芎、细辛辛散耗血之弊；柴胡、菊花、白蒺藜疏肝柔肝止痛。诸药合用，活血养血，化痰祛风，通络止痛，与头痛"不通则痛""不荣则痛"病机相符，故取效快而持久。

3. 头痛痰瘀阻窍医案

　　初诊　患者马某某，女，41岁。患者主因"阵发性头痛反复发作4年"就诊。患者阵发性头痛反复发作4年，近1周无明显诱因再次发病，头痛呈阵发性，每日发作1～2次，以巅顶及枕后疼痛为甚，呈刺痛，多发于傍晚或夜间，每次发作持续约20～30分钟，伴失眠烦躁，神疲乏力，纳呆懒言。舌质暗，舌边有少量瘀斑，苔薄白，脉细弦。曾查头颅CT、颈椎X片等均未见异常，经颅多普勒检查示双侧大脑中、小脑后下动脉血流速度增快，血管弹性差。反复服用中、西药治疗，只能暂时缓解，经常复发。

中医诊断：头痛（痰瘀阻窍）。

西医诊断：血管神经性头痛。

治法：涤痰熄风，活血通窍。

处方：川芎 30g　　　白芷 10g　　　白芍 10g　　　白芥子 10g

柴胡 10g	僵蚕 10g	香附 6g	全蝎 6g
炙甘草 6g	细辛 3g	郁李仁 3g	蜈蚣 2条 ^{研末冲服}

7剂，日1剂，水煎服

二诊 患者头痛减轻，发作频率减少，但仍烦躁失眠。原方中加合欢花 10g、酸枣仁 15g、黄连 6g。7剂，煎服法同前。

三诊 患者诸症明显减轻，继服原方治疗。7剂，煎服法同前。

四诊 诸症基本消失，改服归脾丸2周善后。随访1年无复发。

按语：血管神经性头痛属中医学"内伤头痛"范畴。田教授认为，内伤头痛发病原因与肝、脾、肾三脏及气血、阴阳调和失常有关。头为诸阳之会，精血汇集之首，一旦血浊阻络，影响其清升浊降，则头痛。若内风上扰，则首责之于肝，肝为风木之脏，肝风上扰，肝郁不舒，皆可阻遏清阳上升，浊阴下降，而导致头痛的发生。痰邪上犯巅顶，阻遏清空，壅滞不通，亦使清阳不振，而头痛；痰与湿同时并存，水湿停聚，酿成痰湿，痰湿中阻，上蒙清窍，故见头痛。临床上多见的是风、痰、瘀杂之而发病者。唐容川《血证论》曰"须知痰水之壅，有瘀血使然，但去瘀血则痰水自去""血积既久亦能化为痰水"。总之头痛的原因虽属多端，不论其病因如何，终为肝风上扰，痰浊蕴结及气滞（虚）血瘀致清阳不升，浊阴不降，瘀阻脉络所致。故治疗时应以化痰熄风、活血通络为主。

本方是由散偏汤加味而成。方中重用川芎，川芎为血中之气药，辛散温通，活血化瘀，行气止痛；白芷辛可散风，温燥除湿，芳香上达故可通窍；白芍养血敛阴，柔肝平肝；白芥子气锐走散，通经络利气机，豁痰散结，白芥子更长于除皮里膜外之痰；柴胡芳香疏泄，升举清阳之气，疏泄肝郁之气；香附味辛能散，微苦能降，微甘能和，芳香走窜，理气解郁；郁李仁质润苦降，下气利水；细辛芳香走窜，散风化饮，下气除痰，通窍止痛；僵蚕、全蝎、蜈蚣搜风通络解痉，化痰散结止痛；甘草调和诸药，且能缓急。故诸药配伍起到祛风除湿、化痰通络、活血化瘀之功效，而达到通窍止痛之目的。

4. 头痛风邪外束、枢机不利医案

初诊 患者沙某，女，62岁。主因"间断性头痛、头晕5年余，加重伴颈部不

适 3 天"就诊。患者于 5 余年前无明显诱因出现头晕间作，曾就诊于附近医院，测量血压偏高，最高达 180/100mmHg，先后服用"厄贝沙坦片"等药物，服药后头痛、头晕较前减轻，血压波动于 130/80mmHg 上下，未予重视。近 3 天来，患者劳累兼感寒后出现头痛、头晕再次加重，自测血压无明显波动，伴颈肩部不适，四肢无力，恶心欲呕，善太息，遂于今日就诊于我院。现症见：患者头痛、头晕间作，前额头痛明显，颈部不适，无明显耳鸣，恶心欲呕，偶有胸闷憋气，二便调。舌淡暗，苔白略腻，脉沉弦，夜寐欠安。糖尿病病史 3 年余；冠心病病史 2 年。心电图示窦性心律，ST-T 段缺血样变。颅脑 CT 示轻度脑萎缩，轻度脑白质稀疏，右基底节区点状低密度影。颈椎正侧位 X 线检查示颈椎病。

中医诊断：头痛（风邪外束，枢机不利）。

西医诊断：颈椎病；高血压病；冠心病；糖尿病。

治法：疏风止痛，和解少阳。

处方：
川芎 10g	荆芥 10g	防风 10g	细辛 3g
白芷 10g	炙甘草 10g	羌活 12g	薄荷 10g^{后下}
柴胡 12g	黄芩 12g	半夏 9g	桂枝 12g
葛根 30g	秦艽 12g	络石藤 30g	

4 剂，日 1 剂，水煎服

二诊 头痛减轻，仍有颈部紧缩不适。原方加葛根 14g。水煎服，再予 4 剂而愈。

按语：本病属中医"头风""脑风""厥头痛"等病范畴。头部经络为诸阳经交会之处，凡五脏精华之血、六腑清阳之气，皆上会于此。历代医家认为该病之形成，主要是在感受风邪、情志内伤、饮食不节、忧思劳累、久病致瘀的基础上造成肝脾肾等脏腑功能失调，由风袭脑络、风阳内动、痰浊阻滞、瘀血阻络所致。新感为头痛，久病为头风。大抵外感多实证，治宜疏风祛邪为主；内伤头痛，多属虚证，治宜平肝、滋阴、补气、养血、化痰、祛瘀等。《素问·太阴阳明论》所谓"伤于风者，上先受之"，即为此意。

川芎茶调散为治疗头痛之名方。方中川芎辛温香窜，为血中气药，上行头目，为治诸经头痛之要药，善于祛风活血而止头痛，长于治少阳、厥阴经头痛，为君药；薄荷、荆芥辛散上行，以助君药疏风止痛之功，并能清利头目，为臣药。羌活、白芷疏风止痛，其中羌活长于治太阳经头痛，白芷长于治阳明经头痛；细辛祛风止痛，善治少阴经头痛，并能宣通鼻窍；防风辛散，善治上部风邪。上述诸药清上降下，共奏祛风通络、活血止痛之功。

此外，田教授认为六淫之邪外袭，上犯巅顶，邪气羁留，阻抑清阳，致气血逆乱，瘀阻经络，与肝经关系最为密切。盖肝主疏泄，具有调畅气机、调畅情志和促进脾胃运化的功能。治疗所选小柴胡汤源自张仲景所著《伤寒论》，该方"寒热并用，攻补兼施，有和解少阳，疏利三焦，调达升降，宣通内外，运行气血的功效"。诸药合用，更增疏肝解郁、理气止痛之效，而使肝郁得解，上逆之气得降，头痛得止。临证再视兼证灵活加减，故取效满意。

二十二、颈痹医案

颈痹风寒湿痹医案

初诊　患者刘某，女，79 岁。主因"肩背痛 4 天"就诊。患者 4 天前感寒后出现肩背部疼痛难忍，活动后尤甚，局部压痛明显，伴右上肢疼痛。自行温水浴并贴敷膏药后略见减轻，旋即再次加重，遂就诊于我院门诊。现症见：肩背部疼痛难忍，活动后尤甚，局部压痛明显，伴右上肢疼痛，无明显头痛，无恶心呕吐，纳可，大便调，小便频，夜寐欠安。舌淡暗，苔白略腻，脉弦滑。BP 150/80mmHg。急性病容，表情痛苦，毛发少光泽。有高血压病史 40 年；冠心病病史 8 年；颈椎病病史 2 个月。心电图示窦性心律，Ⅱ、Ⅲ、aVF 导联可见 Q 波，T 波低平。颈椎 CT 示颈椎曲度变直，颈 1、2 间隙欠对称，左侧略增宽，建议结合查体；颈 2/3、颈 3/4、颈 4/5、颈 5/6、颈 6/7 椎间盘轻度向后突出；颈 5/6、颈 6/7 双侧椎间孔狭窄，考虑颈椎病。

中医诊断：颈痹（风寒湿痹）。

西医诊断：颈椎病；高血压病 3 级（极高危）；冠心病。

治法：祛风散寒，利湿通络。

处方：白芷 10g　　威灵仙 15g　　络石藤 30g　　薄荷 10g^{后下}

海风藤 30g　　桂枝 15g　　清半夏 6g　　黄芩 6g

炙甘草 10g　　葛根 30g　　柴胡 12g　　白芍 30g

羌活 12g　　延胡索 15g　　川芎 9g　　荆芥 10g

4 剂，日 1 剂，水煎服

二诊　患者肩背痛明显减轻。见效守方，继服4剂而愈。

按语：颈椎病在中医属"痹证"范畴，其病因复杂，非独外感风、寒、湿、热邪气所致，亦可单独因情志郁结、饮食不节、禀赋不足、年高肾虚所致。少阳枢机不利，疏泄失常，则气机不畅，血行受阻而发生关节疼痛，加之有外感之表证，治疗上多以清热解毒，或补肾蠲痹，或祛风活血为主。

本案患者颈椎病病变部位恰好是太阳、少阳经脉循行之部位。田教授认为，人体颈项后背部位为太阳经脉走循之处，肩背两侧为少阳经所过之处，太阳、少阳经脉不舒，出现颈项及背部僵直不适感，甚则出现疼痛者，可用桂枝汤疏利太阳经脉，小柴胡汤疏利少阳经脉，如此则太、少两经之经气运行正常，通则不痛，肩背疼痛自止。

柴胡桂枝汤出自《伤寒论》，曰："伤寒六七日，发热，微恶寒，支节烦疼，微呕，心下支结，外证未去者，柴胡桂枝汤主之。"历代医家对柴胡桂枝汤的应用思路主要集中于此，即以主要症状为依据，充分抓住外证未去，呕、支节烦疼、心下支结等主要症状，"但见一症便是，不必悉具"，都可根据病症加减用之，只要方药对证，便可取得满意的疗效。柴胡桂枝汤有小柴胡汤和桂枝汤化裁而来，治疗太少合病。其中小柴胡汤和解少阳，宣展枢机；桂枝汤疗太阳中风，调和营卫，解肌疏风。

患者感寒后出现肩背部疼痛难忍，自行温水浴并贴敷膏药后略见减轻，为受寒后经脉凝滞，不通则痛，与柴胡桂枝汤病机不谋而合。虑及于此，方用柴胡桂枝汤加减以燮理少阳，调和营卫。患者项背僵直明显加葛根，酸痛加延胡索、羌活。诸药合用以宣展枢机，疏通经络，解肌祛风，调和气血为法，灵活加减运用柴胡桂枝汤。经方应用应宗经典条文之旨，扩大经方的应用范围，以冀造福人类。

二十三、痤疮医案

痤疮肺胃湿热、蕴阻肌肤医案

初诊　患者贾某，男，20岁。主因"粉刺、丘疹反复发作1月余"就诊。患者1个月前由于学习紧张出现颜面部粉刺、丘疹，颜面潮红，粉刺脓疱焮热不痒，口鼻干燥，口气臭秽，大便秘结，小便黄赤，纳可，夜寐尚安。现症见：患者形体肥胖，偏嗜油炸炙煿之品。患者神清，形体肥胖，颜面潮红，面部多处粉刺脓疱，口气臭秽，舌红，苔薄黄腻，脉滑数。

中医诊断：痤疮（肺胃湿热，蕴阻肌肤）。

西医诊断：寻常型痤疮。

治法：清泻肺胃湿热，佐以化毒。

处方：银花 16g　　败酱草 16g　　砂仁 14g^{后下}　　薏苡仁 30g

　　　赤芍 15g　　虎杖 16g　　茯苓 20g　　扁豆 16g

　　　莱菔子 25g　　知母 16g　　地肤子 12g　　枳壳 12g

　　　桔梗 12g　　玄参 20g　　黄芩 20g　　黄连 4g

　　　紫花地丁 16g　　莲子心 10g　　芦根 30g　　竹茹 12g

　　　龙胆草 14g

6 剂，日 1 剂，水煎服

二诊　患者颜面部粉刺、丘疹较前减少，颜色略暗，脓疱减少，口鼻干燥，大便畅，纳可，夜寐尚安。舌红，苔白略腻，脉滑。原方去黄连，加陈皮 12g，继服6 剂。

用药后患者颜面部粉刺、痤疮明显减轻。见效守方，再服 10 剂巩固疗效。

按语：粉刺是青春期常见的皮肤病，类似于现代医学的"寻常型痤疮"，中医称"肺风粉刺"或"酒刺"。对于本病古代医家多有论述，如《诸病源候论》中记载："面皰者，谓面上有风热气生皰，头如米大，亦如谷大，白色者是也。"《素问·生气通天论》中记载："汗出见湿，乃生痤痱。"《医宗金鉴·肺风粉刺》中记载："此证由肺经血热而成。每发于面鼻……"《外科正宗》云："肺风属肺热，粉刺、酒齄鼻，酒刺属脾经。此四名同类，皆因血热郁滞不散，又有好饮者，胃中糟粕之味，熏蒸肺脏而成。经所谓有诸内形诸外，当分受于何经以治之。"总之，肺气不清，外受风热，加之膏粱厚味，饮食失调，肺胃火热上蒸头面是其发生的主要原因。

田教授认为，患者形体肥胖，偏嗜油炸炙煿之品，为痰湿体质，加之学习紧张，使肺胃湿热，蕴阻肌肤，故出现颜面部粉刺、丘疹，口鼻干燥，口气臭秽，大便秘结，小便黄赤等症状。

田教授对痤疮之治疗属肺胃积热者，以清肺泻胃、清热利湿、凉血解毒、疏风散热为主。常用银花、败酱草、紫花地丁、虎杖以清热解毒消痈。方中桔梗、玄参、知母、黄芩清肺泻肺，薏苡仁、黄连、茯苓、扁豆、龙胆草清热除湿。诸药合用，湿热得除。二诊热渐消，故去苦寒之黄连，换用平和之陈皮，以顾护胃气，缓缓图之而获全功。

二十四、肺胀医案

肺胀肺肾气虚医案

初诊　边某某，男，71 岁。主因"咳喘反复发作 30 年，加重伴肢肿、不得平卧 1 周"就诊。患者既往咳喘反复发作 30 年，1 周前因感冒引起咳喘加重，不得平卧，胸闷、气短，活动后加重，咯白黏痰量较多。尿少肢肿，纳食欠佳，排便不畅，夜寐差。舌暗淡，苔白腻，脉沉细。心电图示肺性 P 波，ST-T 段缺血样变。胸片示慢性支气管炎、肺气肿。心脏彩超示肺动脉高压，右心增大，EF 45%。

中医诊断：肺胀（肺肾气虚，饮瘀互结）。

西医诊断：肺心病，心功能Ⅲ级。

治法：补益肺肾，活血利水。

处方：

黄芪 30g	黄精 20g	五味子 15g	桑白皮 30g
杏仁 15g	枳壳 15g	丹参 30g	泽兰 15g
款冬花 15g	茯苓 20g	厚朴 15g	桃仁 12g
红花 12g	炙甘草 10g		

7 剂，日 1 剂，水煎服

二诊　患者喘咳、水肿减轻，仍胸闷、气短，活动后加重，咯白黏痰量较多。继予原方加地龙 15g，7 剂，煎服法同前。

三诊　患者咳喘、水肿明显减轻，痰亦减少，仍有活动后胸闷、气短，舌淡苔白，脉细弱。予二诊方去桃仁、红花，加党参 15g、胡桃肉 30g，7 剂，煎服法同前。

四诊　患者诸症均明显减轻，能平卧，纳食增多，二便调。继服三诊方 7 剂以巩固疗效。

按语：本病属于中医"喘证"的范畴，以喘咳短气呼吸困难为主症。"喘证"其名最早在《黄帝内经》就有记载。《素问·标本病传论》云"肺病喘咳"；《素问·藏气法时论》云"肺病者，喘咳逆气"；《灵枢·五阅五使》云"肺病者，喘息鼻张"；《灵枢·五邪》指出"邪在肺，则病皮肤痛，寒热，上气喘，汗出，咳动肩背"；《素问·至真要大论》还明确指出"诸气郁，皆属于肺"。凡此皆言喘病在肺。《黄帝内经》"喘"字，约有二义。一指喘促病证，常称"喘息""喘逆""喘喝""喘鸣""喘呼"，或称"息贲""上气"。莫枚士《研经言》释曰："古之所谓喘，即今之所谓气促。《说文》'喘，疾息也。'……疾息正今之气促。"二指脉喘，谓脉搏跳动急迫。如《素问·平人气象论》载"胃之大络，名曰虚里……盛喘数绝者，则病在中""寸口脉沉而喘，曰寒热""病心脉来，喘喘连属，其中微曲，曰心病""平肾脉来，喘喘累累如钩，按之而坚，曰肾平"等。致喘的病因颇多，《黄帝内经》认为有外感六淫所伤致喘，如《素问·生气通天论》载"因于暑，汗，烦则喘喝"；《素问·五常政大论》载"岁火太过，炎暑流行……少气喘咳"，此乃火热之气所伤致喘；《素问·气交变大论》载"岁金太过，燥气流行……甚则喘咳逆气"，此燥气所伤致喘；《气交变大论》载"岁水太过，寒气流行……喘咳"，此寒气所伤致喘；《素问·至真要大论》载"太阴之复，湿变乃举……喘咳有声""太阴司天，呼吸气喘"，此湿气所伤致喘；《素问·通评虚实论》载"乳子中风热，喘鸣肩息"，此风气所伤致喘；《素问·举痛论》又说"劳则喘息汗出"，指出喘病病因既有外感，也有内伤，病机亦有虚实之别。此外，《素问·痹论》云"心痹者，脉不通，烦则心下鼓，暴上气而喘"。《素问·经脉别论》云"有所坠恐，喘出于肝"，提示喘虽以肺为主，亦涉及他脏。《伤寒论》《金匮要略》已经认识到许多疾病，如伤寒、肺痿、肺痈、水气、黄疸、虚劳都可导致喘病，并开始了具体的方药治疗。金元以后，诸多医家充实了内伤诸因致喘的证治，如《丹溪心法·喘》云"六淫七情之所感伤，饱食动作，脏气不和，呼吸之息，不得宣畅而为喘急。亦有脾肾俱虚体弱之人，皆能发喘"，认识到六淫、七情、饮食所伤、体质虚弱皆为喘病的病因。明代张景岳把喘病归纳为虚实两证。《景岳全书·喘促》载"实喘者有邪，邪气实也；虚喘者无邪，元气虚也"，指出了喘病的辨证纲领。清代《临证指南医案·喘》说："在肺为实，在肾为虚。"《类证治裁·喘症》则明确指出"喘由外感者治肺，由内伤者治肾"的治疗原则。田教授认为，患者喘咳日久，久病体虚，肺肾不足，正气内虚，痰瘀内阻，近日又感外邪，邪因痰瘀而得以久留为患，痰瘀阻碍气机以至于喘咳胸闷，肺为水之上源，肺气郁闭，所以水液停蓄，尿少肢肿。病机为本虚标实，正如王清任所谓："元气既虚，必不能达于血管，血管无气，必停留而瘀。"故治以补益肺肾、活血利水。方中用黄芪、黄精补益脾肺，用五味子收敛金水，用桑白皮、杏仁、枳壳、款冬花入肺以宣之降之兼祛水气，用丹参、桃仁、红花以活血通瘀，用茯苓健脾而利水，用泽兰活血而利水，用厚朴宽中焦之气以顺肺气下降。全方共奏补益肺肾、活血利水之效。

二诊，患者症状同前而皆轻，年久病深，不可责之速效。病机未变，仍守原方，加地龙一味，通络平喘，意久病入络，兼而顾之。

三诊，患者咳喘、水肿明显减轻，仍有活动后胸闷、气短，舌淡苔白，脉细弱。邪实将去，虚相仍显，故去桃仁、红花，加党参 15g、胡桃肉 30g 健脾补肾。

四诊，患者诸症皆平，继服 7 剂以巩固疗效。

第七章 论文、著作

一、论文

田芬兰. 浅论中医院医务人员的开发和教育 [J]. 天津中医学院学报，1984（02）：35-38+4.

田芬兰，谢克铭. 活血化瘀法治疗冠心病 212 例临床疗效观察 [J]. 北京中医，1985（02）：27-28.

谢克铭，田芬兰. 活血化瘀法治疗冠心病 210 例临床观察 [J]. 天津中医，1985（02）：12-14.

田芬兰. 赴加拿大参加国际中医药针灸学术会议及考察情况介绍 [J]. 天津中医，1986（05）：46-48.

田芬兰，洪顺林，谢克铭，等. 心痛的诊治标准（试行）[J]. 天津中医，1988（06）：11-13.

孙兰军，刘新兰，田芬兰，等. 真心平与冠心速效散对急性心肌梗塞疗效观察 [J]. 天津中医，1988（03）：4-5.

于志强，戴冰，田芬兰. 加味木防己汤治疗风心病心衰 16 例临床观察 [J]. 天津中医，1989（05）：7-8.

孙兰军，刘新兰，田芬兰，等. 益气温阳活血汤治疗病窦综合症 31 例近期疗效观察 [J]. 天津中医，1989（01）：13-14.

孙兰军，陆志虹，田芬兰，等. 速脉饮治疗房室传导阻滞 31 例报告 [J]. 中医临床与保健，1992（04）：4-7.

肖延龄. 田芬兰主任用中医药治疗病毒性心肌炎经验 [J]. 天津中医学院学报，1992（01）：15-17.

田芬兰. 心脏神经症的病因及中医治疗 [J]. 开卷有益（求医问药），1995（04）：44.

肖延龄. 田芬兰教授用中医药治疗糖尿病视网膜病变经验 [J]. 甘肃中医，1996

（02）：7-8.

徐尧军.调肝养血法治疗胸痹心痛 [J].中医研究，1996（03）：26-28.

刘梅.田芬兰教授谈中医治疗"非典" [J].天津中医药，003（04）：17-18.

刘梅，宋和文.田芬兰教授中药治疗充血性心力衰竭体会 [J].天津中医药，2005（01）：8-9.

刘梅.田芬兰教授治疗冠心病经验 [J].中国中医药现代远程教育，2011，9（13）：17-18.

付文旭.田芬兰教授治疗胸痹验案 2 则 [J].吉林中医药，2013，33（09）：947-948.

张建平，张红霞，王焕玲.田芬兰主任运用培土生金法治疗心力衰竭经验 [J].湖南中医杂志，2013，29（04）：24-25.

张建平，张红霞，杜武勋，等.田芬兰教授从脾论治心力衰竭经验 [J].湖南中医杂志，2013，29（05）：30-31.

张建平，王焕玲，张红霞，等.田芬兰谈基于呼吸衰竭的肺与大肠相表里的临床见证 [J].辽宁中医杂志，2014，41（05）：902-903.

张建平，张红霞，杜武勋，等.田芬兰教授治疗疑难病临证辑要 [J].时珍国医国药，2014，25（01）：233-234.

张建平，张淼，王焕玲，等.田芬兰教授谈从脾论治失眠 [J].云南中医中药杂志，2014，35（05）：9-10.

张建平，张淼，王焕玲，等.田芬兰对心脾相关的认识 [J].河南中医，2015，35（01）：33-34.

张红霞，张建平，朱林平，等.田芬兰分期治疗病毒性心肌炎经验总结 [J].湖南中医杂志，2015，31（04）：23-24.

二、著作

《祝您健康》编委，1986 年，南开大学出版社。

《临床中医内科学》编委，1993 年，北京出版社。

图书在版编目（CIP）数据

田芬兰学术思想及临证经验辑要/杜武勋主编.--北京：华夏出版社，2022.1
（全国名老中医传承系列丛书）
ISBN 978-7-5080-8840-2

Ⅰ．①田…　Ⅱ．①杜…　Ⅲ．①中医学－临床医学－经验－中国－现代
Ⅳ．①R249.7

中国版本图书馆 CIP 数据核字(2016)第 124763 号

田芬兰学术思想及临证经验辑要

主　　编	杜武勋
责任编辑	梁学超　颜世俊
出版发行	华夏出版社有限公司
经　　销	新华书店
印　　刷	三河市万龙印装有限公司
装　　订	三河市万龙印装有限公司
版　　次	2022 年 1 月北京第 1 版
	2022 年 1 月北京第 1 次印刷
开　　本	787×1092　1/16 开
印　　张	17.75
插　　页	8
字　　数	298 千字
定　　价	69.00 元

华夏出版社有限公司　　地址：北京市东直门外香河园北里 4 号　　邮编：100028
网址：www.hxph.com.cn　　电话：（010）64663331（转）

若发现本版图书有印装质量问题，请与我社营销中心联系调换。